S. FISCHER

Dietrich Grönemeyer

WELTMEDIZIN

Auf dem Weg zu einer ganzheitlichen Heilkunst

S. FISCHER

MIX
Papier aus verantwortungsvollen Quellen
FSC® C083411

Erschienen bei S. FISCHER

Hedderichstr. 114, D-60596 Frankfurt am Main
Alle Abbildungen bis auf Seite 130
stammen von Shutterstock
Lektorat: Rüdiger Dammann, Berlin
Typografie: Farnschläder & Mahlstedt, Hamburg
Druck und Bindung: CPI books, Leck
Printed in Germany
ISBN 978-3-10-027306-2

Jeder ist einzigartig.
Es gibt niemanden, der genauso ist
wie der andere. Mein Körper, meine Gedanken,
meine Freude, meine Ängste, meine Enttäuschungen,
meine Verrücktheiten, meine Liebe, meine Inspiration
und meine Ideen: Alles ist einmalig, so einmalig wie
bei jedem anderen. Allein diese Unterschiedlichkeit
haben wir gemeinsam. Und nur, indem wir sie
respektieren, können wir über Grenzen und
Epochen hinweg zusammenfinden.

Dietrich Grönemeyer

Inhalt

Auf der Suche nach den Geheimnissen der Weltmedizin

Ärzte sind keine Halbgötter in Weiß, Schamanen keine Zauberer, auch wenn Vertreter beider Gruppen bisweilen so tun. Wunderheiler verdanken ihre Existenz dem Mythos, religiösem Denken oder schlichtweg den Wunschträumen vieler Menschen, der Kranken in höchster Not. Von Angesicht zu Angesicht bin ich auf all meinen Reisen noch keinem begegnet. Gleichwohl gibt es ungelöste Rätsel wundersam anmutender Heilung. Selbst die Schulmedizin bediente sich immer wieder zufällig entdeckter Behandlungsmethoden, deren erfolgreiche Wirkungsweise sie sich lange nicht erklären konnte. Nach wie vor werden, etwa bei Rückenleiden, Heilmethoden oder Medikamente verordnet, die von quälenden Schmerzen erlösen, ohne dass wir sagen könnten, worauf die Wirkung beruht. Allein die Erfahrung verbürgt den therapeutischen Erfolg.

Nicht alles, was den Naturheilkundigen, etwa den Buschmännern im südlichen Afrika, gelingt, kann ich mir wissenschaftlich erklären. Diese Ratlosigkeit lässt den Schulmediziner, der ich nun einmal bin, nicht selten zweifeln. Geht das alles mit rechten Dingen zu? Oder sitzen wir da einem Schwindel auf, womöglich einer Inszenierung, mit der sich die wundersam Heilenden selbst etwas vormachen, um die Kranken mental über ihre Beschwerden hinwegzutäuschen, wenigstens vorübergehend? Ganz auszuschließen ist das nicht immer, zumal die Medizinmänner und die furchtsam bewunderten Kräuterfrauen, die »Hexen« früherer Jahrhunderte, auch selbst fast nie erklären konnten oder können, wie es ihnen beispielsweise gelingt, nur mit Blicken oder durch das bloße Fühlen des Pulses zu erkennen, welche inneren Organe ihren Dienst versagen, welche Erkrankung vorliegt. Dennoch stelle ich immer wieder staunend fest, dass die erfühlten Diagnosen dem entsprechen, was wir als akademisch geschulte Ärzte mit Hilfe von Laboruntersuchungen oder bildgebenden Verfahren ermitteln.

Die Kunst des Heilens

Goethes Empfehlung, die Geschehnisse der Natur »sinnenmäßig« zu erfassen, verstand sich für Heilende seit jeher. Lebenserfahrene Ärzte tun das bis heute. Wenigstens teilweise praktizieren sie durchaus sinnlich, aus dem Bauch heraus, würde der Volksmund sagen. Sie nehmen Gesundheit und Krankheit, Entstehen und Vergehen des Lebens dank ihrer Sinneserfahrung wahr. Der Erfolg jedes Therapeuten hängt von seiner sinnlichen Sensibilität sowie von seinem Wissen und seiner medizinisch-praktischen Fähigkeit ab. Denkendes Beobachten und beobachtendes Denken, beides zusammen macht die ärztliche Begabung aus, das Talent, in selteneren Fällen das Genie.

Fraglos gibt es eine gleichsam intuitiv agierende, über Jahrtausende tradierte »Heilkunst« im wahrsten Sinne des Wortes, etwas das sich nur bedingt erlernen lässt, wenn es einem nicht gegeben ist. So hat sich im Laufe der Geschichte ein ärztlicher Erfahrungsschatz angehäuft, von dem ich meine, dass wir ihn viel zu wenig nützen, und zwar um so weniger, je weiter die medizinische Forschung voranschreitet. Stattdessen neigen wir in der modernen Hightech-Gesellschaft dazu, alles Überkommene wissenschaftlich gering zu schätzen, wenn wir es nicht gleich über Bord werfen. Wie viel Wissen ist dadurch bereits verloren gegangen? Was alles übersteigt inzwischen unser technisch orientiertes Vorstellungsvermögen? Wie ist es möglich, dass Menschen gesund werden, weil ihnen ein Arzt die Hand auflegt? Wie gelingt es magisch geschminkten »Zauberern«, Knochenbrüche ohne Schiene oder Gips zu heilen? Wie bringen sie es zuwege, operative Eingriffe ohne die uns bekannten Methoden der Anästhesie schmerzfrei auszuführen?

Jede Medizinschule hat ihre Berechtigung

Alles Lug und Trug? Ganz gewiss nicht! Die Phänomene als »unwissenschaftlich« abzutun, ist allzu voreilig. Stattdessen sollten wir uns gerade im Zuge der Globalisierung bemühen, das oftmals Phänomenale aus der Geschichte, dem Glauben, den Sitten und Gebräuchen jener Gesellschaften herzuleiten, in denen es heilende Bedeutung erlangt. Denn nur wenn man sich forschend in sie versenkt, besteht die Chance, fremde Kulturen zu verstehen, ihnen womöglich etwas für das eigene Leben abzugewinnen. Das gilt insbesondere für die Heilkunst, da sie zusammen mit dem Essen zu den ältesten Kulturgütern der Menschheit zählt.

Am Anfang der Medizingeschichte stehen religiöse Rituale. Damit eine Behandlung anschlagen konnte, bedurfte es des Segens höherer Wesen. Solche Verbindungen des Mythos mit der ärztlichen Praxis haben sich bis heute in der Heilkunde der letzten Naturvölker dieser Erde erhalten, beispielsweise in den Urwäldern Brasiliens.

Jede Schule hat ihre Berechtigung, sofern ihre Methoden heilsam sind. Nur verbohrte Dogmatiker – von denen es freilich stets mehr als genug gab und gibt – können auf die absurde Idee verfallen, die Lehren gegeneinander in Stellung zu bringen. Richtiger wäre es, die unvorstellbare Vielfalt der Heilsysteme auch als eine gewisse Einheit zu begreifen, zumindest medizinhistorisch als das Ursprungsbecken, aus dem sich der heutige Stand der Medizin entwickelt hat und sich weiter entwickeln wird. Weil mir das im Laufe meines Lebens als praktizierender Arzt immer klarer geworden ist, habe ich den Begriff der »Weltmedizin« geprägt: ein integrativer Ansatz zur Weiterentwicklung der Schulmedizin. Mit einer kleinen Stiftung versuche ich, die Aufmerksamkeit der Mediziner und ihrer Patienten, der Politiker und der Forscher auf dieses entwicklungsgeschichtliche Kontinuum zu lenken. Zumal es bis heute, von wenigen Ethnologen abgesehen, kaum Wissenschaftler gibt, die hier vergleichende Forschungen betreiben.

Dabei wissen wir doch alle, wie notwendig es ist, voneinander zu lernen, und zwar auf allen Gebieten, in sämtlichen Bereichen des Lebens. Höchste Zeit also, dass wir im Gesundheitswesen über kulturelle und sonstige Grenzen hinweg näher zusammenrücken und uns fragen: Welchen Wert hat die Erfahrungsheilkunde früher Epochen für die Medizin von morgen? Wovon könnten wir profitieren? Was lässt sich als wirkungsvoll nachweisen? Und auch wenn solcher Nachweis noch aussteht: Muss das Unerklärliche deshalb sofort und für immer im Orkus der Medizingeschichte versinken? »Es gibt zwei Arten zu leben«, hat Albert Einstein gesagt, »entweder so, als wäre nichts ein Wunder, oder so, als wäre alles eins.« So denke auch ich. Ich glaube, dass man eine wissenschaftlich orientierte Medizin betreiben kann, ohne die traditionelle Heilkunst gering zu schätzen. Jedenfalls war sich die Schulmedizin bei allem Bemühen um weltanschauliche Abgrenzung nie zu schade, Erfolge durch die stillschweigende Integration naturkundlichen Wissens zu erzielen, zum Beispiel mit der chemischen Synthese des Aspirins, dessen Wirkstoff ursprünglich aus der Weidenrinde gewonnen wurde. Manches müssen wir uns nur wieder bewusst machen, wie beispielsweise die großartigen Leistungen auf dem Gebiet der Augenheilkunde, eine der ältesten medizinischen Disziplinen. Bei den Ägyptern gab es bereits den königlichen Augenarzt, die hohe Fachkenntnis der dortigen Ophtalmologen erkannte schon Homer. Kleine Operationen im Auge und am Lid gegen Gerstenkörner zum Beispiel waren genauso bekannt wie die Anwendung von Arzneipflanzen, etwa der Tollkirsche, dem Belladonna und heutigen Atropin, zur Erweiterung der Pupille. Der sogenannte »Starstich« zur Behandlung des Grauen Stars, einer meist altersbedingten Linsentrübung, gehörte zur medizinischen Routine. Überliefert ist der Ursprung dieser Methode von den Babyloniern, also aus einer Zeit, die bald 4000 Jahre zurückliegt. Bei Nichterfolg des Eingriffs sollten dem Augenoperateur die Hände abgehackt werden, so stand es auf später übersetzten Gesetzestafeln. Bei Erfolg indes soll er bezahlt worden sein. Später, sehr viel später wurde 1747 die erste Linsenentfernung vom französischen Arzt Jacques Daviel realisiert. Auch dies nicht von ungefähr, denn schon die Gallier zeichneten sich vor einigen tausend Jahren nicht nur durch die Kunst der Käseherstellung, sondern auch durch eine fortschrittliche Augenheilkunde aus.

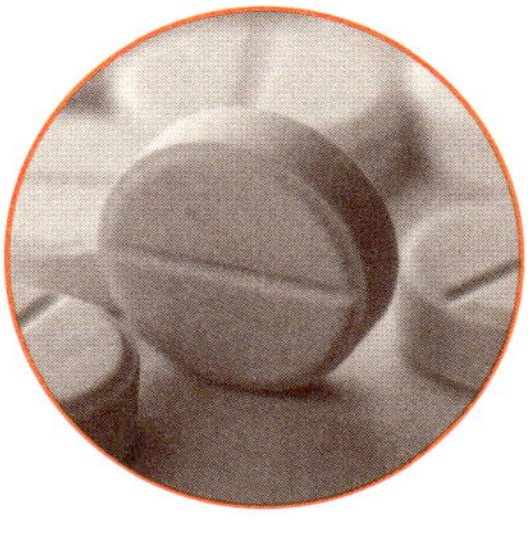

ASPIRIN Schon Hippokrates sah die Weidenrinde als Arznei an, sie wurde gegen Fieber und Schmerzen aller Art eingesetzt. Der darin enthaltene Wirkstoff wurde Ende des 19. Jahrhunderts von Mitarbeitern der Firma »Bayer« als »Acetylsalicylsäure« synthetisiert und unter dem Markennamen »Aspirin« patentiert. Das Mittel fand schnell weltweite Verbreitung. Inzwischen ist die Acetylsalicylsäure Bestandteil von mehreren Hundert Präparaten und wird von der Weltgesundheitsorganisation auf der Liste der »unentbehrlichen Arzneimittel« geführt.

STARSTICH Bei dieser durchaus rabiat anmutenden Methode wird mit einem spitzen Gegenstand (»Starstichnadel«) ins Auge gestochen und die getrübte Augenlinse nach unten gedrückt, damit wieder Licht auf die Netzhaut fallen kann. Im günstigsten Fall verhalf der Eingriff den Patienten zu neuer Sehkraft, allerdings kam es häufig zu Komplikationen, vor allem zu Entzündungen, die nicht selten tödlich endeten. So soll auch Johann Sebastian Bach an den Folgen zweier Augenoperationen gestorben sein.

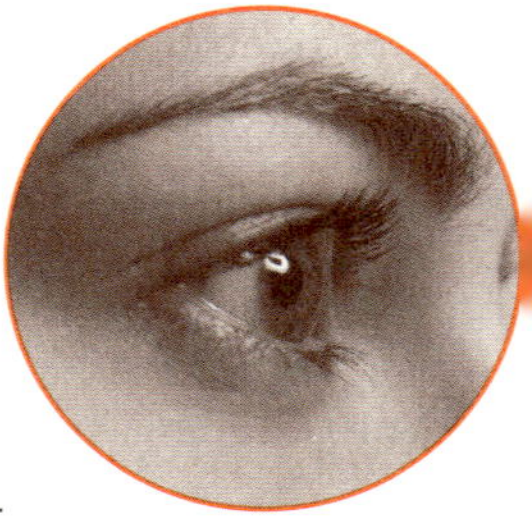

Zwar haben wir nach der naturwissenschaftlichen Revolution am Ende des 19. Jahrhunderts unendlich vieles neu erfunden, aber eben nicht alles. Darauf einen Anspruch zu erheben, sich gar im Gefühl einer Überlegenheit der westlichen Kultur zu wiegen, wäre vermessen.

Es gibt sie ganz einfach nicht, die eine, allein seligmachende Heilkunst. Weder die Schulmediziner noch die Akupunkteure oder Alternativ-Mediziner verfügen darüber. Das gilt für die eingeschworenen Traditionalisten, die glauben, sie könnten uns mit Globuli und Kräutertee von jeglichem Leiden erlösen, ebenso wie für die Operateure, die lieber zum Skalpell greifen, als sich auf ein Gespräch mit den Patienten einzulassen oder bei Rückenschmerzen eine Massage oder Osteopathie zur Muskel- und Faszienentspannung anzubieten. Nicht zu reden von den Gesundbetern und deren genereller Verdammung schulmedizinischer Behandlung, wenn es sein muss bis zum Tode hin. Jegliche Heilkunst, die traditionelle wie die vorausschauend moderne, hat viele unterschiedliche Stärken. Nur will das einer dem anderen ungern zugestehen. Statt zusammenzuwirken üben sich die Überzeugten in eifersüchtiger Abgrenzung, noch immer.

Mir wollte das nie einleuchten. Obwohl selbst Schulmediziner, als Radiologe und Mikrotherapeut der Gerätemedizin sogar professionell verpflichtet, habe ich der fachwissenschaftlichen Hybris seit jeher misstraut. Das kann, dachte ich bereits als Student, doch nicht alles sein. Und auf der Suche danach, was es außerdem noch geben musste, bin ich wieder und wieder in ferne Länder und auf fremde Kontinente gereist, nach Indien, auf die Höhen des Himalaja und in das farbenprächtige Bhutan, nach Australien zu den Aborigines, nach Japan, nach China und Brasilien oder kreuz und quer durch Europa. Um hinter die »Geheimnisse« der Weltmedizin zu kommen, habe ich mit Ärzten und Medizinern, mit Priestern und Schamanen gesprochen und lange mit dem Dalai Lama zusammengesessen. Und irgendwann führte mich die Recherche dann auch zurück in die eigene Familiengeschichte. War doch einer meiner Vorfahren, Carl Abraham von Hunnius, der Ur-Ur-Ur Großvater meiner Mutter, einer der ersten gewesen, die im 18. Jahrhundert Naturheilverfahren in die klassische Medizin einführten.

Arzt in sechster Generation

Dass ich selbst Arzt in sechster Generation bin, ist mir allerdings erst spät aufgegangen. Zunächst ergab sich meine Entscheidung für die Medizin aus anderen, schmerzhafteren Erfahrungen. Dass mir ein besonderes Interesse sozusagen angeboren gewesen wäre, wäre mir nicht im Traum eingefallen und war auch ansonsten nicht erkennbar. Ich tat, was die meisten Jungen um mich herum taten, begeisterte mich für Technik, Sport und Musik, bolzte auf dem Fußballplatz, bastelte gern und lernte schon früh Gitarre spielen. Außerdem haftete mir der Ruf an, eine Leseratte zu sein. Wie nebenher, ohne dass ich dazu von den Lehrern oder den Eltern angehalten worden wäre, stellte sich ein besonderes Interesse an Philosophie und Religion ein. Bis heute zehre ich von vielen dieser ersten, noch naiv gesammelten Eindrücke. Wann immer ich Paul Gerhardts Lied »Geh aus, mein Herz, und suche Freud« höre, fühle ich mich für Momente zurückversetzt in die ebenso besinnliche wie heitere Atmosphäre der sonntäglichen Gottesdienste meiner Kindheit. Das Mitte des 17. Jahrhunderts gedichtete und komponierte Kirchenlied ergriff mich seinerzeit derart, dass ich lange überlegte, selbst Pastor zu werden. Das, was damals nahelag, sich beinahe von selbst verstand, wenn man in einer Bergbauregion, im »Revier«, aufwuchs, kam für mich nie in Frage. In die Fußstapfen meines Vaters, der sich als Bergbau-Ingenieur seiner Arbeit und dem Milieu stark verbunden fühlte, wollte ich nicht treten. Obwohl es auf diesem Gebiet durchaus viel Faszinierendes für mich gab, wie den Tunnelbau der Stollen unter Tage. Bis heute habe ich nicht verstanden, warum unsere Urväter diese Technik nicht einsetzten, um den Automobil- und Bahnverkehr unter das Ruhrgebiet, in dem ich lebe, zu verbannen. Selbst eine U-Bahn, die alle Städte verbindet, gibt es nicht.

Als Jugendlicher zog es mich erst einmal weg, und zwar so weit wie möglich. Um mir diese erträumte Ferne, das Unbekannte zu erschließen, begann ich zunächst Sinologie und Romanistik zu studieren. Über das Studium der Sprachen wollte ich in die Kulturen eintauchen.

Das Interesse an der Medizin schlummerte in tieferen Schichten. Aus der Erfahrung geborene Ängste, so scheint es mir heute, versperrten den Zugang fürs erste, so wie sie später der Grund für mein ärztliches Engagement, für die große Leidenschaft meines Lebens werden sollten. Als Kind hatte ich häufig Halsschmerzen und litt oft an Mittelohr-Entzündungen, einer Erkrankung, die heute dank der Antibiotika kaum noch so schmerzhaft verläuft, wie sie mir im Gedächtnis geblieben ist. Ich erinnere mich noch genau an die schlimmen Besuche beim Hals-Nasen-Ohren-Arzt, genauso wie an das Blutabnehmen mit stumpfen Kanülen. Die Spritzen besaßen damals in der Regel einen schlechten Schliff: vielfach sterilisierte Stahlröhrchen im Dauereinsatz. Auch kam kaum jemand auf die Idee, bei dieser Prozedur wenigstens ein freundliches oder beruhigendes Wort zu verlieren. Allenfalls bekam man einen aufmunternden Klaps, begleitet von der Bemerkung: »Indianer kennen keinen Schmerz!« Und die Eltern hatten gefälligst im Wartezimmer zu warten, bis die traumatische Prozedur vorbei war.

Dieses scheinbar herzlose Geschäft zu meinem Beruf zu machen, kam mir nicht in den Sinn – nicht bis zu dem Tag, da ich mich während meiner Bundeswehrzeit einer Mandel-Operation und danach gleich noch einer OP der Nasenscheidewand unterziehen musste. Die in beide Nasenlöcher zum Stillen der Blutung eingesetzten Tampons wurden am Folgetag ruckartig »herausgerissen«. Ich war, wie es mir damals schien, in die Hände von Folterknechten geraten. Dabei entsprach das Vorgehen fraglos der üblichen »Behandlung«. Absichtlich wollte mir niemand wehtun. Das wusste ich schon. Aber sollte diese Quälerei wirklich unvermeidlich sein? Sicher war der Zweifel, der mich damals spontan anfiel, naiv und unter den gegebenen Umständen ungerecht; losgelassen hat er mich fortan nie mehr. Unbeleckt von jeglichem Fachwissen dachte ich mir, dass es doch gelingen müsste, viele Behandlungen einfacher und sanfter durchzuführen, ohne den Patienten dieser höllischen Angst vor dem Eingriff oder den Ärzten auszusetzen. Unter Schmerzen wurde so der spontane Entschluss geboren, Arzt zu werden.

Lernen von Chinesen und Asiatinnen

Am nötigen Selbstvertrauen fehlte es mir mit Anfang zwanzig nicht, wenngleich es noch dauern sollte, bis aus dem ersten Übermut ein Mut erwuchs, der mir später half, manches zu wagen, worüber die erfahrenen Kollegen den Kopf schüttelten, wenigstens zunächst. Alles Neue erfordert schließlich die Überwindung eingeübter Verhaltensmuster, die der anderen ebenso wie der eigenen. Das braucht Zeit, ungeachtet aller rationalen Einsicht. Auch meine Angst vor den Spritzen legte sich erst, als mir während des Studiums eine koreanische Krankenschwester beibrachte, Kanülen einzuführen, ohne dass der Patient zusammenzuckt. Das Wissen um die Verpflichtung zum vorsichtigen und behutsamen Umgang mit den medizinischen Instrumenten sowie das Bewusstsein, dass jeder Patient genau wie ich seinerzeit in großer Angst sein könnte, verdanke ich einer Frau, in deren Kulturkreis ein mitfühlender Zugang eine medizinische Selbstverständlichkeit ist, Voraussetzung erfolgreicher Behandlung. Es war meine erste persönliche Begegnung mit einer Weltmedizin, von der wir mehr lernen können, als sich unsere schulmedizinische Weisheit träumen lässt. Hinzu kam, dass sich bald der Bogen zu den Anfängen meiner akademischen Ausbildung schließen sollte. Das »Virus« der chinesischen Medizin trug ich seit meinem Studium der Sinologie schon in mir. Beim Erlernen der Sprache hatte ich erste Eindrücke von der Hochkultur der Chinesen gewonnen. Ich war mit dem Konfuzianismus und dem Taoismus sowie mit den Lehren der chinesischen Medizin in Berührung gekommen. Außerdem traf ich bald auf einen chinesischen Arzt, der das, was ich mir auf der geisteswissenschaftlichen Ebene angeeignet hatte, medizinisch praktizierte. Erstens verstand er den Menschen, jeden Patienten für sich, stets als die Einheit von Körper, Seele und Geist. Und zweitens behandelte er, gleich, ob es um ein Leber-, Lungen- oder Rückenleiden ging, nie vornehmlich organbezogen, konzentriert auf die einzelne Dysfunktion, wie sich dies in der westlichen Schulmedizin im Zuge fachärztlicher Spezialisierung ausgeprägt hat. Vielmehr diagnostizierte und therapierte er diese oder jene Krankheit immer mit Blick auf das funktionale Zusammenwirken aller Körperregionen und Organe.

Wenn die Überlieferung stimmt, dann war es früher die oberste Pflicht von Ärzten im Reich der Mitte, ihren Patienten die Gesundheit zu erhalten. Dazu waren im Sinne der Vorsorge regelmäßige, wöchentliche oder monatliche Konsultationen vorgeschrieben. Allein dafür wurden die Ärzte honoriert. Die Behandlung von Krankheiten, die dennoch eintraten, mussten sie nachher mehr oder weniger unentgeltlich übernehmen. Es gab sozusagen einen Garantieanspruch der Patienten auf den Erhalt ihrer Gesundheit – eine weltmedizinische Reminiszenz, die uns zu denken geben sollte. Zum einem würde die Rückbesinnung auf derartige Vorsorgesysteme helfen, Behandlungskosten in schier unüberschaubarem Ausmaß einzusparen und den irgendwann drohenden finanziellen Kollaps des Gesundheitswesens abzuwenden. Zum anderen trüge es dazu bei, unserem geschäftlich rationalisierten Medizinbetrieb wieder humanere Züge zu verleihen. Das persönliche Verhältnis zwischen Arzt und Patient würde an Bedeutung gewinnen.

An sich nichts Besonders. Über Generationen hin war dies ein selbstverständlicher Denkansatz für jeden Hausarzt, nur eben nicht so attraktiv wie der Ausweis fachärztlicher Exzellenz. Das Streben danach, nach der Spezialisierung, befeuert den beruflichen Ehrgeiz mittlerweile mehr denn je. Kein Wunder daher, dass statt von Ärzten immer öfter von »Medizinern« die Rede ist. Der sachlich abgekühlte Begriff entspricht unserem technisch dominierten Zeitalter, wogegen nichts zu sagen wäre, folgte dem nicht die menschliche Entfremdung auf den Fuß – praktisch gesprochen der Bedeutungsverlust des ärztlichen Gesprächs, die Abfertigung der Patienten im Minutentakt. Glauben wir der Statistik, sprechen Arzt und Patient pro Konsultation gerade noch zwei Minuten miteinander. Nach weiteren fünf Minuten technischer Untersuchung ist der Arztbesuch beendet, ausgenommen die oftmals stundenlange Wartezeit davor. Rund achtzig Prozent aller Patienten wissen nach dieser Turbo-Behandlung nicht wirklich, woran sie erkrankt sind, noch wie die Medikamente wirken, die sie verordnet bekommen – und welche Nebenwirkungen sie nach sich ziehen könnten.

Diese Zustände sind nicht allein das Ergebnis großartiger medizinischer Fortschritte und des daraus erwachsenen Glaubens vieler Ärzte, dass sich die zuverlässigsten Ergebnisse ohnehin der technischen Diagnose verdanken. Auch die Patienten wollen zunehmend fachärztlich betreut werden, möglichst schnell. Auch sie betrachten ihren Körper nur allzu oft als eine Ansammlung von Organen, die sich einzeln »reparieren«, operieren und notfalls austauschen lassen. Das Vertrauen der Kranken wächst mit dem technischen Aufwand der Behandlung. Viele lassen sich lieber hastig durch eine Facharztpraxis schleusen, als dass sie sich mit dem gern belächelten »Wald-und-Wiesen-Arzt«, dem Allgemeinmediziner aus der Nachbarschaft in Ruhe besprechen.

Indes, der schwarze Peter soll hier nicht denen zugeschoben werden, die ärztlichen Beistand suchen. Zuerst sind wir es, die Ärzte, die Gefahr laufen, sich in der Hektik der Leistungsgesellschaft dem Ethos des Berufes zu entfremden. Ich will mich da gar nicht überheblich ausnehmen. Zwar reden wir gern über Behandlungskonzepte, über diese und jene Therapie, und halten uns zu Recht manches auf deren Erfolge zugute. Doch soll das schon alles gewesen sein? Dürfen wir uns damit zufrieden geben? Ist uns noch bewusst, welchen Ansprüchen wir gerecht werden müssten, wenn wir uns als »Therapeuten« ansehen wollen? Immerhin geht die Berufsbezeichnung auf das griechische therapeia zurück, wörtlich zu übersetzen mit Behandlung und Pflege. Für Platon bedeutete dieser Pflegebegriff im philosophischen Sinne die Orientierung auf das wahre Sein: psychän therapeuein – sich um die Seele der Kranken kümmern. Welcher Arzt dürfte heute ruhigen Gewissens von sich sagen, dass er das immer tut, dass er noch über die Zeit verfügt, die das verlangte? Abgesehen von den Psychotherapeuten, bei denen darin der eigentliche Behandlungsauftrag besteht, sicher nur sehr wenige.

Das ist – nochmals – kein Vorwurf an die Kollegen. Und wenn es einer wäre, dann einer, den ich mir wenigstens teilweise selbst machen müsste. Sehr wohl aber ist es eine alarmierende Feststellung. Denn wenn wir uns zunehmend darauf konzentrieren, einzelne Aggregate, Komponenten des Körpers zu reparieren, der eine dieses, der andere jenes Organ, entgleitet uns nolens volens das Ganze, der Mensch. Der Humanmedizin droht der Verlust ihres humanen Charakters.

Wider den Untergang des Humanismus in der Medizin

Schon als ich mich nach dem Studium entscheiden musste, in welcher Fachrichtung und wo ich als Arzt einmal arbeiten wollte, hat mich dieser Gedanke umgetrieben. Während der Woche befand ich mich in der Ausbildung zum Radiologen an der Kieler Universitätsklinik. An den Wochenenden übernahm ich hausärztliche Vertretungsdienste im Umland. Manchmal begleitet von einem erfahrenen Kollegen, fuhr ich über die Dörfer, um allgemein praktizierend Erfahrungen zu sammeln, so wie ich mir später manches von den Heilern anderer Kulturen abschaute. Für die Radiologie hatte ich mich entschieden, um nachher als Landarzt in der Lage zu sein, Röntgenbilder ohne fremde Hilfe genauestens zu interpretieren.

Das war der Plan. Aufgegangen ist er nicht, jedenfalls nicht nach dem Vorbild der üblichen fachärztlichen Laufbahn. Weder bin ich Landarzt geworden noch ein »fachzentrierter« Radiologe. Nach wie vor, noch nach vier ärztlich durchlebten Jahrzehnten, bin ich auf der Suche, als Wissenschaftler und Forscher im Bereich der Schulmedizin sowie als

Reisender durch die Gefilde einer über Jahrtausende gewachsenen Weltmedizin. Der Entdeckung sowie der Wiederentdeckung dessen, was sich da angesammelt hat, ist nicht weniger Bedeutung beizumessen als der Entwicklung neuer schulmedizinischer Diagnose- und Heilverfahren oder Methoden der High-Tech-Medizin. Erst wenn beides zusammenkommt, dürfen wir uns Hoffnung machen, den Traum von der ewigen Gesundheit mehr und mehr verwirklichen zu können. Ganz erfüllen wird er sich nirgends und nie. Umso mehr aber sollten wir alles an Wissen zusammentragen, was sich als nützlich erwiesen hat, den Menschen zu helfen. Sei es die Mikrotherapie, um deren schulmedizinische Anerkennung ich jahrelang kämpfen musste, sei es die alternative Medizin oder die Heilkunde der Naturvölker. Warum soll sich das eine nicht mit dem anderen vertragen? Immer vorausgesetzt, dass es nachweisliche Erfolge gibt. Auf faulen Zauber müssen wir nichts geben, nicht in der Wissenschaft und nicht bei den Beschwörungsritualen der Schamanen.

Wer aber wollte bestreiten, dass manche Krankheiten etwa in Indien und in China seit Jahrtausenden schonender behandelt werden als bei uns in Europa. Selbst die Krankenkassen, von Haus aus vorsichtig, haben ja unterdessen eingesehen, dass es von Fall zu Fall gescheiter ist, die Kosten einer fachkundig ausgeführten Akupunktur zu übernehmen als Unsummen für einen operativen Eingriff zu zahlen, der unter Umständen gar nicht nötig gewesen wäre.

Die fortschreitende Globalisierung, das engere Zusammenrücken einstmals getrennter Welten, sollte es doch möglich machen, endlich auch lange gehegte Vorurteile zu überwinden. Dass sich der therapeutische, auch ökonomische Gewinn, der daraus folgen würde, nicht für alle von selbst verstehen mag, liegt wohl im menschlichen Charakter begründet. Doch nicht hinter jeder Geistheilung muss ein hypnotischer Schwindel stecken, nicht immer verbirgt sich dahinter Hokuspokus, nur weil wir dem Geheimnis noch nicht auf den Grund gehen konnten. Man darf es getrost als die Kehrseite unseres medizinischen

Fortschritts ansehen, dass damit ein Selbstbewusstsein gewachsen ist, das uns vielfach zu einem Gefühl der Überlegenheit verführt. Gut beraten sind wir damit keineswegs.

Wie heilt man ohne Labor, EKG und Bildgebung?

Gerade weil traditionelle Heiler meist nicht über die anatomischen, biochemischen oder physiologischen Kenntnisse verfügen, die jedem Medizinstudenten bis zum Physikum beigebracht werden, weil sie nicht die Möglichkeit haben, den Körper mit den modernsten Verfahren der Bildgebung zu durchleuchten, können sie seine Organe nicht isoliert betrachten. Vielmehr müssen sie den Menschen ganzheitlich auffassen, als die Einheit von Körper, Seele und Geist. Wie denn sonst sollten sie ihn verstehen, ohne Hand an seine leibliche Existenz zu legen?

Da wir das in der technokratisch geprägten Zivilisation des Westens heute nicht mehr nötig haben, wenigstens glauben, es nicht nötig zu haben, neigen wir dazu, das Kind mit dem Bade auszuschütten. Aus den Menschen, die auf Behandlung hoffen, sind Kunden geworden. Wir scheuen weder Kosten noch Mittel, sie als Konsumenten zufrieden zu stellen, ohne ihnen sonst näherkommen zu müssen. Wir brauchen Frau, Mann oder Kind ja nur zu röntgen oder in die »Röhre« zu schieben, um bestens über ihren inneren Zustand informiert zu sein. Schneller, als es der selten fachkundige, oftmals nicht medizinisch redegeübte Patient beschreiben könnte, sind wir in der Lage, uns eine Vorstellung von seinem Leiden zu machen, theoretisch, typologisch und allgemein.

Was uns dagegen entgeht, ist die Individualität des Patienten als bestimmender Faktor dieser oder jener Krankheit. Unbestritten ist dabei, dass es mittlerweile gelingt, von Beschwerden und Schmerzen zu erlösen wie nie zuvor. Vieles, das früher den sicheren Tod bedeutete, lässt sich inzwischen erfolgreich behandeln. Selbst den Motor des Lebens, das Herz, könne wir transplantieren. Was die Therapie der Symptome anbelangt, sind wir unübertroffen. Ob wir damit immer das Übel bei der Wurzel packen, ist eine ganz andere Frage. »Operation gelungen, Patient tot«, sagt ein sarkastisch übertreibendes Sprichwort.

Meine Erfahrung hat mich jedenfalls gelehrt, dass wir – zumal in den weniger eindeutigen Fällen – nachhaltige Heilungserfolge nur erzielen können, wenn wir uns menschlich auf den Patienten einlassen, ihm mehr als Subjekt denn als Objekt der Behandlung begegnen, ihn individuell wahrnehmen. Es gibt keine »Krankheiten«, sondern nur »kranke Menschen«, wie es Georg Groddeck, der Wegbereiter der Psychosomatik, einmal auf den Punkt gebracht hat. Und jeder kranke Mensch ist einzigartig. Nur darin sind wir alle gleich: Jeder stellt eine individuelle Persönlichkeit dar, die Anspruch auf persönliche Zuwendung erheben darf. Viele »Geheimnisse« der Weltmedizin lassen sich, wie wir noch sehen werden, zuvörderst auf das empathische Verhältnis der Heiler zu ihren Patienten zurückführen.

PSYCHOSOMATIK Dass Körper und Seele untrennbar miteinander verbunden sind, dass also psychische Einflüsse auf körperliche Vorgänge einwirken – und umgekehrt –, ist eine Grundüberzeugung sowohl der antiken wie auch der traditionellen chinesischen und indischen Medizin sowie anderer ganzheitlicher Heilkunden, etwa in Afrika, Australien, Nord- und Südamerika. Insofern ist die von Johann Heinroth (1773–1843) und Georg Groddeck (1866–1934) begründete Psychosomatik, als einer Krankheitslehre, die psychische und soziale Ursachen von Erkrankungen diagnostisch und therapeutisch einbezieht, gewissermaßen eine eigenständig entstandene weltmedizinische Disziplin.

Beinahe kaltherzig mutet dagegen das gesundheitspolitische Credo unserer Tage an. Ihm zufolge gilt: Gesund ist, wer funktioniert, ohne dass die Maschinerie ins Stottern gerät. Ein geradezu mechanisches Gesundheitsverständnis, Ausdruck menschlicher Verarmung auf höchstem technischem Niveau. Derart banal wurde »Gesundheit« nicht zu allen Zeiten definiert. Die Bedeutung des Begriffs wandelte sich im Laufe der Geschichte. In der Antike wurde er zunächst anthropologisch, also zugleich geistes- und naturwissenschaftlich verstanden. Es ging um die Harmonie des Lebens mit dem Kosmos, während es in der chinesischen Medizin die Balance zwischen Yin und Yang ist, die im Zentrum des Gesundheitsbegriffes steht. Davon wird später ausführlicher zu handeln sein. Fürs erste soll der Hinweis darauf genügen ebenso wie der Verweis auf das christliche Mittelalter, in dem als »gesund« galt, wer über die Stärke verfügte, Leid zu ertragen. Im antiken und im chinesischen sowie im christlichen Verständnis des Wortes spielte die seelische Komponente eine wesentliche Rolle.

Individualisierte Medizin

Die psychische und soziale Situation und ihr Einfluss auf die Gesundheit der Menschen – und damit das kulturgeschichtlich ursprüngliche Verhältnis von Krankheit und Gesundheit – klingt auch in der Definition der WHO, der Weltgesundheitsorganisation, zwischen den Zeilen an. »Gesundheit«, heißt es da, sei »der Zustand des völligen körperlichen, geistigen und sozialen Wohlbefindens und nicht nur das Freisein von Krankheit und Gebrechen«. Mit anderen Worten, auch der Behinderte kann ein »gesundes« Leben führen. Ihm dieses zu ermöglichen ist nicht allein eine medizinische Aufgabe, sondern zugleich eine gesellschaftliche, eine seelsorgerische nicht zuletzt. Auch der Glaube, woran immer, kann heilen. Wahre Wunder tun die tröstend verständnisvollen Worte einer Mutter, eines Arztes oder eines geistlichen Beistands, indem sie Selbstheilungskräfte wecken, die uns allen innewohnen. Und sei es nur für den Augenblick der Hoffnung. Ohne diese einfühlende Zuwendung bleibt für mich jede ärztliche Behandlung Stückwerk. So dringend, bisweilen lebensrettend die medikamentöse Verordnung oder der operative Eingriff sein mögen, ob eine Therapie anschlägt, ob die OP erfolgreich verläuft, hängt – ich wiederhole mich – allemal von individuellen Faktoren ab. Insofern ist die Medizin eben gerade keine absolute Wissenschaft, unanfechtbar, weil allein naturgesetzlich begründet.

Wie der Professor am Universitätsklinikum so hat der kräuterkundige Indianer Recht, wenn es ihm mit zelebriertem Zauber gelingt, einen Verletzten zu heilen. Was die Kraft der Suggestion und das überlieferte Wissen um die heilende Wirkung aller möglichen Pflanzen, bekannter und unbekannter, vermag, habe ich auf meinen Reisen vielfach erfahren. Manches war dabei so verwunderlich, dass ich nur ungläubig staunen konnte. Anderes erinnerte mich unverhofft an die eigene Kindheit.

Bei dem leisesten Anflug von Fieber legte meine Mutter uns Kinder ins Bett, ließ uns schwitzen und erst wieder aufstehen, nachdem wir drei Tage fieberfrei waren. Ehe der Arzt gerufen wurde, versuchte sie dem Übel mit den berühmten Hausmitteln zu begegnen, besser noch vorzubeugen. Behandelt wurde nach dem Prinzip, das ich später zur Richtschnur meiner ärztlichen Tätigkeit machte: vom Leichten zum Schweren. Bevor man zu den fiebersenkenden Tabletten in der Hausapotheke, einem weißen Wandschrank mit rotem Kreuz auf der Tür, griff, gab es kalte Wadenwickel, die alle zwanzig Minuten gewechselt wurden. Dazu händisch ausgepresste Gemüsesäfte. Wenn ich daran denke, habe ich heute noch den strengen Geschmack einer Trinktinktur gegen den Husten aus Zwiebelsud und Kandis auf der Zunge, zum

Schütteln. Zwar führte die unerbittlich verordnete Kur nicht immer zum erhofften Erfolg, beschwerde- und schmerzlindernd war sie allemal. Die Rezepte des Arztes taten dann von Fall zu Fall das ihre, nötig waren sie nicht immer. Öfter war es allein mit der naturheilkundigen Therapie getan. Zu manchem davon hab ich meinen Patienten nachher in der ärztlichen Praxis selbst geraten. Die Wadenwickel sind bei akutem Fieber ein geradezu phantastisches Hausmittel. Nur wer weiß das noch?

Der aus dem Schlamm kam, Carl Abraham von Hunnius

Dass solche einfachen Verfahren, der Grundstock aller Weltmedizin, bei uns nicht nur angewendet wurden, sondern zum Teil von einem meiner Vorfahren entdeckt worden waren, habe ich erst später erfahren. Irgendwann, als ich selbst längst praktizierte, erzählte mir meine Mutter, ihrerseits Krankenschwester, von Carl Abraham Hunnius: dem ärztlichen Stammvater der Familie, könnte man sagen. Ausgang des 18. Jahrhunderts als Sohn eines deutschen Kaufmannsgeschlechts in Reval, dem heutigen Tallinn, geboren, hatte er sich 1815 an der medizinischen Fakultät im estnischen Dorpat, das jetzt Tartu heißt, eingeschrieben. Nach dem Studium wirkte er unter anderem in einem Invalidenkommando, bevor es ihm gelang, sich als Landarzt zu etablieren. Die Betreuung vermögender Patienten gehörte nicht von Anfang an zu seinen täglichen Aufgaben. Öfter musste er mit Pferd und Wagen an der Küste unterwegs sein, um die ärmeren Fischer und deren Angehörige zu behandeln.

Ein Glücksfall, wie sich bald zeigen sollte. Bei seinen Hausbesuchen war ihm nämlich aufgefallen, dass die Männer, wenn sie an den wärmeren Tagen vor ihren Katen saßen, die Beine gern in einen Trog voller Schlamm steckten. Einer, von dem Hunnius wusste, dass er an Ischias litt, erzählte ihm, wie gut ihm das tue, wie es helfe, seine Schmerzen zu lindern. Bei dem Arzt weckte diese Beobachtung die Neugier des Forschers. Durch und durch wissenschaftlich interessiert, unternahm er erste Versuche bei der Behandlung rückenleidender Soldaten in der heimischen Garnison. Dabei stellte sich schnell heraus, dass die Schlammtherapie gleich bei mehreren Krankheiten mit überraschend guten Ergebnissen verlief, ob es nun um Rheumatismus, chronische und nachoperative Nervenleiden oder Hautprobleme ging. Aus der ärztlichen Praxis hatte sich die Entdeckung einer neuen Behandlungsmethode ergeben.

Fortan, bis zum Ende seines Lebens arbeitete Carl Abraham Hunnius am Ausbau »seines« Naturheilverfahrens, eines der ersten in der moderneren Medizin Europas. Zu den Fußbädern kamen Wickel und Kompressen mit angewärmtem Schlick, Bäder in schlammigem Meerwasser, Massagen und Einreibungen. Immer mehr Menschen hofften, in der warmen »Meerwasser-Wanne« zu genesen oder ihre Schmerzen wenigstens vorübergehend loszuwerden. Der Erfolg sprach sich herum, so dass private Investoren auf den Plan traten. 1825 ermöglichten sie die Gründung der ersten »Schlamm-Wasser-Heilanstalt« in Hapsal, estnisch Haapsalu, einer Stadt, der Tschaikowsky sogar eine Symphonie widmete. Die Kleinstadt an der Ostsee entwickelte sich zu einem Kurort, den selbst die russische Zarenfamilie gelegentlich aufsuchte.

Der Mann, dessen ärztliche Aufgeschlossenheit das alles ermöglicht hatte, avancierte zum »Staatsrat«, bevor er in den Adelsstand erhoben wurde. Wer weiß, was wir ihm noch alles zu verdanken hätten, wäre er nicht schon 1851, im Alter von gerade einmal 54 Jahren, verstorben, an den Folgen einer Infektion, die er sich bei der Behandlung eines jungen Mädchens zugezogen hatte. Doch auch so schon darf er in den Annalen der Naturheilkunde seinen Platz neben Größen wie Johann Sebastian Kneipp, dem Pionier der Kaltwasser-Anwendungen, beanspruchen. Und es mag durchaus sein, dass mein ausgeprägtes Interesse an den Methoden der alternativen Medizin nicht zuletzt aus dieser ganz persönlichen Familiengeschichte herrührt. Für die Anfeindungen der Kollegen, die mir der Rückgriff auf dieses Erbe in der eigenen Praxis wiederholt eintrug, gibt es keine vernünftige Begründung, keine, die sich wissenschaftlich rechtfertigen ließe. Fachliche Eifersucht hat die im 19. Jahrhundert auflebende Naturheilkunde später zu einem Schattendasein verurteilt, aus dem sie jetzt erst langsam wieder heraustritt. Der tatsächlichen Bedeutung alternativer Heilverfahren hat diese Missachtung nie entsprochen.

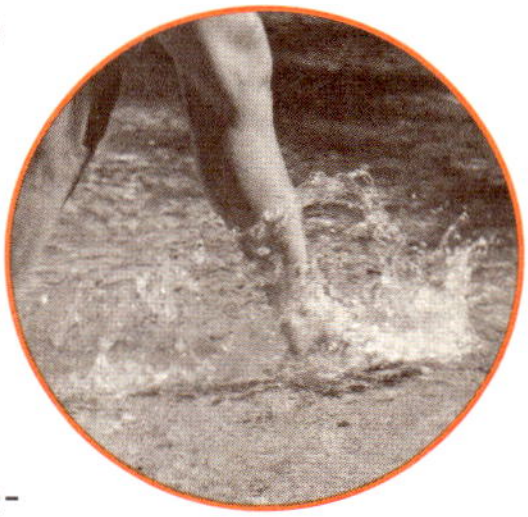

KNEIPPGÜSSE Wie in der indischen Heilkunde Ayurveda spielt das Zusammenwirken von Körper und Geist auch in der Lehre des Allgäuer Pfarrers Sebastian Kneipp (1821–1897) eine entscheidende Rolle. Seine Hydrotherapie, bekannt sind Wassertreten und Schneegehen, Güsse, Teil- und Vollbäder, beruht im Wesentlichen auf Temperaturreizen. Durch kalte, warme und wechselnde Anwendungen werden die Durchblutung der entsprechenden Körperteile verbessert und Stoffwechselprozesse angeregt. Heiße Güsse helfen bei muskulären Verspannungen, kalte Güsse fördern die Vitalität und wechselnde Güsse regen die Durchblutung an und mindern die Infektanfälligkeit.

Heilpflanzen und Medikamente zwischen Wohl und Wehe

Natürlich können wir das Rad der Geschichte nicht bis zu Jean-Jacques Rousseau zurückdrehen. Dem Naturphilosophen der französischen Frühaufklärung war Mitte des 18. Jahrhunderts alles suspekt gewesen, was man »denaturiert«, also in seinem natürlichen Zustand verändert hatte. Den Einsatz erzeugter Medikamente lehnte er in seiner Gesundheitslehre prinzipiell ab. Nur das »Reine« ließ er gelten. Die Natur sollte sich in jedem Fall selbst helfen. Bei den Ärzten fand er mit dieser Auffassung schon damals wenig Gehör. Wären sie ihm bedenkenlos gefolgt, hätten sie den Kampf gegen Seuchen und Epidemien gleich ganz aufgeben können. Nur mit der Entwicklung immer neuer Pharmaka konnten Krankheiten besiegt werden, die ansonsten tödlich verlaufen wären oder lebenslanges Elend nach sich gezogen hätten. Man denke bloß an die Tuberkulose oder das Kindbettfieber, deren Ausbreitung durch Antibiotika und Hygienemaßnahme nahezu völlig eingedämmt werden konnte. Das steht außer Frage. Auf die Sektierer, die uns unverdrossen einreden wollen, die Pharmaindustrie produziere doch bloß Teufelszeug, muss man nichts geben, einerseits.

Andererseits gehört der Einsatz von Heilpflanzen zu den ältesten Therapieformen überhaupt. Zwei Drittel der Weltbevölkerung vertrauen darauf. In Amerika geben die Patienten mittlerweile schon wieder mehr für die alternative als die schulmedizinische Behandlung aus. Rund um den Globus werden über 20 000 heilpflanzliche Mittel verwendet. Die Wirkungen sind nicht durchweg wissenschaftlich untersucht und erklärt, aber durch die Überlieferung der Volksmedizin belegt, mitunter seit Jahrtausenden erprobt. Längst schon werden überdies Bestandteile von Heilpflanzen wie das Morphium, ursprünglich aus dem Schlafmohn gewonnen, oder das aus dem Fingerhut extrahierte Digitalis als Grundsubstanzen gebräuchlicher Medikamente verwendet, etwa in der Schmerz- oder Herzmedizin.

Weder sind Heilpflanzen das Nonplusultra, als das es die sprichwörtlich gewordenen »Kräuterhexen« ehedem verabreichten, noch sind sie so wirkungslos, wie es ihnen nicht allein von medizinischen Laien nachgesagt wird. Auch harmlos sind sie nicht in jedem Fall; Digitalis zählte stets zu den bevorzugten Mitteln der Giftmörder. Dennoch gilt, dass die Verordnung von Kräutern und Wurzeln weniger Risiken in sich birgt als der Einsatz chemischer Arzneimittel. Und das allein schon deshalb, weil der gesammelte Erfahrungsschatz sehr viel größer ist als bei synthetisch hergestellten Medikamenten. Erinnern wir uns bloß an die schrecklichen Folgen, mit denen die Verschreibung des Beruhigungsmittels Contergan verbunden war. Die Kinder der Frauen, die es während ihrer Schwangerschaft einnahmen, sind für ihr gesamtes Leben gezeichnet. Wohin mich meine weltmedizinischen Recherchen auch immer führten, ein vergleichbarer Skandal ist mir nirgends begegnet.

Nicht Skandale, sondern Erfolge zeichnen die Weltmedizin aus. Ich habe vieles gesehen, gelesen, gehört und beobachtet, das wir schulmedizinisch integrieren sollten, nicht irgendwann, sondern so schnell wie möglich. Unsere selbstgesteckten Grenzen sind derart anachronistisch geworden, dass wir uns lächerlich machen, wenn wir sie weiter aufrecht erhalten wollen. Hochmut, sagt das Sprichwort, kommt vor dem Fall. Nun kann zwar von einer Krise der Chirurgie, der Gynäkologie, der Orthopädie und anderer Fachrichtungen ganz gewiss keine Rede sein. Nur haben wir auch keinen Grund, die Nase über das zu rümpfen, was uns mitunter etwas schlicht anmuten will. Sicher, da ihre Methoden überwiegend erfahrungsgestützt sind, seltener aus wissenschaftlicher Erkenntnis resultieren, bedienen sich die Naturheiler meist allgemeinverständlicher Ausdrücke. Einschüchterndes Fachchinesisch ist ihre Sache nicht. Sie umschreiben mehr, als sie definieren. »Schlechte Körpersäfte« beispielsweise werden »aus- oder abgeleitet«.

Übersetzt man die unterschiedlichen Sprachen der Weltmedizin, läuft es immer auf eine bildliche, metaphorische Ausdrucksweise hinaus. Das hat mich an vielen Orten überrascht, im Himalaya wie im Orient. Zugleich hatte ich aber immer den Eindruck, dass die Heiler sehr wohl wissen, wovon sie sprechen. Was es, um bei dem Beispiel zu bleiben, mit den »Körpersäften« auf sich hat, was Heilkräuter bewirken und welchen Schaden sie unter Umständen anrichten können, ist den Medizinmännern und -frauen durchaus bewusst, obwohl sie nie etwas von den chemischen Formeln der Substanzen gehört haben. Dass die Bereitschaft, dies anzuerkennen, auch in der westlichen Zivilisation wieder langsam zu wachsen scheint, weckt Hoffnung. Und es sind zweifelsohne die Patienten, die hier Druck machen. Weil sie dank der neuen Medien mehr wissen und mehr verstehen wollen, sind wir als Ärzte gezwungen, Scheuklappen abzulegen und von unserem hohen Ross abzusteigen.

Wer noch vor zwei, drei Jahrzehnten in der Sprechstunde fragte, ob es nicht möglich wäre, seine Schmerzen mit Akupunktur zu lindern, wurde in der Regel mit einem müden Kopfschütteln entlassen, nicht selten vor der »unsinnigen« Prozedur gewarnt, Akupunkteure galten als Scharlatane. Heute bieten viele Kollegen die chinesische Schmerzbehandlung als ergänzende Therapie an, obwohl auch sie nicht genau wissen, wie sich die Wirkung letztendlich erklären mag. Ein Sieg der Weltmedizin infolge wachsender Toleranz. Tatsächlich müssen wir ja nicht erst den Schleier jedes Geheimnisses lüften, um von ihm profitieren zu können. Wer dies in Abrede stellen wollte, würde auch die heilbringenden Hände von Müttern, die ihre Kinder in schweren Situationen pflegen, negieren. Nicht vorstellbar für mich.

Das Alte mit dem Neuen verbinden

Im Vertrauen auf das Bewährte offenbart sich der Glaube an die Schöpfung. Den Forscherdrang muss das nicht lähmen, es kann ihn im Gegenteil stimulieren. Vielfach ist es doch gerade der Spiritismus, die Annahme eines Geistigen hinter den Dingen, der uns vor der Verzweiflung bewahrt, dann zumal, wenn wir nicht oder noch nicht durchschauen können, was wir erforschen wollen. Die freieren Geister der Naturwissenschaft können ein Lied davon singen. Als Ärzte jedenfalls sind wir gehalten, von keiner Methode abzusehen, nur weil damit Erfolge erzielt werden, die uns wie eine Wunderheilung vorkommen. Die ayurvedische Massage-Technik, von altersher im indischen Kulturkreis praktiziert, zählt für mich zum Schönsten, was ich je erlebt habe. Richtig ausgeführt, führt sie zu völliger Entspannung und Revitalisierung. Man fühlt sich gestärkt, im Kopf klar und tatkräftig. Eine Pille, von der ich mir Ähnliches erhoffen dürfte, habe ich bisher nicht gefunden. Dabei mag es durchaus sein, dass nicht alles, was der Begriff Ayurveda umfasst, in unserer Zeit und unter unseren Verhältnissen praktikabel ist. Und trotzdem geht es inzwischen mehr denn je darum, das Alte mit dem Neuen zu verbinden. Das Wissen von gestern kann das Know-how von morgen sein.

Aus den unterschiedlichsten Teilgebieten der Naturheilkunde und der alternativen Verfahren ergeben sich wesentliche Elemente für eine zukünftige ganzheitliche Medizin. Dazu bedarf es hochkarätiger Forschung sowie wissenschaftlicher Neugier und Toleranz, nicht aber seichter Spekulationen über Sinn oder Unsinn verschiedener Ansätze und Methoden. Da die Schulmedizin kein in sich geschlossenes System darstellt, sich vielmehr in ständigem Wandel befindet, bestehen die denkbar besten Voraussetzungen für die Synthese einer integrativen, kulturübergreifenden Weltmedizin. Ob chinesische Heilkunst oder Ayurveda, ob Heilkräuter-Therapie oder schulmedizinische Pharmazie, ob Massagen oder Osteopathie, ob körperliche Untersuchung oder radiologische Diagnostik, verfolgt wird bei allem immer nur das eine Ziel: dem Menschen zu helfen. Das verbindet alle Therapeuten rund um den Globus.

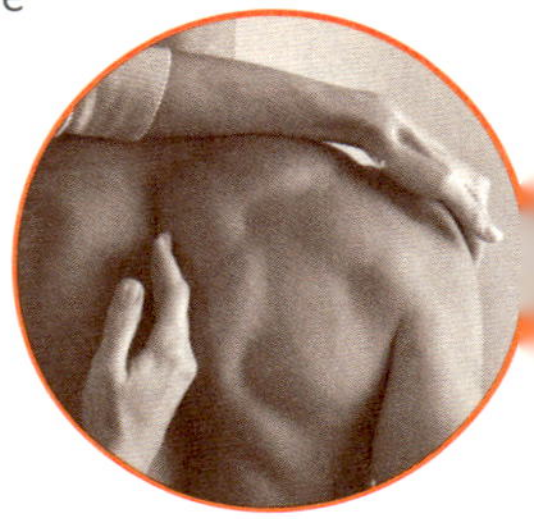

OSTEOPATHIE Die Osteopathie (von griechisch *ostéon*, »Knochen«, und *pathós*, »Leiden«) ist ein Diagnose- und Therapieverfahren, das ausschließlich manuell, also mit den Händen des Osteopathen, ausgeführt wird. Das Konzept geht auf den US-amerikanischen Arzt Andrew Taylor Still 1828–1917) zurück und stellt die Beweglichkeit des Körpers in seiner Gesamtheit in den Mittelpunkt. Da alle Körperfunktionen von der Vernetzung des Nerven- und Gefäßsystems abhängen, müssen »Blockaden« (etwa von Muskeln und Faszien) zur Wiederherstellung der Grundregulation, über die auch auf die Organe Einfluss genommen wird, gelöst werden. Dies unterstützt der Osteopath durch manuelle Techniken. In Deutschland werden die Begriffe »Osteopathie«, »Manuelle Therapie« und »Chirotherapie« zum Teil synonym verwendet. Was falsch ist, denn die letztere Methode nutzt spezielle Griff- und Massagetechniken gezielt zur Lösung muskulärer Verspannungen durch biomechanische Fehlbelastungen. Schon Hippokrates nutzte manuelle Techniken besonders zur Schmerzbehandlung bei Rückenschmerzen.

Zu überwinden ist nicht die kritische Prüfung, sondern der generelle Vorbehalt des einen gegenüber dem anderen. Darauf haben die Patienten einen Anspruch. Wo es die ärztliche Verantwortung verlangt, sollten wir bereit sein, über den eigenen Schatten zu springen. Was wir brauchen, sind verfließende Grenzen. Der hippokratische Eid, den wir geschworen haben, verpflichtet uns, für den Patienten da zu sein, nicht einem Lager zu dienen. Und das gilt umso mehr, als wir uns noch nicht annähernd eine Vorstellung davon machen können, welche wunderbaren Geheimnisse auf dem weiten Feld der Weltmedizin zu ergründen sind. Nur Schritt für Schritt können wir die Terra incognita erforschen und das Unbekannte entdecken – auch in diesem Buch.

Alles fließt: Die Anfänge der Heilkunst

Im Anfang war das Wort«, heißt es in der Bibel. Für die Christen ist diese Behauptung eine Grundaussage ihrer religiösen Überzeugung, nicht mehr und nicht weniger als deren Fundament. Denn: »Das Wort war bei Gott, und Gott war das Wort.« Also muss es auch Gottes »Wort« gewesen sein, das die Welt erschaffen hat. Eine kühne Behauptung für all jene, die den Glauben nicht teilen – und eine Annahme, die sich wissenschaftlich nicht belegen lässt. Deshalb ist ein Zweifel schwer von der Hand zu weisen, solange man die Aussage »Im Anfang war das Wort« als eine Metapher für das Dogma der göttlichen Schöpfung auslegt. Wie aber verhält es sich, versucht man, den Satz einmal wortwörtlich zu verstehen, bezogen auf die Entwicklung der menschlichen Gesellschaft? Dann nämlich erkennt man schnell, dass alles, was wir heute sind und vermögen, ursprünglich darauf beruht, dass die Menschen die Fähigkeit entwickelt haben, miteinander zu reden. Erst als sie über das Wort verfügten, konnten sie ihr Leben reflektieren und über ihr Schicksal nachdenken, nicht zuletzt über das Leid und den Schmerz, über Krankheit und Heilung: über all das, was sie existentiell betraf.

So wie sie aus dem Bestreben, in Notzeiten, bei der Nahrungsbeschaffung und in der Gefahr zusammenzustehen, zur Sprache gefunden haben, war es die Sprache, der gegenseitige Zuspruch, von dem sich die Menschen Linderung und Gesundheit erhofften, lange bevor sie die medizinische Wirkung von Kräutern und händischer Behandlung erkannten. In Anlehnung an die Bibel könnte man sagen: Im Anfang war die sprechende Medizin. Aus der geistigen, besser gesagt der geistlichen Beschäftigung mit dem Körper ist die Heilkunst erwachsen, im alten Ägypten nicht anders als in der griechischen Antike. Die vorsokratischen ionischen Philosophen waren teilweise selbst Ärzte.

Geistheilung

Aus einem gleichsam ärztlichen Bestreben heraus wurde ein Großteil der Mythen erschaffen – zum seelischen Trost und um Antworten auf die Fragen zu finden, die das Schicksal stellte. Weil man sich in der Hand höherer Wesen wähnte, wurden diese um der Gesundheit willen mit rituellen Handlungen beschworen, die durchaus Wirkung zeigen konnten, weil sie die Selbstheilungskräfte der Gläubigen stimulierten. Und verhält es sich nicht heute ganz ähnlich? Versprechen wir uns nicht vom bloßen Einsatz der Medizintechnik all die Wunder, die man sich seinerzeit vom Beistand der Götter erwartete? Etwas salopp formuliert: Der Placebo-Effekt wirkte in grauer Vorzeit ebenso wie er heute in der technisch erleuchteten Gegenwart wirkt.

Jedenfalls folgte die medizinische Behandlung, wie wir sie unterdessen verstehen, der einstigen »Geistheilung« erst nach und nach auf dem Fuß. Erst im Zuge eines spekulativen Vorgehens gelangten die Denker der Vorzeit zu Erkenntnissen, auf denen die medizinische Wissenschaft dann über Epochen hinweg aufbaute, mitunter fortwirkend bis in die Gegenwart: das historische Kontinuum einer Weltmedizin, die wir als solche lange nicht mehr wahrgenommen haben.

Die ältesten Überlieferungen ärztlicher Heilkunst reichen etwa 5000 Jahre zurück bis in das Ägypten der Pharaonen. Augen, Haut und innere Organe wurden bereits nach Vernunftprinzipien und nicht mehr nur mit Zaubersprüchen, Amuletten oder Beschwörungsformeln behandelt. Heilmittel wie die Tollkirsche, das heutige Atropin, Rizinusöl, Schwarzkümmel, Aloe vera, Feigen, Datteln oder Honig, etwa zur Desinfektion, wurden zur Therapie genutzt. Das Vernähen von Wunden, Operationen an Augen und Gliedern sowie Beschneidungen waren durch die Entwicklung von Nadeln und anderen Instrumenten aus Kupfer möglich geworden, ebenso die Zahnextraktion und die Behandlung von Tumoren. Priester waren jetzt Seelsorger und auch schon Ärzte im engeren Sinne des Wortes, Gynäkologen, Chirurgen, Ophtalmologen, Dentisten. Namentlich bekannt ist uns aus dieser Zeit als erster der Universalgelehrte und Hohepriester Imhotep, der um 2600 v. Chr. gelebt haben soll. In die Geschichte ist er nicht nur als beamteter Baumeister der Pyramiden von Sakkara am westlichen Nilufer, zwanzig Kilometer südlich von Kairo eingegangen. Auch die Erfindung der ägyptischen Schrift wird ihm in Legenden zugeschrieben.

Umstritten ist, ob er auch als Begründer des Arztberufes gilt – die Ausbildung zum Arzt zu seiner Zeit war hart und langwierig –, oder ob das vorherrschende Wissen unter seinem Einfluss zum Wegbereiter einer langsam entstehenden medizinischen Wissenschaft wurde. Sie fand in Alexandria, dem Zentrum des Wissens und der Kultur ab dem 3. Jhd. v. Chr. ihren Höhepunkt. Über Jahrhunderte wurde hier gelehrt und geforscht sowie das Wissen der damaligen Zeit in der berühmten Bibliothek von Alexandria gesammelt. Hier trafen sich die Gelehrten, Forscher und Studierende der damaligen Welt.

Selbst wenn sich über Imhotep und seinen Einfluss auf die Medizin nicht viel mehr sagen lässt, so steht doch fest, dass die ägyptischen Lehren mindestens mittelbar einen nicht unwesentlichen Einfluss auf die griechischen Philosophen ausübten. Wie auf Aristoteles (384–322 v. Chr.) beispielsweise, dem vielleicht bekanntesten Denker der Antike.

Der war zwar nicht als Arzt tätig, hat sich aber gleichwohl in die Anatomie vertieft und zu Forschungszwecken Tiere seziert. Er trug damit wesentlich zur Weiterentwicklung der Medizin durch Begründung der vergleichenden Anatomie bei, was über seiner Bedeutung als Philosoph in Vergessenheit geraten ist.

Innere und äußere Harmonie

Bereits ein gutes Jahrhundert zuvor hatte Empedokles (um 495–435 v. Chr.), seinerseits noch stark beeinflusst von mythischem Denken, die naturphilosophisch hergeleitete »Vier-Elemente-Lehre« aufgestellt. Feuer, Luft, Erde und Wasser galten ihm als unveränderliche und ewige Grundsubstanzen des Lebens. Zugeordnet waren die Elemente den antiken Gottheiten: Zeus als ihrem obersten das Feuer, Hera, seiner Gattin und Schwester, die Luft, Hades, dem Herrscher der Unterwelt, die Erde und Persephone, der Toten- und Fruchtbarkeitsgöttin, das Wasser. Für das Feste und Bodenständige stand die Erde, für das Sanfte und Weiche das Wasser. Befanden sich die Elemente im Gleichgewicht, war der Mensch gesund. Krankheit drohte, sobald diese Ausgewogenheit durch die Vorherrschaft des einen oder die Schwäche eines anderen Elements gestört wurde.

Der römische Arzt Philistion von Lokroi (ca. 427–347 v. Chr.), einer der berühmtesten Ärzte seiner Zeit und Zeitgenosse Platons, rezipierte diese Vierelementelehre für die Medizin und entwickelte in diesem Zuge die Theorie vom Gleichgewicht der Elemente. Überwog beispielsweise das Warme, das »Feuer«, im Körper, wurde mit dem gegensätzlichen Element, mit dem kalten Wasser therapiert. Daneben kam es darauf an, mit veränderter Nahrung, mit Mineralien oder Heilpflanzen einen Mangel auszugleichen oder das Vorherrschende zu reduzieren. Konnte sich der Kranke dazu noch in dem Glauben wiegen, der Segen der Götter ruhe auf der Behandlung, so bestanden gute Aussichten für eine Heilung.

Wie anders, frage ich mich, behandeln wir, abgesehen vom göttlichen Zuspruch, unsere Patienten heute, über 2500 Jahre nach der Hochzeit der griechischen Antike? Tatsächlich geht ja der Eid, den wir als Ärzte nach wie vor ablegen, ebenfalls auf einen der namhaftesten Vertreter jener Kultur zurück: auf den Griechen Hippokrates (um 460–370 v. Chr.). Bei den Göttern schwor der bis in unsere Gegenwart als »Vater der Medizin« Verehrte in der Ursprungsfassung seines Eides: »den, der mich diese Kunst lehrte, meinen Eltern gleich zu achten, mit ihm den Lebensunterhalt zu teilen und ihn, wenn er Not leidet, mit zu versorgen; seine Nachkommen meinen Brüdern gleichzustellen und, wenn sie es wünschen, sie diese Kunst zu lehren ohne Entgelt und ohne Vertrag; Ratschlag und Vorlesung und alle übrige Belehrung meinen und meines Lehrers Söhnen mitzuteilen, wie auch den Schülern, die nach ärztlichem Brauch durch den Vertrag gebunden und durch den Eid verpflichtet sind.«

Zu Zeiten von Hippokrates war es noch üblich, von Brüdern und nicht von Schwestern zu reden. Doch waren es auch Frauen, die medizinisch seit Urzeiten wirkten, zunächst als Hebammen wie beispielsweise die Mutter von Sokrates. Hebammen waren sozusagen Vorreiterinnen von Ärztinnen und Ärzten. Ihr zuweilen auch mystisches Wissen um Kräuter, Gifte und Drogen sowie ihre chirurgischen Kenntnisse bei der Begleitung des Geburtsaktes müssen beeindruckend gewesen sein. Nicht selten wurden sie gerade deshalb später als Hexen diskreditiert, verfolgt oder sogar umgebracht. Eine früh dokumentierte, vermutlich die erste verbriefte Ärztin der Geschichte namens Phanostrate scheint zur gleichen Zeit wie Hippokrates im 4. Jahrhundert v. Chr. bei Athen gelebt zu haben. Sie war Ärztin (iatros) und Hebamme (maia) zugleich. Davon zeugen attische Grabstellen aus dieser Zeit.

Persönlich begreife ich den »Hippokratischen Eid« daher als die Gründungs-Urkunde einer epochenübergreifenden Heilkunst, deren Vertreter – Männer und Frauen – sich verpflichtet fühlen sollten, den Menschen heilend zu einem Leben in gesellschaftlicher wie in innerer Harmonie mit sich selbst zu verhelfen. Dieses Erbe unserer Vorfahren gilt es nicht bloß in ehrendem Angedenken zu bewahren, sondern immer aufs Neue zu beleben, indem wir die Ganzheitlichkeit unserer menschlichen Existenz nie aus dem Auge verlieren. Nie sollten wir vergessen, auf wessen Schultern wir stehen.

Himmel und Erde, Feuer und Wasser

Dabei waren die Griechen nicht einmal die ersten, die die Bedeutung des inneren Gleichgewichtes für den Menschen erkannten. Schon im Buch Mose, dem vermutlich zwischen 800 und 900 v. Chr. entstandenen Schöpfungsmythos, ist die Rede von Himmel, Erde, Licht und Wasser als Urbestandteilen allen Lebens. Und ganz ähnlich, wie im Alten Testament beschrieben, betrachtete der ob seiner Weisheit bewunderte und als erster Philosoph geltende Thales von Milet, ein griechischer Denker, der um die Wende vom 7. zum 6. Jahrhundert v. Chr. lebte, den Urstoff Wasser als eine beseelte Naturerscheinung. Wenig später trat Heraklit aus dem griechischen Ephesos (um 520–460 v. Chr.) auf den Plan der Geistes- und Naturgeschichte. Erstmals begriff er alles Seiende in einem ständigen Werden und Wandel. Sein Gleichnis dafür war denkbar einfach. Niemand, erklärte er, könne zweimal in genau denselben Fluss steigen. Denn »alles fließt«. Der griechische Ausdruck dafür, »panta rhei«, wurde zur stehenden Redewendung. Bis heute gebrauchen wir sie, ohne noch viel über ihre Herkunft nachzudenken.

Weniger bekannt, obwohl dem gleichen Denkansatz entsprungen, ist dagegen Heraklits Verständnis des Feuers. Dem Philosophen galt das Weltfeuer als das göttliche Grundprinzip allen Werdens: Wie alles Seiende vom Feuer ausgehe, werde es durch das Feuer wieder in den ewigen Kreislauf des Daseins der Welt eingehen. Hiermit begründete er philosophisch die Wandlungsphasen der Elementenlehre.

Dass Heraklit mit seinem Denken auf dem philosophischen Holzweg war, wird man ihm schwerlich vorwerfen können. Gehen wir doch längst, inzwischen naturwissenschaftlich fundiert, davon aus, dass sich die Entstehung des Universums und mithin unserer Erde einem »Urknall« verdankt. Aber hört sich der Begriff nicht an wie ein Synonym jenes »Feuers«, auf das der Grieche alles zurückführen wollte, auch wenn er sein Verständnis des Kosmos noch auf mythischen Vorstellungen aufbaute?

Unani-Medizin

Betrachten wir die Menschheitsentwicklung rückblickend und nun wieder konzentriert auf die Geschichte der Medizin, zeigt sich schnell, dass es stets dieselben Erkenntnisse sind, zu denen man in den verschiedenen Kulturen zu unterschiedlichen Zeiten und auf jeweils eigenen Wegen gelangte. Die bisher kaum reflektierte Existenz einer globalen Weltmedizin lag von Anfang an in der Sache, im Wesen der menschlichen Existenz begründet, darin, dass wir alle nur Gleiche unter Gleichen sind, ungeachtet äußerlicher Unterschiedlichkeiten wie Hautfarbe oder Statur. Alles, was aus diesen Besonderheiten abgeleitet wurde, hat sich stets als Mumpitz und schlimmer noch als Versuch rassistischer Diskriminierung erwiesen. Unbestreitbar ist nur der kausale, wechselseitig wirksame Dualismus des Körpers auf der einen und des

Geistes sowie der Seele auf der anderen Seite. Auf diesem Verständnis baute die Heilkunst der Aborigines im australischen Busch ebenso auf wie die der Indianer, der Schamanen, der »Hexen« des Mittelalters oder der Mönche, deren Klöster der Nährboden sind, aus dem die modernere europäische Medizin erwuchs.

Hoch gebildet und umfangreich belesen, kannten sich die Nonnen und die Mönche des Mittelalters mit dem medizinischen Gedankengut der Antike so gut aus, dass sie ihrerseits darauf aufbauen konnten. Wie lange es seinerzeit auch dauern mochte, um beispielsweise aus der arabischen in die europäische oder gar in die asiatische Welt zu gelangen, neue Erkenntnisse sprachen sich herum: auf Handelswegen, Pilgerreisen oder Kriegszügen. Neues verband sich mit eigenen Ideen und Erkenntnissen und wurde beispielsweise im arabischen Raum zur Graeco-arabischen Unani-Medizin, gewissermaßen einer ersten Weltmedizin. Unani ist das arabische Wort für »griechisch« (genauer: »ionisch«), weil diese Medizin-Schule im Wesentlichen auf die oben erwähnte »Vier-Elementen-Lehre« und die Humoralpathologie der griechischen Antike aufbaut, wie sie unter anderen der sogenannte »Fürst der Ärzte«, der persische Arzt Ibn Sinā (980–1037, auch Avicenna genannt) im arabischen Sprachraum bekannt gemacht und dadurch später weit über den Orient hinaus die mittelalterliche Medizin und Philosophie mitgeprägt hat. In seinem Lebenswerk »Der Kanon der Medizin« hatte er das gesamte zu seiner Zeit bekannte medizinische Wissen zusammengetragen und damit den Grundstein zu dessen Weiterentwicklung gelegt. Sein Canon medicinae wurde zum Standardwerk der Medizin über Jahrhunderte. Er selbst wurde von seinen Patienten als außergewöhnlicher Heilkundiger bewundert und wirkte mehrfach in politischen Ämtern. Aber gerade weil er so beliebt war, schlug ihm von Vertretern aus Medizin und Politik sowie von religiösen Fanatikern auch Hass entgegen, er wurde verfolgt und musste bald von Bagdad nach Isfahan fliehen. Sein Haus und ein Großteil seiner Werke, heißt es, seien daraufhin verbrannt worden.

KLOSTERMEDIZIN Die sogenannte Klostermedizin der Benediktiner und Zisterzienser versammelte das Wissen eines Jahrtausends über die Natur, die Heilkunst und die Krankenpflege. Die Klöster waren der Ort für Hospitaleinrichtungen, wie sie etwa durch die Benediktinerregeln in ihrer organisatorischen Ausgestaltung beschrieben wurden: Die Einrichtung der Krankenzimmer, die Aufgaben der Pfleger, die Bäder, die Herstellung der Medikamente, die Speiseordnung waren detailliert bestimmt. Die Klostermedizin hatte immer zwei Aufgaben zu erfüllen: Es ging ihr um die Behandlung der Kranken, aber auch um die Gesundheitssicherung, die Prävention. Dazu diente der spezielle Lebensstil, der in einer Klosteranlage gepflegt wurde: Essen und Fasten, Bewegung und Ruhe, Feier und Erholung wurden rhythmisch reglementiert. Bildung und christliche Religiosität komplettierten einen alle Bereiche des Menschseins ansprechenden, auf Gesundheit und Heil orientierten Lebensstil.

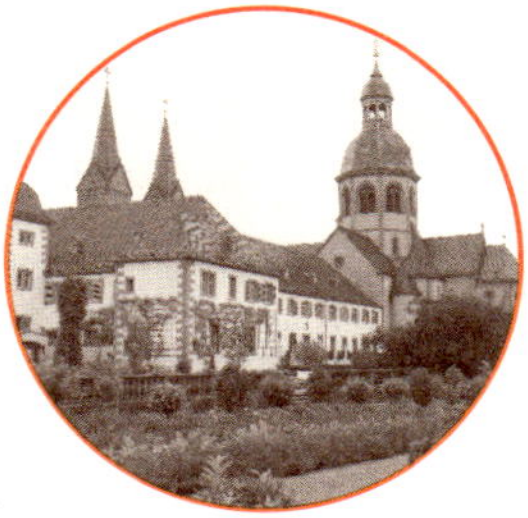

Ein weiterer Name, der hier unbedingt erwähnt werden muss, ist der des persisch-arabischen Arztes und Philosophen Rhazes (Abu Bakr Muhammad Ibn Zakariya Ar-Razi, 865–925). Als Logiker schätzte er das »Tausendjährige Wissen der Bücher«, kurzfristig erzielten Ergebnissen – auch in der Medizin – stand er hingegen skeptisch gegenüber und versuchte, sie durch eigene Experimente zu bestätigen oder zu widerlegen. Viele seiner bedeutenden Werke wie »Das Buch der Zusammenfassung der Medizin« wurden jahrhundertelang zum Medizinstudium und zu Prüfungen an abendländischen Universitäten genutzt. Rhazes gilt als einer der ersten überhaupt, der die Psyche als wesentlich im Heilungsprozess erkannte, und von den Studenten forderte er, »gute Seelenärzte« zu werden. Wie wir noch sehen werden, war es auch gerade die arabische Welt, die dann erstmals, bereits ab dem 9. Jahrhundert, Hospitäler für seelisch Kranke einrichtete, während in Europa psychisch Kranke noch in sogenannte »Narrenkäfige« oder »Tollkisten« gesperrt wurden.

Umso bedauerlicher ist es, dass vieles aus dieser Blütezeit arabischer Medizin bis heute verloren ging. Dass uns einiges erhalten geblieben ist, ist vor allem jüdischen Heilkundigen zu verdanken, die nicht wenige Schriften aus dem Arabischen übersetzt haben. Im Judentum war die Medizin von jeher ein hohes Kulturgut, das Wissen wurde über Generationen in den Familien mündlich weitergegeben. Die jüdischen Ärzte heilten nicht selten gegen kirchlichen Widerstand und halfen auch außerhalb ihrer Gemeinschaft vielen, die sie auf Grund ihrer enormen Heilkunst um Hilfe baten. Bei den damaligen Herrschern waren sie als Leibärzte begehrt. Doch das jüdische Leben ist bekanntermaßen seit Jahrtausenden von großem Leid, von Vernichtung, Holocaust und Flucht geplagt, weshalb nur wenige Namen von Heilkundigen und Ärzten überliefert sind.

Eine rühmliche Ausnahme ist der Arzt und Religionsphilosoph, der zugleich das geistige Haupt der orientalischen Juden Ägyptens und Palästinas war, Moses Maimonides (1138–1204), einer der wirkmächtigsten Gelehrten des Mittelalters. Er verfasste bedeutende Werke zum jüdischen Recht, zur Ethik und Medizin – unter anderem Kommentare in arabischer Sprache zur antiken Medizin sowie Anleitungen zur Behandlung vieler Krankheiten, ärztliche Ratgeber zur Pflanzenheilkunde und Lebensführung.

Maimonides war es, auf den ich schon sehr früh in meinem ärztlichen Leben mit großer Hochachtung gestoßen bin. Denn er formulierte auf für mich beeindruckende Weise den Zustand zwischen den Extremen von Gesundheit und Krankheit – mit vielen Zwischenstadien, die sich immer in die eine oder andere Richtung entwickeln können, bei jedem Individuum anders. Das war mir nicht fremd, fühlte und dachte ich doch seit meinem Sinologiestudium in Bochum ähnlich; genauso hatte ich die Philosophie der chinesischen Medizin verstanden. Für Maimonides agierten Leib und Seele ein Leben lang in jeder Sekunde zusammen. Mal mehr, mal weniger. Eine rein mechanistische Behandlung des Körpers, wie Galen es lehrte, soll ihm fremd gewesen sein. Der Überlieferung nach scheint er noch zu Lebzeiten so gewürdigt worden zu sein: »Wie sein Wissen ihn zum Arzt des Jahrhunderts gemacht hat, heilt er durch seine Weisheit auch die Krankheit der Unwissenheit«.

Heute kann die auf diesen Vorläufern gründende Unani Medizin an indischen und pakistanischen Universitäten studiert werden. Ungeachtet aller politischen Vorbehalte, die es auch ehedem gab, fand hier ein erster systematischer Austausch der medizinischen Heilmethoden wie auch der spirituellen Prinzipen von West nach Ost sowie von Ost nach West statt, von dem ich meine, dass wir allen Grund haben, uns daran ein Beispiel zu nehmen, noch immer, womöglich sogar mehr denn je.

Wo das »Qi« strömt: Mein Aufbruch ins Reich der Mitte

Nicht die Versteifung auf das Trennende, sondern das Wissen um das ständige Sich-Ineinander-Verwandelnde hat es den Ärzten ermöglicht, Leid abzuwenden, wo und wann immer. Wer sich darauf beschränkt, partiell zu behandeln, kann reparieren, oftmals durchaus erfolgreich; heilen kann er nicht. Das erlaubt erst die Berücksichtigung unseres existentiellen Dualismus, aus dessen Ausgewogenheit sich wiederum das innere Gleichgewicht, die gefühlte Gesundheit ergibt. Ganz persönlich verdanke ich diese Einsicht meiner frühen Begegnung mit der chinesischen Medizin.

Ihre Grundlagen fußen seit mehr als 4000 Jahren auf philosophischen Reflexionen im Rahmen des Yin-Yang-Systems. Das weiße Yang steht dabei für hell, hart, heiß, männlich, aktiv und bewegt, während dem schwarzen Yin die Attribute dunkel, weich, kalt, weiblich passiv und ruhig zugeordnet werden. Befinden sich die beiden Komponenten des Lebens in der Waage, dann fühlt sich der Mensch gesund. Aus dem psychischen ergibt sich das leibliche Wohlbefinden. Yin und Yang gleichmäßig fließen zu lassen, ist das Bestreben jedes Körpers. Alles wird den Gegenpolen zugeordnet, auch jede Erkrankung oder Therapie, seien es Heilpflanzen, Massagen, Bewegungsmeditationen oder Akupunktur – materiell dem Yin und energetisch dem Yang. Besteht zwischen beiden eine Disharmonie, so führt das zu einem Verlust der Lebensenergie »Qi«. Heute würden wir sagen, die Abwehrkräfte sind beeinträchtigt, der Mensch wird anfällig für Krankheiten. »Schmerz ist der Schrei des Qi nach freiem Fluss«, lehrt ein altes chinesisches Sprichwort, wobei das Qi dem Körper und der Psyche ebenso innewohnt wie der Natur insgesamt.

Ob es sich tatsächlich so verhält, konnte bisher nicht nachgewiesen werden. Vielleicht handelt sich nur um ein Narrativ, um den Versuch einer einleuchtenden Erklärung des vorerst Unerklärlichen. Eine naturwissenschaftlich fundierte Erläuterung des Funktionszusammenhangs fehlt nach wie vor. Ohne Bedenken darf man hier weiterhin von einem ungelösten Geheimnis der Weltmedizin sprechen. Denn andererseits lässt sich belegen, dass eine Behandlung, die auf der Annahme aufbaut, es gäbe einen »Stau der strömenden Kräfte«, durchaus erfolgreich sein kann. Seit Jahrtausenden gehört die Akupunktur zu den wichtigsten Therapieverfahren der chinesischen Medizin. An bestimmten Punkten, dort wo man die Blockaden vermutet, werden dünne Nadeln zu ihrer Auflösung in den Köper gestochen, schmerzfrei, wenn das von geschulter Hand geschieht. In der Folge stellt sich das »De-Qi«, das sogenannte »Nadelgefühl« ein, »Needle Grasp« auf Englisch. Um den gewünschten Behandlungserfolg zu erzielen, muss es sowohl vom Patienten als auch von dem, der die Akupunkturnadel setzt, wahrgenommen werden. Sein Wissen um die richtigen Stellen verdankt sich der Erfahrung, weniger einer besonderen anatomischen Kenntnis. Allein, was spielt das für eine Rolle, gelingt es nur, die Patienten von ihren Schmerzen zu erlösen. Noch zu Beginn des 16. Jahrhunderts unserer Zeitrechnung, dichtete der Arzt, Alchemist, Astrologe, Mystiker und Philosoph Paracelsus:

»Der ist ein Arzt, / der das Unsichtbare weiß, / das keinen Namen hat, / keine Materie / und doch seine Wirkung.«

Ausschlaggebend sind und bleiben die erzielten Erfolge. Dass sie sich häufiger auch der mentalen Zuwendung verdanken mögen, dem

Glauben, der Selbstsuggestion an die heilende Wirkung einer Behandlung, sollte kein alternatives Verfahren pauschal und von vornherein in Frage stellen. Fraglos zählt die Akupunktur zu den ganzheitlichen Behandlungsmethoden einer humanen Humanmedizin. Auch einige Krankenkassen im deutschsprachigen Raum, noch nicht alle, ich erwähnte es bereits, tragen dem unterdessen Rechnung, indem sie die Kosten dieser Behandlung übernehmen.

Das Wunder der chinesischen Heilkunst

Einen wesentlichen Beitrag zum Abbau von Vorurteilen gegenüber der Akupunktur hat neben der Allgemeinen Ortskrankenkasse (AOK) und der Techniker Krankenkasse (TK) mit ihren wissenschaftlichen Studien in Deutschland vor allem die WHO, die Weltgesundheitsorganisation, geleistet, als sie eine Liste herausgab, auf der etliche Krankheiten und körperliche Fehlfunktionen verzeichnet sind, bei denen das Verfahren laut wissenschaftlicher Expertise erfolgversprechend angewendet werden kann. Genannt sind unter anderem Rückenschmerzen der Lendenwirbelsäule oder die Ischialgie, der sogenannte Hexenschuss, Arthrosen, die Nasennebenhöhlenentzündung, Kopfschmerzen und Verstopfung, Magenschleimhautentzündung und die Trigeminusneuralgie, ein böser Gesichtsschmerz als Folge gereizter Hirnnerven.

Selbst habe ich mich seit Anfang meiner ärztlichen Laufbahn mit der Akupunktur beschäftigt. Dabei habe ich über die Jahre festgestellt, dass es sowohl an dem liegen kann, der die Nadeln »sticht«, als auch an dem Behandelten, wenn die Akupunktur den erhofften Erfolg nicht zeigen will. Entweder stimmt die Indikation – also die Notwendigkeit und das Konzept zur Behandlung – nicht, oder der Behandler ist unerfahren, kennt die Lokalisation und Tiefe der zu akupunktierenden Region und die Begleitpunkte nicht wirklich. Und bei Patienten, die die Punktion nur ungern, etwa aus Nadelangst, über sich ergehen lassen, kann der Erfolg ebenso ausbleiben wie bei allem anderen, auf das man nichts gibt.

Sicher gibt es auch die Möglichkeit, bei all den Leiden, die durch Akupunktur gelindert werden können, direkter zu intervenieren, sozusagen mit schwerem Geschütz anzugreifen, mit Medikamenten oder einem operativen Eingriff. Nur, wann ist das wirklich geboten? Braucht jedes Herz, das schmerzt, tatsächlich einen Katheter? Oder verfallen wir nicht allzu oft auf das Schwere, weil uns das Zutrauen zu der anderen, der schonenderen Behandlung fehlt? Könnte es nicht sein, dass da vieles von vornherein ausgeblendet wird, weil man sich nie ernsthafter damit beschäftigt hat? Fragen über Fragen, die sich mir wieder und wieder stellen, schau ich mich im ärztlichen Alltag unserer Tage um. Pauschale Schuldzuweisungen lassen sich daraus aber keineswegs ableiten. Schließlich wirkt sich jede Krankheit bei jedem Menschen anders aus. Jeder einzelne Erkrankungsfall ist einer für sich, individuell zu betrachten und keinesfalls zu generalisieren. Einstehen kann ich guten Gewissens allein für das, was ich persönlich erlebt, erfahren und praktiziert habe.

Da allerdings bin ich nach wie vor froh und überzeugt, dass es richtig war, mich schon begleitend zu meinem schulmedizinischen Studium in die chinesische Heilkunst zu vertiefen. Um selbst in die ganz eigene Wissenschaft der chinesischen Heilkunst einzudringen, habe ich zahlreiche Fortbildungskurse belegt und viel hospitiert, ehe ich mir nachher zutraute, als Lehrer auf diesem Gebiet tätig zu werden, meinen Studenten Seminare und Vorlesungen zur chinesischen Medizin anzubieten.

Weiterbildung in Sri Lanka

Um mein Wissen über die Traditionelle Chinesische Medizin (TCM) authentisch zu vertiefen, suchte ich weltweit nach einem chinesischen Lehrer. Ihn, nein, sie, meine Lehrerin, fand ich in Sri Lanka, wo Freunde mich nach Colombo einluden, um von ihr zu lernen. Das war 1982/83. Damals flog ich dorthin, voller Vorfreude, neue – auch traditionelle indische und ceylonesische Heilweisen kennenzulernen. Hier gab es vor allem Heilkundige in Kräutermedizin und Zentren für Ayurveda. Dennoch waren diese für mich zunächst nicht das Ziel, vielmehr wollte ich mich in die chinesische Medizin vertiefen.

Dass ich dafür zunächst nicht nach China, sondern nach Sri Lanka reiste, war weder Irrtum noch Zufall. Dort praktizierte eine chinesische Ärztin, die Schulungen in Traditioneller Chinesischer Medizin gab. Sie war bekannt in der damals kleinen Community der Akupunkteure Deutschlands, ein Geheimtipp unter Insidern sozusagen. Bei ihr habe ich erstmals den Unterschied der Fülle und Schwäche, also der Über- und Unterfunktion als Ursache von Krankheitserscheinungen, verstanden. Organe existieren ja nicht in der Theorie der Traditionellen Chinesischen Medizin, sondern verschiedenste körperliche und psychische Symptome werden mit Organsystemen wie Blase, Leber, Niere oder Dickdarm in Zusammenhang gebracht und als Funktionskreise – wovon es zwölf gibt – beschrieben, also beispielsweise der Dickdarm- oder Lungenkreislauf. Diesen sind Punkte, Leitbahnen (Meridiane) und Körperregionen zugeordnet und in ihren Funktionskreisen verbunden.

Die Begegnung mit dieser Chinesin war für mich die erste mit einer nicht-europäischen Lehrerin in meinem Studium der TCM. Sie erklärte mir authentisch und überzeugend das Yin-Yang-System sowie konkret die Grundlagen des Pulsfühlens, eine Methodik, um mit einfachem Fühlen herauszufinden, ob das Yang – der Sympathikus, das aktivierende Element des autonomen Nervensystems – überwiegt, oder sein Gegenspieler, das Yin – der Parasympathikus. Es war für mich eine überraschende Erkenntnis, dass beide Zustände in unterschiedlicher Stärke vorhanden sein können – stark oder schwach oder ausgeglichen. Und dass Gesundheit in gewissem Sinne als Harmonie von Yin und Yang, meiner Meinung nach auch als eine Ausgeglichenheit von Parasympathikus und Sympathikus, erklärbar sein könnte. Dass dieses Gleichgewicht von Spannung und Entspannung im ganzen Körper, diese Balance, auch meiner Vorstellung von Gesundheit am nächsten kommt, verstanden als Wohlbefindlichkeit im individuellen Körper-Geist-System, habe ich erst später verstanden. Aber auf dem Weg dahin war ich seit dieser Zeit.

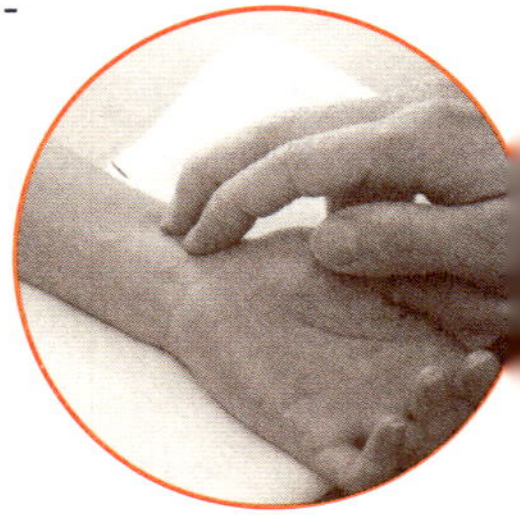

PULSDIAGNOSE In der chinesischen Medizin wie in den anderen traditionell asiatischen Medizinsystemen und im Ayurveda hat die Pulsdiagnose eine hohe Bedeutung. Es wird abwechselnd beidseitig mit dem Zeige-, Mittel- und Ringfinger zusammen an der daumenseitigen Arterie knapp oberhalb des Handgelenkes gemessen. Hierbei werden Frequenz, Rhythmus, aber auch die Form der Pulswelle und die Strömung zwischen den Fingern ertastet. In der TCM zum Beispiel werden 28 verschiedene Pulsqualitäten unterschieden (träge, schlüpfrig, scharf usw.). Die einzelnen Qualitäten geben Auskunft über eine Veränderung des Gesundheitszustandes oder eine Erkrankung. Sie geben außerdem Hinweise auf die Ernährung, den Aktivitätszustand, das Allgemeinbefinden und die Konstitution des einzelnen Menschen. Alle Komponenten, auch Wetter und Jahreszeiten, haben Einfluss auf seinen Zustand.

Die chinesische Ärztin hat mich unglaublich beeindruckt. Sie hat mich für einige Tage als ihren Schüler aufgenommen und in ihre Behandlungsmethoden in ihren Praxisräumen eingeweiht. Es gab etwa 20 Liegen nebeneinander, jeweils durch einen Vorhang getrennt. Hier behandelte sie von einem Patienten zum anderen. Schnell waren die Nadeln gezielt gesetzt, so schnell konnte ich kaum schauen. Sie behandelte bewegungseingeschränkte oder teilgelähmte Kinder und Erwachsene mit Akupunktur und konnte manchen soweit helfen, dass diese Patienten, die vorher durch nervliche Erkrankungen oder Traumata stark eingeschränkt waren, ihre Gliedmaßen spürten oder wieder ins Gehen kamen. Mit offenem Mund stand ich daneben, als ich ein zuvor kaum bewegungsfähiges Kind sah, das aus eigener Kraft auf mich zukam – zwar mühsam, aber mit einem unendlich glücklichen Lächeln, das mir immer in Erinnerung bleiben wird. Die Mutter hatte Tränen in den Augen, als sie mir in gebrochenem Englisch von dem »Wunder« berichtete. Könnte es sein, dass über kleine vegetative Nerven wider Erwarten doch auch Muskeln aktiviert werden, wenn der versorgende Nerv durch Krankheit oder Trauma gestört oder zerstört ist? Eine Frage, die mich bis heute beschäftigt und die weiterer Erforschung bedarf. Hier könnte ein Schlüssel für die Behandlung von Nervenerkrankungen liegen.

Zurück in Europa habe ich später selbst in meiner eigenen Akupunkturpraxis von 1984 bis 1986 an der Universität Witten/Herdecke, im Gemeinschaftskrankenhaus Herdecke sowie am Mülheimer Krankenhaus, wo ich von 1988 bis 1996 als Chefarzt wirkte, einige Patienten, die unter einer Teillähmung oder nach einem Schlaganfall an Gesichtslähmungen mit hängendem/verzogenem Mund litten, mit Akupunktur behandelt. Dabei konnte ich feststellen, dass diese Art der Behandlung helfen kann, den Zustand einer Lähmung zu lindern oder sogar rückgängig zu machen. Ob dies auch durch Selbstheilung geschehen wäre, ist die Frage. Heute bin ich jedoch überzeugt, dass die Schnelligkeit der Regeneration durch die Akupunktur gesteigert wurde. Zudem habe ich bereits in meiner Herdecker Zeit bei Patienten mit spastischen Lähmungen festgestellt, dass durch Akupunktur spastische Momente reduziert werden konnten. Diese Erkenntnis sollte mich später zur Mikrotherapie und zur Behandlung von Nervenreizungen des Rückens führen.

Zu all dem hat die chinesische Ärztin in Sri Lanka den Anstoß gegeben. Sie hat mir gezeigt, was Akupunktur bewirken kann, was wir Schulmediziner uns kaum vorstellen können und bis heute kaum nutzen.

Noch eine weitere motivierende Erkenntnis hat dazu beigetragen, meinen auf Sri Lanka begonnenen Weg fortzusetzen. In den 1990er Jahren habe ich einen Bergsteiger, der nach einem Absturz gelähmt war, auf seinen ausdrücklichen Wunsch hin behandelt. Nach vielfacher Akupunktur in Kombination mit einigen mikrotherapeutischen Behandlungen im Bereich der traumatisierten Wirbelsäule kehrte nach einer Zeitspanne von etwa anderthalb Jahren teilweise Sensibilität und auch etwas die verlorene Kraft in einem seiner Füße zurück. Vielleicht ergeben sich in Zukunft neue Perspektiven für Gelähmte durch Langzeitstimulierung von Nerven und Muskulatur, etwa durch Akupunktur oder gezielte elektrische Reize. Vielleicht können lokale Injektionen von speziellen Substanzen oder die Implantation von Nervenprothesen das Nervenwachstum aktivieren. Daher ist gerade diese Geschichte Motivation genug, in Zukunft wissenschaftlich intensiv in diesen Bereich zu investieren. Zum Wohle aller Gelähmten und Menschen mit Nervenläsionen.

Von der Akupunktur zur Mikrotherapie

So wie mein Vorfahre Carl Abraham von Hunnius vor mehr als 200 Jahren begonnen hatte, Methoden der Naturheilkunde in seine schulmedizinische Praxis zu integrieren, versuchte ich schon zu Anfang meines Arztwerdegangs, das »Know-how« der asiatischen Heilkunst in meine medizinische Tätigkeit einzubinden. Das Unverständnis, das mir daraufhin entgegenschlug, hat mich bisweilen verwundert, manchmal sogar gekränkt. Zum Widerruf konnte es mich nie verführen.

Im Gegenteil, gerade die Akupunktur war es, die mich auf den Gedanken brachte, eine Behandlungsmethode zu entwickeln, die es erlaubt, in das Innere des Körpers zu gelangen, ohne ihn chirurgisch zu öffnen: die Mikrotherapie. Um herauszufinden, auf welche Punkte die Spitzen der Akupunktur-Nadeln im Inneren treffen und wie das Gewebe daraufhin reagiert, habe ich die Behandlung zunächst, in den achtziger Jahren des vorigen Jahrhunderts, unter dem Röntgengerät, später mit Hilfe der Computertomographie verfolgt. Vor mir hatte das, soweit ich weiß, noch niemand versucht. Später kam mir dann die Idee, genau die Stellen, an denen die Nadeln Wirkung zeigten, auf demselben Weg mit Medikamenten zu versorgen. Zur Schmerzlinderung etwa im Bereich des Rückens injizierte ich sie punktgenau an der Bandscheibe durch die Kanüle einer Mininadel. In einem weiteren Schritt benutzten wir später dünne Sonden, um gezielt Gewebe zur Biopsie zu entnehmen oder lokale Tumore unter Sicht mit speziellen Medikamenten zu behandeln. Noch später, Anfang der 1990er Jahre, setzte ich dann erstmals mit meinem Team einen Laser zur Bandscheiben- und Metastasenbehandlung ein sowie kleinste Instrumente wie Zangen, Scheren oder Hitzesonden um Operationen mikro-invasiv und damit auch ambulant und ohne Vollnarkose durchzuführen. In den allermeisten Fällen erübrigte sich dadurch, beispielsweise bei einem Bandscheibenvorfall oder bei der Vernichtung eines kleinen Tumors mit Hitzesonden oder Laser, der chirurgische Eingriff von außen. Lange wurde das von medizinischen Fachgesellschaften argwöhnisch beobachtet; heute ist es gängige Praxis weltweit. Dass es die Akupunktur war, der ich die Anregung zur Entwicklung dieser neuartigen Behandlungs- und Operationsmethode verdankte, habe ich allerdings lange für mich behalten. Es hätte damals nur zusätzliche Skepsis genährt. Gleichwohl stimmt: Die Mikrotherapie baut auf den Erkenntnissen der Akupunktur auf. Den Begriff »Mikrotherapie« habe ich Ende der 1980er Jahre ins Leben gerufen.

Und anders, als ich es nach meinen Erfahrungen daheim vermutet hatte, stieß mein neues, von manchen als »revolutionär« bezeichnetes Verfahren der Diagnose und Therapie im asiatischen Raum sofort auf großes Interesse. Gerade dort, wo sich die Ärzte in ganz besonderer Weise der Tradition verpflichtet fühlen und sie am Leben erhalten, gerade dort wurde ich mit offenen Armen empfangen. Statt dass man die Schotten dicht gemacht hätte, und mir wie in Deutschland, wo wir uns auf den Fortschritt so viel zugutehalten, mit eifersüchtiger Ablehnung begegnet wäre, kamen Einladungen zu Vortragsreisen und auch zu Behandlungen nach Korea, Japan, Thailand, China und Hongkong.

Während das Denken in weltmedizinischen Zusammenhängen in Europa noch weitgehend als Spinnerei abgetan wurde, erlebte ich im Fernen Osten eine fachliche Souveränität, die es den dortigen Kollegen erlaubte, alles Neue selbstbewusst aufzunehmen, ohne das Herkömmliche deshalb in Frage zu stellen. Mit einem Mal wurde mir klar, dass das Wissen von gestern gewinnbringend im Know-how von morgen aufgehoben werden kann.

Mit den Fingern sehen

Akupressur, Tuina und das japanische Shiatsu oder die ayurvedische Massage Indiens, alles kann schmerzbefreiend wirken, wenn es die Betroffenen nicht gar vor dem Skalpell des Chirurgen bewahrt. Gleiches gilt für Tai Chi, Qi Gong, Yoga oder Meditation – für sämtliche Therapie- und Entspannungstechniken, bei denen sich das mentale Moment mit körperlicher Berührung oder Aktivität verbindet. Auch Kampfsportarten wie Karate, Kung Fu oder Taekwondo empfehle ich immer wieder sowohl zur Stärkung geschädigter Muskulatur als auch zur seelischen und geistigen Stabilisierung. In der Revitalisierung dieses Zusammenspiels der physischen mit den psychischen Kräften gründen die Behandlungserfolge fernöstlicher Heilkunst seit Jahrtausenden. Um das zu verstehen, muss man sich nur selbst einmal den Genuss einer solchen Therapie oder Aktivität gönnen.

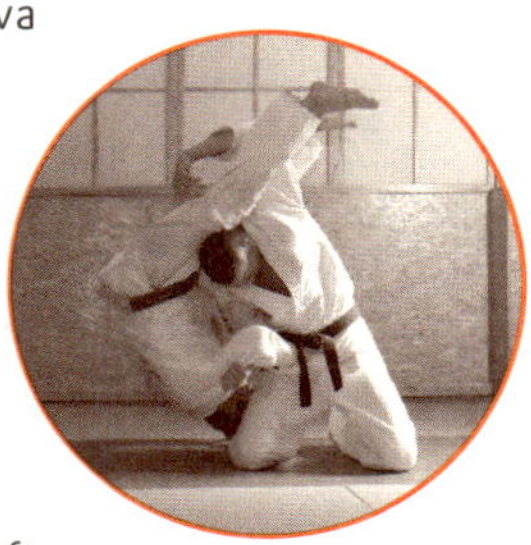

KAMPFSPORT Bei vielen Kampfsportarten, etwa beim japanischen Karate, Judo oder Aikido, beim chinesischen Kung Fu, beim koreanischen Taekwondo oder beim brasilianischen Capoeira, steht ursprünglich nicht der sportliche Wettbewerb im Vordergrund. Die Kampftechniken sind lediglich der Weg zum Ziel einer bewussten, verantwortlichen und gesunden Lebensführung. Außer um Kraft und Geschwindigkeit geht es, wie beim Yoga, vor allem um Beweglichkeit, Konzentration und Selbstdisziplin. Alle traditionellen Kampfschulen legen zudem Wert darauf, Konflikte möglichst schon im Vorfeld zu vermeiden.

So habe ich im Laufe meines umtriebigen Berufslebens die Fingerspitzen vieler Therapeutinnen und Therapeuten weltweit gespürt. Und bei der einen oder anderen Triggerpunktmassage fühlte ich mich fürs erste ziemlich malträtiert, besonders an spezifischen Schmerzpunkten, zumal dann, wenn mir die Behandlungstechniken noch nicht wirklich vertraut waren. Da ging es mir nicht anders als vielen, die sich mit einem total verspannten Brust-, Nacken- und Schulterbereich in eine Behandlung begeben. Aber die positiven Ergebnisse von Tunia oder Akupressur waren dann hinterher meistens frappierend.

Nach und nach begriff ich, dass Schmerzpunkte, fachsprachlich als Triggerpunkte bezeichnet, kräftig bis an die Grenze eines gerade noch erträglichen Schmerzes gedrückt werden müssen, damit sich nach einiger Zeit die lokale Muskulatur und die Faszien entspannen, bis der Schmerz schließlich unverhofft nachlässt. Überdies wurde mir bald klar, über welch immenses Wissen die chinesischen Therapeuten verfügen müssen, um genau jene Nah- und Fernpunkte zu treffen, die es zu behandeln gilt, obwohl sie weit voneinander liegen, scheinbar nichts miteinander zu tun haben. Da es nach der alt-chinesischen Auffassung keine Organe oder sonstigen Gewebestrukturen gibt, die in sich abgeschlossen sind, sondern nur verbundene Funktionskreisläufe, in denen das Qi fließt, kann eine Behandlung am Knie auch den Magen beeinflussen, eine Therapie am kleinen Finger auf das Herz wirken. Weiter gibt es beispielsweise an der Innenseite der Wade einen Punkt, dessen Druck die Frauen von Menstruationsschmerzen befreit. Von quälenden Magenschmerzen erlöst wiederum die Massage einer Stelle vier Finger breit unterhalb der Kniescheibe an der Außenseite der Wade. Ebenso können Magenkrämpfe durch eine Druckpunkt-Massage seitlich des Nabels oder in der Mittellinie über demselben aufgelöst werden. Immer vorausgesetzt, der mittelstarke Druck auf die jeweiligen Triggerpunkte wird fünf bis zehn Minuten lang ausgeübt, was nun allerdings schon ziemlich schmerzhaft sein kann, anfangs.

Nicht vornehmlich aus dem Lehrbuch, sondern empirisch, durch das eigene Erleben, habe ich mehr und mehr erfahren, worauf es bei der asiatischen Massage-Kunst ankommt, worin ihr »Geheimnis« begründet liegt. Wer sie beherrscht, denkt gleichsam mit den Fingern. Tastend diagnostiziert er den Patienten. Die Punkte, auf die es ankommt, liegen zwar bei uns allen in den gleichen Regionen. Wo genau, muss der Masseur jedoch von Fall zu Fall herausfinden, zumal sich die Punktkombinationen von Behandlung zu Behandlung verändern können, entsprechend dem Fortschreiten der Schmerzlinderung oder dem Auftreten neuer, zusätzlicher Symptome.

Blockadebrecher

Insgesamt soll es über 300 solcher Akupunktur-Punkte geben. In einer Studie, durchgeführt an 100 Patienten, habe ich zusammen mit meinem chinesischen Kollegen Dr. Zhang versucht, wenigsten zwei davon am Rücken zu erforschen. Nachweisen konnten wir am Ende eine begrenzte und bei jedem Untersuchten gleiche Zone der Rückenmuskulatur von circa 0,5 cm, über die das Nadelgefühl ausgelöst wurde. Auf einen bestimmten, den einen Punkt sind wir in keinem Fall gestoßen. So genau kann sicherlich auch niemand »blind« stechen. Doch wenn erfahrene Akupunkteure sich in die individuelle Anatomie ihres Patienten hineindenken, können sie sozusagen die Stellen erfühlen, von denen aus die angenommenen »Meridiane« zu den verschiedenen Organen, zu Gelenken und Muskeln verlaufen, vom Kopf bis zum Fuß. Bereits vor tausenden von Jahren fanden chinesische Heiler heraus, dass bestimmte Körperareale bei denselben Erkrankungen immer wieder druckempfindlich reagierten. So begannen sie, diese Stellen mit Massagen, Druckpunkt-, Kälte- oder Wärmeanwendungen, Einreibungen und bald auch mit gezielter Nadelung zu behandeln. Identische Hautzonen wurden einem Netzwerk von Bahnen, eben den Meridianen zugeordnet. Sich durch den Körper erstreckend, verbinden sie Innen und Außen, zwölf Organe, Muskeln und Sehnen, das Bindegewebe und die Haut.

Solche Bahnen sind nicht mit den Nervensträngen zu verwechseln, deren Verlauf inzwischen genauestens erforscht und nachgewiesen wurde. Im Unterschied dazu bezeichnen die Meridiane in der traditionellen chinesischen Medizin Kanäle, in denen das Qi, die bereits erwähnte Lebensenergie fließt. Während die Beeinträchtigung ihres freien Strömens bei der Akupunktur durch das Einführen von Nadeln an den Triggerpunkten aufgelöst wird, geschieht das bei der Akupressur durch den Fingerdruck des Therapeuten. Umgangssprachlich könnte man sagen, die Blockaden werden weggedrückt oder regelrecht zerquetscht. Ob es sich tatsächlich so verhält, bleibt allerdings Spekulation. Einen wissenschaftlichen Nachweis der Existenz der Meridiane gibt es bisher nicht. Doch selbst wenn es sich bei der Vermutung des Vorhandenseins solcher Verbindungen lediglich um einen literarischen Erklärungsversuch handeln sollte, steht die Wirkung der darauf aufbauenden Therapie außer Zweifel. Und es gibt und gab genügend sensible Menschen wie meinen Sohn, der mir als Kind genau den Verlauf eines Teilstücks eines »Meridians« zeigen konnte. Vielleicht sind es ja spezifische Verschaltungen des autonomen vegetativen Nervensystems an definierten Stellen in Muskulatur, Sehnen, Blutgefäßen oder Knochenhaut, die dieses Gefühl erzeugen. Nachweisen lässt sich diese Empfindung des Verlaufes möglicherweise nie.

Körper und Geist sind untrennbar

Bleibt wie so oft die Frage, was zuerst da war: Verschwindet etwa der Kopfschmerz, weil eine bestimmte Stelle am großen Zeh heftig gedrückt wird, oder ist es im Wesentlichen die Idee der Linderung, der nachher die Probe aufs Exempel folgt. Nach unserem westlichen, dem vorrangig naturwissenschaftlich geprägten Verständnis der Medizin neigen wir dazu, von der ersten Erklärung, der empirischen Erkenntnis auszugehen. Ebenso wenig ist aber auszuschließen, dass die Therapien, die Akupunktur wie die Akupressur, auf der ganzheitlichen Betrachtung des Menschen, einer ursprünglich mythisch begründeten Vorstellung, aufbauen.

Ich weiß, wie schwer es fällt, Vertrauen in etwas zu setzen, das wir uns nicht rational zu erklären vermögen. Zwar erhoffen wir uns wahre Wunder vom Einsatz der High-Tech-Medizin, obwohl auch dabei die meisten von uns nicht nachvollziehen können, wie was genau funktioniert. Sogar als Arzt und aktiv Forschender auf dem Gebiet der Medizintechnik fällt es mir bisweilen schwer, bei dem, was Ingenieure ersinnen, das Verhältnis von Ursache und Wirkung bis ins Detail zu durchschauen. Ich weiß aber stets, dass sich das Ganze logischem Denken verdankt, dass es rational begründet ist, auch wenn wir nicht allem immer zu folgen vermögen.

Ganz anders verhält es sich – nicht immer, aber doch vielfach –, wenn es um die überlieferten Verfahren fernöstlicher Heilkunst geht. An die Erzählungen über deren Wirkungsmechanismen müssen wir schlichtweg glauben, damit uns unter Umständen geholfen werden kann. Leicht fällt das nicht immer, auch mir nicht. Seit Jahrzehnten versuchen Ärzte und Forscher auf der ganzen Welt hinter die physiologischen, neurologischen und biochemischen Zusammenhänge der sagenumwobenen Medizin Asiens zu kommen. Gelungen ist mir das bisher allenfalls ansatzweise. Und dennoch bin ich froh, eine chinesische »Zauberin« gefunden zu haben, bei der es mir manchmal scheint, als ob ihre kleinen, diese zarten und doch so kräftigen Finger sehen könnten. Zu ihr gehe ich vorbeugend in regelmäßigen Abständen und schicke ihr auch immer wieder Patienten, wenn ich kompetente Unterstützung zur Behandlung von Wirbelsäulen- oder Gelenkschmerzen benötige. Mein weltmedizinischer Schulterschluss in der ärztlichen Praxis des 21. Jahrhunderts.

Dass es höchste Zeit wäre, ein solches Zusammenwirken auch gesundheitspolitisch zu gestalten, davon bin ich zutiefst überzeugt. Betrachtet man die chinesische Medizingeschichte einmal aus dem ethnologischen Blickwinkel, so kann ihr Einfluss gar nicht hoch genug bewertet und überschätzt werden, erst recht nicht, wenn es um die Ausstrahlung auf die näher liegenden Länder und Kulturen geht. Im Grunde fußen die traditionellen Heilsysteme Japans, Vietnams, Thailands und Koreas allesamt auf der Yin-Yang-Philosophie der Chinesen, der Lehre vom Gleichgewicht sich ergänzender Lebensströme, dem Zusammenspiel des Körpers mit unserem seelisch-geistigen Sosein. Südkorea trägt das Symbol dieses Dualismus sogar in der Nationalflagge. Eine geistige, wenn nicht gar geistliche Verbindung mit der Vergangenheit, die bis ins politische Selbstverständnis der Gegenwart reicht, ursprünglich ausgehend von einer Heilkunst, der man in großen Teilen der Welt nach wie vor vertraut.

Indische Lebensweisheiten: Wann ist der Mensch »bei sich«?

Schau Dir die Wirklichkeit an
und glaube nicht nur, was die Tradition sagt
und andere Dir vorgeben.

nach Buddha

Neben der chinesischen ist es insbesondere die Heilkunst der verschiedenen Kulturen des indischen Subkontinents, die auf der philosophischen Vorstellung von einem, wie ich es nennen möchte, »Körpergeist« aufbaut, also von der geistig-seelischen Durchdringung unserer leiblichen Existenz. Unendlich viele Legenden haben sich im Laufe der Jahrtausende um dieses Lebensverständnis gerankt, Mythen, Sagen und Erzählungen. Man denke nur an die Berichte über buddhistische Klöster, deren Mönche ihren Körper geistig so vollkommen beherrscht haben sollen, dass sie es vermochten, in eine Trance zu fallen, die sie über Jahrzehnte ohne Nahrung und Flüssigkeit schlafen ließ, um danach wiederzuerwachen, als sei nichts gewesen, so die Mythen.

Wie in vielen Fällen mag es auch hier die Übertreibung sein, der sich die Kraft der Darstellung verdankt. Faszinierend aber wirkten solche Geschichten allemal. Als sie im Zuge der britischen Kolonialexpansion während der zweiten Hälfte des 19. Jahrhunderts zunehmend auch in Europa umliefen, beflügelten sie die Phantasie vieler Künstler. Hermann Hesse (1877–1962) brach 1911 sogar zu einer Reise nach Indien auf, von der er hoffte, sie werde sein Leben völlig auf den Kopf stellen. Und obwohl er schon nach kurzer Zeit eher enttäuscht von den realen Lebensverhältnissen seines einstigen »Traumlandes« zurückkehrte, verfasste er in den Jahren von 1919 bis 1922 seine berühmte Erzählung »Siddharta«. Angelehnt an das historische Vorbild gleichen Namens, den Begründer des Buddhismus, handelt sie von der Erleuchtung eines Menschen auf der Suche nach dem »At man«, dem All-einen, der unzerstörbaren ewigen Essenz, die jedem innewohnt. Medizinisch betrachtet eine religiöse Fortschreibung der seit Jahrtausenden überlieferten Lehren indischer Heilkunst: des Ayurveda.

Schon die Übersetzung des Begriffs mit den Worten »Lebensweisheit« oder »Lebenswissenschaft« verrät, dass die ayurvedischen Verfahren und Methoden wiederum auf einem Menschenbild aufbauen, das physische, geistige, emotionale und spirituelle Aspekte verbindet. Mit naturwissenschaftlichen Erkenntnissen sind sie gleich der chinesischen Medizin vielfach unvereinbar. Geisteswissenschaftlich aber geht es bei allen inneren und äußeren Lebensprozessen um die Ausbildung von drei Haupteigenschaften: Ich-Bewusstsein, Unterscheidungsfähigkeit und Aufmerksamkeit.

Hier gibt es augenfällige Parallelen zu den naturphilosophischen Vorstellungen der altgriechischen Philosophen. Wie bei Empedokles alles auf den vier Elemente Feuer, Luft, Erde und Wasser beruhen sollte, sind es im Ayurveda wie in der Traditionellen Chinesischen Medizin die fünf Elemente Wasser, Erde, Feuer, Luft und Äther – für Luft und Äther stehen in der TCM Holz und Metall –, aus denen sich das Universum und mithin alles Leben zusammensetzt. Auf diesem gedanklichen Fundament ruht die gesamte indische Lebens- und Heilkunst.

Auch wo sie als solche noch nicht reflektiert werden konnten, haben die weltmedizinischen Korrespondenzen von Anfang an bestanden. Sie ergaben sich hier wie dort aus der Einsicht in das menschliche

Sosein. Aus den verschiedensten Richtungen kommend, sind Philosophen und Heiler im Verlauf der Menschheitsgeschichte zu den annähernd gleichen Erkenntnissen gelangt, zu einem Wissen, das seine Bedeutung, wenngleich in verwandelter Form, bis heute behalten hat. In Indien wird Ayurveda weiterhin an den medizinischen Fakultäten gelehrt und in vielen hundert Kliniken, Instituten und Praxen angeboten. In Sri Lanka, dem früheren Ceylon, gilt es unverändert als staatlich anerkanntes, medizinisch sanktioniertes Heilverfahren. Und bei uns, hier in Europa? Auch da wird wenigstens im Bereich der Wellness zunehmend nach ayurvedischen Grundsätzen behandelt. Altindische Methoden helfen den Gestressten der westlichen Leistungsgesellschaft, sich von seelischer und körperlicher Verspannung zu befreien.

Alles ist Teil der Ganzheit

Ohne dass wir uns dessen bewusst wären, profitieren wir vom Erfahrungsschatz einer fernen Kultur, von einem Wissen, das über Jahrtausende hin gesammelt worden ist. Bereits 1500 v. Chr. hat sich in Indien eine Lebensart und Heilkunst ausgeprägt, die aus den heiligen Schriften des Hinduismus hervorgegangen sein soll, aus den »Veden«. Der Herr der Schöpfung Brahma, neben Vishnu und Shiva einer der Hauptgötter der polytheistischen Religion, habe sie, so die Legende, den Menschen direkt übermittelt. Geistliches verbindet sich darin mit ganz praktischen Hinweisen zur Ernährung und zur Meditation sowie zum Yoga. Doch es wäre zu kurz gegriffen, wollte man Ayurveda, zusammengesetzt aus den Worten Ayus (Wissen) und Veda (Leben), nur als eine Anleitung zur Wellness verstehen. Die Lehre beinhaltet ebenso die Anwendungen von Heilkräutern, Massage- und

Ausleitungstechniken sowie Anleitungen für Augenoperationen oder das Anlegen künstlicher Gliedmaßen. Alles in allem handelt es sich um ein spirituell fundiertes System der Naturheilkunde, basierend auf den bereits erwähnten fünf Elementen Feuer, Erde, Wasser, Luft und Raum.

DIE VEDEN Die Veden gehören zu den ältesten Schriftzeugnissen der Menschheit. In diesen Hymnensammlungen religiösen Inhalts werden auch gesundheitsrelevante Themen angesprochen, und zwar in Form einer magisch verstandenen Heilkunde. Aspekte davon sind in die ayurvedische Literatur eingegangen.

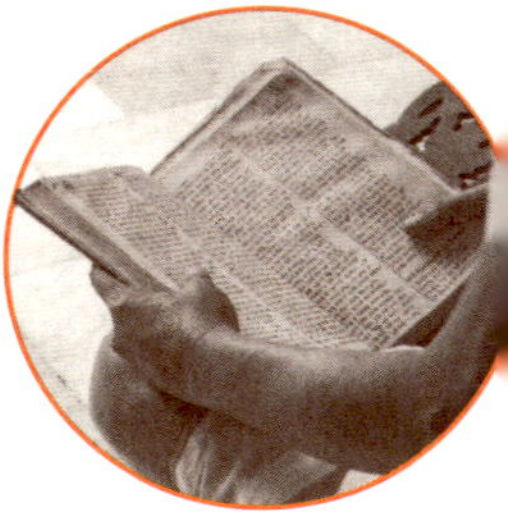

Diesen sind nun wiederum die »Doshas«, die drei Regelkräfte Vata, Pitta und Kapha zugeordnet. Stehen sie im Einklang, ist der Mensch gesund. Die verschiedenen Formen der Bioenergie vermischen sich ausgleichend – bildlich gesprochen, greifen sie wie die olympischen Ringe ineinander. Vata verhält sich wie Wind oder Luft und bewegt sich frei und leicht. Feuer und Wasser verändern alle Stoffe und schenken Leben durch Pitta. Wachstum und Kraft wird durch die Elemente Erde und Wasser durch Kapha realisiert.

Vata steuert alle Abläufe in Muskel, Skelett, Kreislauf, Nervensystem und Ausscheidung. Es steht für die Trennung von lebenswichtigen Bestandteilen der Nahrung und die Ausscheidungsprozesse, wozu auch die Atmung gehört. Geistig steht Vata zugleich für das Denken, für geistige Wachheit sowie für körperliche und geistige Beweglichkeit. Ein Zuviel schafft Unruhe, Schmerzen, Dünnhäutigkeit.

Das Pitta wiederum ist für Verdauung und Stoffwechsel und die Wärmeproduktion des Körpers verantwortlich sowie für Verbrennungsvorgänge in Zellen und Gewebe. Es regelt die Körpertemperatur und wird mit Hunger und Durst, aber auch – ähnlich Vata – mit geistiger Beweglichkeit und Intellekt in Verbindung gebracht. Ein Zuviel führt unter anderem zu Hitzegefühl, Entzündungen oder Aggressionen.

Kapha schließlich steht für Kraft, Struktur, Stabilität und Potenz sowie für charakterliche Eigenschaften, etwa für Mut, Großzügigkeit und emotionale Stabilität. Es ist so etwas wie das Gerüst und formt die Gestalt. Ein Zuviel äußert sich unter anderem in Übergewicht, Trägheit, Diabetes oder hohen Blutfettwerten.

Dieses vielfach in sich verschränkte Gedankengebäude medizinischer Lebensdeutung ist sicher nicht ganz leicht verständlich. Durchschaubarer wird es, betrachtet man die Typen, die sich daraus ableiten sollen: Der Vatatyp weist einen leichten bis hageren Körperbau auf und nimmt schwer zu; der Pittatyp ist von sportlicher Statur, während das »Kaphabärchen« durch einen stabilen schweren Körperbau auffällt, wobei die Archetypen nie so rein auftreten, wie sie die Lehre beschreibt. Jeder hat von jedem etwas und tendiert lediglich in die eine oder die andere Richtung. Aus der spezifischen Mischung ergibt sich die Persönlichkeit des einzelnen. Mehr als alles sonst wird dieses Ego in der Welt ayurvedischer Vorstellungen respektiert, auch bei der praktischen Behandlung, etwa mit Heilkräutern oder Ernährung.

Wie die altägyptische, die arabische, die altgriechische oder die chinesische Heilkunst ist auch die ayurvedische sozusagen von Geburt aus eine philosophische Lebenslehre. Zu begreifen, was uns das Leben bedeuten sollte, war der Anspruch der indischen Medizin von Anfang an. Die Reflexion darüber und die heilende Praxis hingen unmittelbar miteinander zusammen. Deshalb waren die Betrachtung von Partnerschaften und Lebensformen bis hin zur Suche nach Verjüngungsmethoden stets integrale Bestandteile des Ayurveda. Und auch wenn in jüngerer Vergangenheit mancher gerissene Guru daraus fragwürdigen Gewinn zu schlagen versuchte, so haben wir doch allen Grund zu der Annahme, dass keine andere Medizintheorie der Welt so viel Wissen über ein erfülltes und langes Leben in sich birgt wie die indische mit ihrer langen und stets lebendig gehalten Tradition.

Durchaus modern basiert die Lehre zur Gestaltung eines langen und erfüllten Lebens vor allem auf Vorsorge und Therapie. Das heißt:

1. auf einer gesunden Lebensweise
2. auf einer gesunden und konstitutionsorientierten Bewegung
3. auf einer gesunden und konstitutionsspezifischen Ernährung
4. auf Yoga, Atemübungen und Meditation

In sich sein

Unser Verständnis vom Begriff »Gesundheit« existiert im Ayurvedischen eigentlich gar nicht. Vielmehr spricht man vom »Swastha«. Der Begriff bezeichnet nicht, wie heute vielfach angenommen, eine bestimme Yoga-Technik, sondern das »In sich selbst begründet sein«. Gegenwärtiger ausgedrückt: das »Selbst Stehen«, besser noch: »sich seiner selbst bewusst«, selbständig und in sich wohlauf und guter Dinge sein. Wenn man so will, ein Jahrtausende altes emanzipatorisches Prinzip, das bis heute allerdings kaum Beachtung in den Heilprozessen nach schulmedizinischer Vorstellung gefunden hat. Dabei sollte doch auf der Hand liegen, welche Kraft jeder für sich aus diesem Bewusstsein schöpfen könnte.

Nach der ayurvedischen Auffassung ist der Mensch erst dann gesund, »wenn sich die Körperfunktionen der Gewebe, des Stoffwechsels, der Verdauung und der Ausscheidung im Gleichgewicht und sich Seele, Körper und Geist in dauerndem Zustand inneren Glücks befinden«. So nachzulesen bei dem altindischen Chirurgen Sushruta. Gelebt hat er vermutlich im ersten Jahrtausend v. Chr., vielleicht auch erst in den frühen Jahrhunderten unserer Zeitrechnung. Star- und Bruchoperationen soll er schon damals ebenso erfolgreich durchgeführt haben wie den Kaiserschnitt, auch Hauttransplantationen und plastische Operationen der Nase. In den ihm zugeschriebenen Werken ist bereits von Sonden, Zangen, Lanzetten und Kathetern die Rede. In seiner Person verbindet sich das Wissen um den Nutzen medizinischen Knowhows, wie wir heute sagen würden, mit tiefen Einsichten in das seelische und geistige Sosein des Menschen. Sushruta formulierte zu seiner Zeit eine Vorstellung, die sehr nachdenklich machen und vielleicht als Grundlage für Selbstbestimmtheit und die Aktivierung psychosomatischer Selbstheilungsprozesse ernst genommen werden sollte: »Nur wer sich selbst liebt und achtet, mit sich im Reinen ist, dem kann auch durch die Ärzte letztendlich heilend geholfen werden.« Diesem uralten Heilansatz liegt das Prinzip einer Medizin auf Augenhöhe zugrunde: Heilung aus dem Dreiklang Patient-Arzt-Natur.

Alle Ayurveda-Therapien zielen deshalb darauf ab, den Patienten sowohl körperlich als auch geistig und seelisch zu stärken, ihm einen achtsamen Umgang mit seinem Körper und seinem Geist zu ermöglichen und damit die Voraussetzungen für das Wesentliche zu schaffen: eine selbstbewusste, ethisch verantwortungsvolle Lebensführung. Der Mensch wird in allem Tun als wichtiger Bestandteil einer Ganzheit gesehen, in der Familie, in der regionalen sowie in der Weltgemeinschaft, kurzum als Teil einer allumfassenden Existenz im Universum. Das Eigene und das Ganze sind die zwei Seiten einer Medaille.

Nach ayurvedischer Auffassung besitzt jeder Mensch einen individuellen Stoffwechsel, ein individuelles Verhalten und einen individuellen Körperbau, je nachdem wie Vata, Pitta und Kapha zusammenspielen. Sobald eine dieser bereits erwähnten Regelkräfte erschlafft oder unverhältnismäßig erstarkt, dominiert eine bedrohliche, gesundheitsgefährdende Energie: Der Mensch fühlt sich verstimmt. Alle Eigenschaften und Funktionen unserer Existenz werden nach der ayurvedischen Vorstellung auf dieses verbundene Regelsystem des Körpers zurückgeführt.

Nicht Krankheiten behandeln, sondern Gesundheit erhalten

Wie es in der chinesischen Medizin das »Qi« sein soll, das als Lebensenergie durch die Meridiane strömt, ist es im Ayurveda vielleicht das »Agni«, das biologische »Verdauungsfeuer«, welches dem Organismus lebenserhaltende Kräfte spendet. Starkes Agni geht einher mit Energie, Lebensfreude, Begeisterung, starker Ausstrahlung, klarem Denken und scharfem Verstand sowie mit gesunder Körperwärme und Verdauung. Der Mensch stirbt, wenn Agni erlischt. Genauso kann das Agni aber auch so aufgeladen werden, dass es sich in das »Oja« verwandelt, in die »Glückssubstanz«, die den Menschen euphorisch stimmt.

Möglicherweise sind damit bereits die Effekte der heute bekannten Endorphine beschrieben worden, jener Glückshormone, die uns zufrieden, gelassen oder fröhlich stimmen. Gleich, ob sie beim Sport ausgeschüttet werden, beim Tanzen, bei einem guten Essen oder einfach, wenn wir in der Sonne sitzen, mit Freunden oder der Familie zusammen sind, den Kindern beim Spielen zuschauen. Das alles ähnelt doch sehr auffällig dem, was die Inder auf die Glückssubstanz »Oja« zurückführen.

Aus dem bisher Beschriebenen ist nicht mehr und nicht weniger zu schlussfolgern, als dass es sich bei Ayurveda weniger um eine bestimmte Art der Behandlung, eine medizinische Schule oder gar ein Fach handelt als vielmehr um ein Konzept zur Lebensführung mit vorsorgenden medizinischen und psychosomatischen Komponenten – ausgreifend bis in den Bereich der Ernährung oder bis hin zu körperlicher Ertüchtigung, zu einer Stärkung, die auf Seele und Geist zurückwirkt.

Kurz zusammengefasst baut Ayurveda auf folgenden Therapieansätzen auf:

- Herstellen eines mentalen Wohlbefindens
- Ernährung und Wohlgeschmack
- Bewegung durch Yoga für körperliches Wohlbefinden
- Massagen zur Harmonisierung
- Schwitzen zum Reinigen der Haut
- Ausleitung über Haut, Darm, Magen, Lunge, Nase, Nieren und Blut
- Kräuterheilkunde
- Bewusstes Atmen zum Energietanken und Reinigen
- Meditation zur Ruhefindung und als spirituelle Erfahrung

Der Ayurveda-Therapeut erfasst nach einer gründlichen Puls-Diagnose, nach der Analyse des Zungen- und des Augenbildes sowie des Gesichtsausdrucks und einer Untersuchung der menschlichen Ausscheidungen, des Urins und des Stuhls, zu allererst die Stimmungslage seines Patienten. Er diagnostiziert, wie die uns bereits bekannten Regelkräfte des Lebens, die Doshas Vata, Pitta, Kapha, zusammenwirken, ob sie harmonieren oder aus dem Gleichgewicht geraten sind. Daraus ergibt sich dann eine genauere Vorstellung der jeweiligen Gefühlswelt. Man glaubt so, etwa die Ursachen für Gereiztheit, Übellaunigkeit, Nervosität, Müdigkeit oder Schwermut herausfinden zu können. Körperliche Erscheinungen wie Schwitzen, Fieber, Schmerzen oder Herzrhythmusstörungen werden durchaus beachtet, spielen aber eine nachgeordnete Rolle bei dieser psychosomatischen Herangehensweise.

Yoga und Ayurveda: Zwei Seiten einer Medaille

Wenn der Verstand klar ist,
leer von Erinnerungen und Wissen,
dann werden die Dinge genauso gesehen,
wie sie sind.

Patanjali, The Yoga Sutras of Patanjali,
ca. 300 v. Chr.

Eng verbunden mit Ayurveda ist das Yoga. Die Konzepte ergänzen einander im Bemühen um eine bewusste und achtsame Lebensführung. Der Ayurveda-Arzt stellt die Diagnose, er gestaltet die Kräutertherapie, gibt Nahrungsanweisungen und verordnet Massagen zur Unterstützung des achtstufigen Yogaweges. Zu ihm zählen:

1. der Umgang mit der Welt
2. der Umgang mit sich selbst
3. die bewusste Körperhaltung
4. die Regulierung des Atems
5. das Zurückziehen der Sinne
6. die geistige Konzentration
7. die meditative Versenkung
8. der Zustand innerer Freiheit

Ursprünglich im Hinduismus verankert, breitet sich Yoga heute weltweit aus und wird medizinisch immer mehr als eine psychosomatische Therapiemethode eingesetzt. Ein regelrechter Hype ist daraus entstanden. Unabhängig von diesem oder jenem Glauben versuchen die Yogis und Yoginis – erstere sind die Männer, letztere die Frauen einer Yogaschule, die Yoga üben –, eine universelle Spiritualität in Bewegungsabläufe zur inneren Sammlung umzusetzen. Yoga versteht sich als das »Zur Ruhe kommen« aller Aktivitäten des Geistes. Erst in diesem Zustand, wenn sich der Mensch von den äußeren Einflüssen und Ablenkungen befreit hat, kann er zu seinem eigenen Wesenskern vordringen und »innere Freiheit« (Samadhi) erreichen. Je weniger Ablenkung durch Worte, Emotionen und die alltäglichen Dinge, umso ruhiger der Geist.

So jedenfalls sah es der indische Gelehrte Patanjali, der zwischen dem 4. und dem 2. Jahrhundert v. Chr. gelebt haben soll. Schon damals stand für ihn fest, wovon die moderne Neurowissenschaft heute ausgeht: Alles Handeln wird durch den Geist bestimmt. Der Geist aber befindet sich in einem Zustand ständiger Unruhe. Unentwegt muss er zahllose Gedanken und Eindrücke verarbeiten, pausenlos wird er bedrängt von Ideen, Erinnerungen, Geräuschen, Bildern, Gerüchen und anderem mehr. Nie kann er sich hundertprozentig konzentrieren. Das kostet sowohl körperliche als auch geistige Energie. Die unbegrenzte Reizüberflutung unserer Tage beispielsweise geht schlichtweg über die Kräfte. Sie erschöpft uns mental, seelisch und geistig. Der Körper wehrt sich. Wir »schalten ab«, erkranken psychosomatisch, erleiden ein Burn-out oder werden depressiv.

Von alldem konnte sich Patanjali natürlich noch keine Vorstellung machen, nicht im Geringsten. Wohl aber verfügte er schon über die grundsätzliche Einsicht, dass nur der beruhigte Geist zur Erkenntnis gelangen kann: über sich selbst sowie über das Leben an sich. Uns diesem Ziel näher zu bringen, dazu dienen die Übungen des Yoga, als System aufgebaut nach den erwähnten acht Stufen bis hin zum Gefühl der Auflösung des Selbst im großen Ganzen.

»Yoga«, so schrieb Patanjali in seinem »Yogasutra«, dem klassischen Leitfaden des Yoga, »ist die Fähigkeit, sich ausschließlich auf einen Gegenstand, eine Frage oder einen anderen Inhalt auszurichten und in dieser Ausrichtung ohne Ablenkung zu verweilen. Dann scheint in uns die Fähigkeit auf, etwas vollständig und richtig zu erkennen.« Erreicht wird das durch bestimmte Körperhaltungen und Atemtechniken im Einklang mit Konzentration und Meditation. Fließt das eine mit dem anderen zusammen, kann sich der Yogi am Ende selbst vergessen, das Gefühl für Raum und Zeit verlieren: Er ist frei, frei auch von bedrückender körperlicher Verspannung. Wenn ich an meine eigenen Yoga-Erlebnisse denke, erinnere ich mich vor allem an ein überströmendes Glücksgefühl, an Momente, von denen man sich mit Goethe wünschte, dass sie doch »verweilen« mögen.

Erste Begegnungen mit Yoga in Sri Lanka

Mit weit aufgerissenen Augen stand ich Anfang der 1980er Jahre während eines rituellen Festes in Kandy, mitten in den Bergen Sri Lankas, vor einem Guru, der fast nackt in einer ungewöhnlichen Pose minutenlang verharrte. Nur auf eine Hand gestützt hatte er seinen Körper in eine schwebende Sitzposition gebracht. Die Beine parallel ausgestreckt zum Boden. Der Mann bestand nur aus Muskeln, Muskeln, die ich noch nicht einmal im Anatomieunterricht kennengelernt hatte, kein Gramm Fett sichtbar. Der voll durchtrainierte Mann mittleren Alters war nicht ansprechbar und schien seine Umgebung nicht wahrzunehmen. Meditative Versenkung in einer speziellen Yogaposition. Wie ich später lernte, waren die Konzentration auf eine perfekte körperliche Ausübung und die vollständige mentale Entspannung durch tiefe Meditation Grundlage für diesen Zustand und nur durch unermüdliches Üben zu erzielen. Nicht selten ein Leben lang. Möglichst lange jung zu bleiben und in körperlicher und geistiger Frische alt zu werden, seien wesentliche Elemente des Yoga, so habe ich früh gelernt. Ebenso das Lebensziel, ganz bewusst eine tiefe Versenkung – wir würden sagen: einen schlafähnlichen Zustand – zu erreichen, um vom Gefühl her eins zu werden mit allem, mit allen Organismen und der gesamten belebten und unbelebten Natur des unendlichen Kosmos. Darum bemühen sich seit Jahrtausenden die vielen Schulen des Yoga weltweit mit ihren unterschiedlichen Techniken – mal mehr körperlicher wie die das Hatha- oder Kundalini-Yoga, mal mit mehr oder ausschließlich mentalen Yoga-Techniken.

Konzepte zur gesunden Lebensführung durch Bewegungstechniken wie beim Hatha-Yoga, gepaart mit Atem- und Meditationsübungen sind wesentliche Bestandteile des medizinischen Ansatzes. Sie dienen zur Vorsorge ebenso wie zur integrativen Behandlung von chronifizierenden Prozessen und bei Schmerzen oder auch, um »einrostende« Alterungsprozesse zu entschleunigen. All dies erinnert sehr an die Bewegungs-Heilansätze aus der Traditionellen Chinesischen Medizin wie dem Tai Chi oder Qi Gong. Nur anders, noch achtsamer und bewusster, so habe ich das Gefühl.

Dass es gut tut, kann ich versichern: die langsamen, bewussten Bewegungen, die gezielt den ganzen Körper in Anspruch nehmen und Muskeln, Sehnen und Bindegewebe dehnen und kräftigen und den Kopf »frei« machen. Man fühlt sich nach den Übungen ganz leicht an, ähnlich wie ich es immer wieder auch beim Tai Chi oder Qi Gong erlebt habe.

Haben Sie schon einmal »100jährige« gesehen, wie sie sich in den frühen Morgenstunden an öffentlichen Plätzen weltweit zusammenfinden und gemeinsam in synchronisierte Bewegungsabläufe »verfallen«. Zunächst kommen sie mühsam und »tatterig« angeschlurft, und plötzlich, mit den Bewegungsabläufen des Tai Chi, zaubern sie butterweiche elegante Bewegungen hin. Auch heute noch kann ich mich von solch herzberührenden Situationen nicht losreißen, muss immer wieder fasziniert zuschauen und davon träumen, was und wie ich es zigfach in San Francisco, Hongkong oder Peking erlebt habe.

TAI CHI Seit Jahrtausenden werden in China Bewegungsübungen zur Stärkung und Harmonisierung von Körper und Geist praktiziert. Am bekanntesten sind das Tai Chi und die damit verbundene Lehre vom richtigen Atmen, das Qi Gong. Bei extrem langsamen, genau vorgegebenen Bewegungen – mit sehr bildhaften Namen, wie etwa »den Tiger umarmen« – sollen Leib und Seele zur »heiteren Gelöstheit« verschmelzen. Dabei werden Atmung und Kreislauf sowie Immunsystem und Stoffwechsel aktiviert. Die Übungen eignen sich sehr gut zur Vorbeugung und zur Therapie von Muskel-, Gelenk- und Rückenschmerzen.

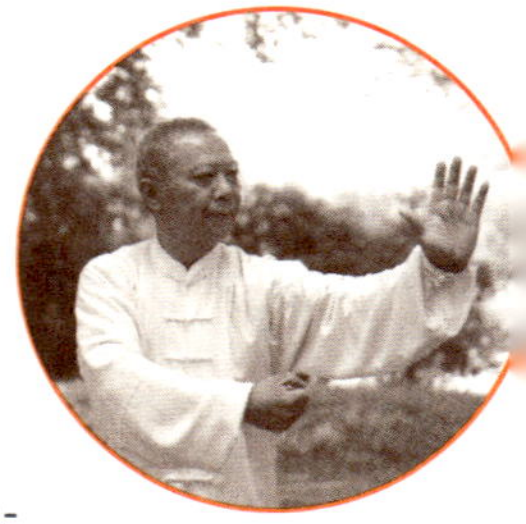

Ich habe einige Bewegungsabläufe und Haltungen selbst gelernt und immer wieder geübt. Schon als Jugendlicher habe ich mir einige Techniken aus Büchern beigebracht, später beim Karate verfeinert. Damals waren Tai Chi oder Yoga noch verpönt. Doch einige gymnastische Übungen, die wir bis heute in der Grundschule und in Turnvereinen lernen, weisen Elemente hiervon auf.

Dass ich mich möglicherweise der Kritik aussetze, wenn ich mich hier ganz offen auch zu meinen seelischen Erfahrungen bekenne, ist mir durchaus bewusst. Es ist ja nicht so, dass ich nicht wüsste, wie sehr die Grenzen zur Esoterik gerade im Bereich von Yoga und Ayurveda verfließen. Rein rational erscheint mir da vieles durchaus fragwürdig. Emotional aber habe ich eben Erfahrungen gemacht, die dafür sprechen, dass Yoga sehr wohl der präventiven Gesunderhaltung sowie der Gesundung in Krisenzuständen dienen kann. Das gilt für das Ayurveda insgesamt, wo sogar körperlichen Symptomen durch eine Harmonisierung der Doshas begegnet wird, wo man also auf die heilende Normalisierung des seelisch-geistig-emotionalen Befindens vertraut.

Durch Beschäftigung mit der Psyche wird die Physis geheilt, könnte man etwas vereinfacht sagen. Jedenfalls fußt die ayurvedische Medizin – wie sehr viel später auch die »Psychosomatik« – auf dem an sich selbstverständlichen Gedanken, dass das eine auf das andere wirkt, in dieser wie in jener Richtung und ebenso von Körperregion zu Körperregion. Ganz ähnlich wie in der chinesischen Heilkunst kann so beispielsweise die Behandlung eines Wirbelsäulenschmerzes auch zu einem besseren Hören, zu warmen Füßen oder zu einer optimistischen Grundstimmung führen. Erscheinungsphänomene oder Syndrome, die bei uns meistens getrennt von unterschiedlichen Fachärzten behandelt werden, werden von den Ayurveda-Therapeuten in Zusammenhang gebracht und dann in diesem Verständnis therapiert, wenigstens in vielen Fällen. Dass das nicht durchweg gelingen mag, liegt in der Natur der Sache. Welcher Arzt, wo immer er auf der Welt praktiziert, dürfte schon eine hundertprozentige Erfolgsquote für sich beanspruchen?

Die Panchakarma-»Verjüngungskur«

Der synthetischen Theorie der traditionellen indischen Medizin entspricht das Zusammenspiel ihrer Heilmethoden. Bewegung und Entspannungselemente wie Yoga, Atemübungen, Sport oder Meditation gehören ebenso dazu wie eine vollwertige Ernährung. Alles immer abgestimmt auf Alter und Typ. Auch die Sinne werden dabei über Geruch, Farben oder Musik zur Stärkung der Stoffwechselprozesse – der »inneren Intelligenz« – angesprochen. Körperlich behandelt wird mit Heilkräutern oder Synchron-Massagen und ausleitenden Verfahren wie einem gezielten Abführen durch die Verabreichung von Bittersalzen oder Butterfett, Ghee genannt (und Gi gesprochen). Ghee ist reine Butter, die durch Erhitzen nur noch von ihrem Eiweiß befreit wurde. Überdies werden Einläufe (in Indien seltener auch künstliches Erbrechen) zur Ausleitung eingesetzt. Das mag auf den ersten Blick unangenehmer erscheinen, als es tatsächlich ist, auch wenn ich einräumen muss, dass mir persönlich die Massagen viel lieber sind.

Diese innere Reinigung, die auch verjüngend wirken soll, erfolgt herkömmlich besonders während einer mehrwöchigen sogenannten Panchakarma-Kur. Ihr Ziel ist es, sogenannte »Schlacken«, also Schadstoffe wie Fette, chemisch-toxische Stoffe, mit denen wir besonders durch industriell erzeugte Ernährungsprodukte in Berührung kommen, aber auch Bakterien, Viren und Pilze – auch Würmer wie Spulwürmer oder ihre Eier –, die sich infolge der außer Kontrolle geratenen »Regelkräfte«, vermehrt im Körper angesammelt haben, »auszuleiten«. Wir würden bei letzterem in der Schulmedizin von einer Therapie der pathologischen Darmflora reden.

Im Normalfall dauert eine solche Kur zwei bis drei Wochen. Sie sollte jährlich wiederholt werden und erfolgt in drei vorgegeben Schritten. Am Anfang stehen verschiedenartige Massagen mit Sesamöl oder auch Oliven- oder Mandelöl, je nach Hautverträglichkeit. Sie sollen die fettlöslichen Abbauprodukte aus der Haut herauslösen und dann reflektorisch auf die inneren Organe und das Gehirn wirken. Darauf folgt eine Wärmebehandlung mit Dampfbädern, die ihrerseits den weiteren Ausscheidungsprozess über Haut und Schleimhäute beschleunigt. Im dritten Schritt schließlich wird die Ausscheidung über den Darm mit Einläufen, bestehend aus einem Kräuter-Öl-Gemisch, aktiviert.

Die ausleitenden und revitalisierenden Massagen werden nach einem überlieferten Schema vierhändig und synchron – auf jeder Körperhälfte gleichartig – ausgeführt. Die Vielfalt der Massage-Formen reicht von der sanften Oberflächenberührung bis hin zur tiefen Muskelmassage. Ergänzend folgen belebende Öleinreibungen von den Fußsohlen bis an die Haarspitzen; danach die Schwitzkuren (Svedana) in einem saunaähnlichen Kasten, aus dem nur der Kopf herausragt. Ein wahrer Segen bei Rücken- und Gelenkschmerzen sowie bei Erkältungskrankheiten. Bei dem berühmten Stirnguss (Shirodhara) schließlich fließt erwärmtes Sesamöl langsam, sehr langsam über den flachliegenden Kopf. Das wirkt überaus entspannend, insbesondere bei Erschöpfungszuständen und Störungen des Nervensystems oder bei Kopfschmerzen. Sogar bei der so schwer zu behandelnden Migräne kann das von Fall zu Fall Wunder wirken. Bei mir löst der Stirnguss immer wieder meditative Zustände aus.

Ein ausgesprochenes Glücksgefühl, eine völlig ungewohnte mentale und körperliche Leichtigkeit habe ich persönlich nach einer solchen Kur immer wieder mit Erstaunen erlebt.

Unverhofft schienen sich danach die Zweifel des Wissenschaftlers an dem oftmals noch Unerklärlichen der traditionellen indischen Heilkunst aufzulösen. Der Erfolg sprach für sich.

Ernährung ist Medizin

Ähnliches gilt, wenigstens nach meiner Erfahrung, für die überlieferten Regeln der Ernährung. Von alters her spielen sie in der ayurvedischen Therapie und Vorsorge eine zentrale Rolle. Ernährung ist Medizin, Nahrung wie Obst, Gemüse, Kräuter und Gewürze sind Medikamente! Heilsam integriert in die tägliche Nahrung zur Gesunderhaltung genauso wie zur Therapie. Genuss des Essens schafft Lebensfreude und Wohlbefinden, körperlich wie emotional. Herz, Geist und Körper werden durch frische und wohlriechende Nahrung, die auch fürs Auge wohltuend zubereitet und angerichtet sein sollte, gestärkt.

Gerüche stimulieren Enzyme, Magensäfte, Hormone und sogar Spermien, wie wir heute aus der Duftforschung (zum Beispiel von Professor Hatt, Inhaber des Lehrstuhls für Zellphysiologie an der Ruhr

Universität Bochum) wissen, und wirken auch heilend. Geschmackvolles Kochen und anschließendes Anrichten der Speisen auf dem Tisch wirkt über die Augen, wie das Wort geschmackvoll schon sagt, auf Zunge und Gaumen, macht Appetit und entspannt das Gemüt. Das habe ich zunächst zu Hause von meiner Mutter und später von meinem ayurvedischen Lieblingskoch Eckehard Fischer gelernt. Dies bedeutet freilich nicht, dass man sich ständig mit indischen Gewürzen und Lebensmitteln ernähren muss. Jeder Mensch hat seine Vorlieben. Wesentlicher sind die Prinzipien, nach denen man essen sollte. Für mich habe ich sie in vier Punkten zusammengefasst:

1. Die Hauptmahlzeit sollte mittags eingenommen werden, abends nach 20 Uhr nur dann, wenn sich ein starkes Hungergefühl einstellt. Wird dabei reichlich gegessen, kann man auf das Frühstück am nächsten Morgen getrost verzichten. Schmalhans sollte dann Küchenmeister sein.
2. Alle Mahlzeiten sollten stets geschmacklich ausgewogen sein, mit einem reichlichen Anteil an Obst und Gemüse, das sich auch im heimischen Anbau findet. Tropischer Herkunft muss es keineswegs sein.
3. Jede ausgewogene Mahlzeit sollte einmal am Tag alle Geschmacksrichtungen ansprechen: süß, sauer, bitter, salzig, pfeffrig und, wie die ayurvedischen Köche sagen, auch zusammenziehend.
4. Das Zusammenstellen der Nahrung sollte an dem Grundkonstitutionstyp und dem momentanen Gesundheits- oder Krankheitszustand ausgerichtet sein.

Das sind im Grunde Prinzipien, die wir aus unserer eigenen Ernährungskunde kennen. Freilich mit dem Unterscheid, dass Gewürze und bestimmte Pflanzen wie Ingwer, Koriander, Kardamom, Kümmel oder Gelbwurz (Kurkuma) in der ayurvedischen Küche gleichzeitig als Heilmittel eingesetzt werden. Auch unsere Großmütter haben so vorsorgend gekocht, was dann lange Zeit leider in Vergessenheit geraten ist. Sie haben zum Beispiel Kümmel als Gewürz bei Kohlspeisen verwendet, um Blähungen zu vermeiden, oder zum Trinken von warmen Tees wie Kamillen- oder Melissentee animiert. Trinken von heißem Wasser wird im Ayurveda oftmals zur Entschlackung des Körpers verordnet. Bis zu 3 Liter müssen die Kurpatienten täglich zu sich nehmen, um Giftstoffe über die Nieren auszuscheiden.

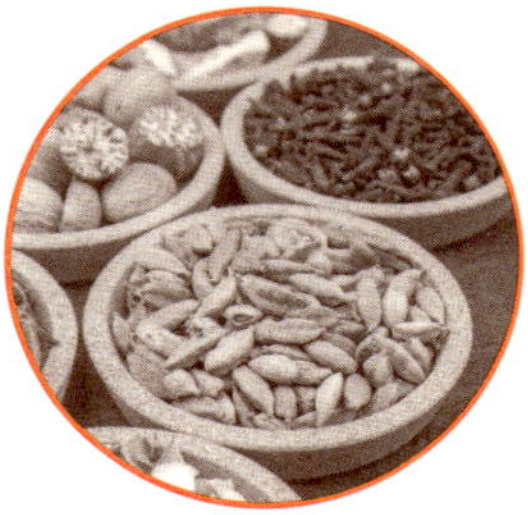

GEWÜRZE Gewürze sind frische oder getrocknete und häufig geriebene Pflanzenteile (etwa Wurzeln, Blätter, Blüten oder Früchte), wie sie seit Jahrtausenden sowohl zur Haltbarmachung von Lebensmitteln und Getränken – hierzu eignen sich beispielsweise Chili und Rosmarin – als auch zur geschmacklichen Verfeinerung von Speisen eingesetzt werden. Eine ebenso lange Tradition haben viele Gewürze als Heilmittel. Pfeffer und Chili zum Beispiel regen die Magentätigkeit an und fördern die Verdauung. Auch Kurkuma regt die Magensaftproduktion an und soll, neben vielerlei anderen Wirkungen, entzündungshemmend wirken. Koriander ebenso wie Kardamom oder Kümmel helfen bei Verdauungsbeschwerden und chronischen Entzündungskrankheiten. Und die Heilkraft von Ingwer (gegen Übelkeit, Erkältungskrankheiten, Entzündungen) ist inzwischen hinlänglich bestätigt.

Und Medikamente? Auch hier verfügt der traditionelle Ayurveda-Arzt, der Vaidya, über ein großes Repertoire. Gewürze wie Ingwer, Kurkuma, Kardamom oder Koriander und Cumin werden gezielt als Heilmittel eingesetzt. Besonders die indische Stachelbeere, Amalaki vom Amlabaum, spielt eine große Rolle. Sie wird als »göttliche Pflanze« bezeichnet und in der Vorsorge und zur »Verjüngungs«-Kur verwendet, ebenso zur Anregung des Immunsystems und bei Blutarmut oder Abwehrschwäche. Sie wirkt nachweislich antimikrobiell. Auch Harz vom Balsambaum, das Guggul, die indische Myrrhe, ist ein wichtiger Bestandteil des Ayurveda. Es wird eingesetzt gegen erhöhtes Cholesterin, bei Übergewicht und entzündlichen Hauterkrankungen wie Akne. Neebaumöl und Kampfer wirken äußerlich angewendet antibakteriell und antimikrobiell. In der hinduistischen Mythologie gilt der bis zu 50 Meter hohe Kampferbaum als Lieblingsbaum des Gottes Shiva und als Heiliger Baum Indiens. Kampfer hatte in Indien eine ähnliche Bedeutung wie Weihrauch in Europa und wurde in Gold aufgewogen. Er wurde und wird zum Verräuchern in rituellen und meditativen Zusammenhängen eingesetzt, ebenso wie zur Atemwegsbehandlung, und ist heute – synthetisch hergestellt – nicht selten wegen seiner wärmenden, entzündungshemmenden und beruhigenden Wirkung Bestandteil von Hustensalben.

Wer hat von wem gelernt?

Hand in Hand mit den Ernährungsprinzipien werden in der ayurvedischen Medizin bestimmte Bewegungsformen wie das Yoga und bestimmte Atemübungen zur Entspannung eingesetzt. Die Grundprinzipien ähneln der chinesischen oder auch tibetischen Medizin. Ähnlich sind auch die Therapie-Punkte auf der Körperoberfläche, bei den Indern Marmapunkte genannt. Sie sollen Haut, Nerven, Muskeln, Sehnen, Knochen, Gelenke und Gefäße miteinander verbinden – so wie die Akupunkturpunkte oder Shiazu-Zonen. Über gedachte Leitbahnen (im chinesischen: Meridiane, ayurvedisch: Nadis) werden Verbindungen zu Organen oder zur Psyche postuliert. Der Ausdruck Marma, der übersetzt aus dem Sanskrit »Energiepunkt«, »Energiefeld« bedeutet, wird besonders im Ayurveda genutzt, im Kundalini-Yoga und der tibetischen Medizin nennt man sie Chakren.

Wie und ob die indischen und die chinesischen Ärzte ehedem, vor Jahrtausenden, vielleicht schon in irgendeiner Art von Erfahrungsaustausch standen, können wir heute nicht mehr sagen. Selbst die Anthropologen und die Völkerkundler haben dafür nur wenige Belege gefunden. Vielleicht gab es so einen Austausch in Tibet, wie wir später noch sehen werden. Festzustellen bleibt gleichwohl, dass es ein Grundverständnis unserer menschlichen Existenz ist, in dem sich die verschiedensten Richtungen, Schulen und Kulturen der Weltmedizin treffen, aus dem sie ihre diagnostischen Verfahren und therapeutischen Methoden ableiten. Was könnten wir daraus, jeder für sich und die Menschheit überhaupt, was könnten wir für einen Gewinn ziehen, würde es uns gelingen, dieses Wissen ergänzend und vorurteilsfrei zusammenzuführen?

Das muss ja nicht heißen, allem, was uns verwunderlich, bisweilen befremdlich erscheinen mag, unkritisch zu begegnen. Nichts liegt mir ferner, als irgendeiner Wundergläubigkeit das Wort zu reden. Dass es, wie etwa beim Ayurveda, noch weitestgehend an der wissenschaftlich zuverlässigen Erklärung der Wirkungsmechanismen fehlt, selbst die Therapeuten nicht in der Lage sind, zu erklären, wie es gelingt, durch das Fühlen des Pulses auf diese oder jene Erkrankung zu schließen, steht außer Frage. Ebenso steht aber außer Frage, dass die ayurvedische Behandlung in zahllosen Fällen anschlägt, dass sie zu Entspannung, innerer Ruhe und gelegentlich zur Erlösung von körperlichen Schmerzen verhilft. Nur das kann ich persönlich, aus eigener Erfahrung bezeugen.

Der achtsame achtfache Pfad: Wie ich lernte, den tibetanischen Ärzten zu vertrauen

Ergriffen schaue ich aus dem Fenster des Flugzeugs. Unter uns liegt die gewaltigste Gebirgskette der Erde, der Himalaya, das Dach der Welt. Der Anblick übertrifft alle Erwartungen. Eine grandiose, Ehrfurcht einflößende Schöpfung der Natur. Wie von selbst stellt sich ein Gefühl der Demut ein. Vieles geht mir durch den Kopf. Schon als wir uns dem Gebirge näherten und die ersten Gipfel aus der Ferne sichtbar wurden, musste ich an den Dalai Lama denken. Denn irgendwo da unten, am Nordhang des Massivs, muss auch Tibet liegen, das von Geheimnissen umwitterte Land auf der rauen Hochebene, 4500 Meter über dem Meeresspiegel, das höchste Siedlungsgebiet der Welt. Was darüber zu erfahren war, hatte meine Phantasie schon in jungen Jahren aufblühen lassen. Die Geschichten über das Leben in farbenprächtigen Klöstern fesselten mich märchenhaft. Wunderbar waren die Vorstellungen, die ich mir machte, bis sie von den politischen Ereignissen des 20. Jahrhunderts verdunkelt wurden.

Obwohl ich damals, als Halbwüchsiger, noch längst nicht in der Lage war, das Geschehen zu erfassen, ist mir doch im Gedächtnis geblieben, mit welchem Entsetzen die Erwachsenen verfolgten, was aus dem fernen Tibet berichtet wurde. Worte wie Diktatur, Unterdrückung und

Vertreibung prägten sich ein. Erstmals hörte ich von einem heiligen Mann, den sie Dalai Lama nannten. 1959 war das. Die Tibeter hatten sich gegen die Unterdrückung ihrer Kultur durch die Invasoren aus China erhoben. Das Oberhaupt der tibetischen Buddhisten schwebte in Lebensgefahr. Der Dalai Lama, damals auch erst eine Junge von 14 Jahren, musste über das schneebedeckte Gebirge auf die andere Seite des Himalaya ins indische Exil fliehen. In seiner Heimat kamen mehr als achtzigtausend Menschen ums Leben. Es begann die Zerstörung jahrhundertealter Klöster. Rund 6000 religiöse Stätten sollen bis heute geplündert und niedergerissen worden sein. Der Glauben einer uralten Kultur ging und geht dabei verloren. Viele Mönche, die das nicht ertrugen, verbrannten sich selbst. Wie verzweifelt müssen diese Gläubigen einer dem Leben zugewandten Religion gewesen sein? Welch eine Bürde auch für den Dalai Lama. Trotz allem Mitgefühl für den Einzelnen kämpft er seit Jahrzehnten gegen die politische Inszenierung der Autodafés, der Selbstverbrennung, sowie für das Verständnis zwischen Chinesen und Tibetern, für Toleranz und Respekt auf beiden Seiten.

Meine Begegnung mit dem Dalai Lama

Wie im Zeitraffer läuft das alles vor meinem geistigen Auge ab, während wir über das Dach der Welt fliegen. Nicht mehr lange, dann werden wir im nordindischen Dharamsala landen, um den Dalai Lama in seinem Exil zu treffen. Schon einmal war ich zu einer Begegnung mit dem großen Humanisten in die Schweiz eingeladen worden. Andere Termine verhinderten damals, dass es dazu kam. Umso gespannter war ich nun, auch ein bisschen aufgeregt. Doch das Gefühl anfänglicher Befangenheit legte sich sofort, als wir uns sahen. Zwischen dem Dalai Lama und mir herrschte ein unmittelbares Einvernehmen, wie ich es nie zuvor in der Begegnung mit herausragenden Persönlichkeiten erlebt habe.

Die besondere, beinahe ursächliche Beziehung seiner Religion zu meinem Fach, der Medizin, mag dabei ebenso eine Rolle gespielt haben wie das ganz persönliche Interesse des Dalai Lama an der Pflege alter und der Entwicklung neuer Therapie-Verfahren. Eine seiner ersten Amtshandlungen nach der Emigration war, was viele nicht mehr wissen, die zuvor in der tibetischen Hauptstadt Lhasa ansässige medizinische Fakultät Men-Tsee-Khang in Dharamsala neu zu eröffnen. Für die nächsten Tage hatte ich dort Termine vereinbart, um mich über die Grundzüge der tibetischen Heilkunst zu informieren. Bei dem, was ich dabei erfahren habe, gab es manche Übereinstimmung mit den Erkenntnissen anderer weltmedizinischer Behandlungsansätze. Manches muss man sich bereits vorzeiten von der indischen oder chinesischen Heilkunst abgeschaut haben, während zugleich tibetische Einflüsse dahin zurückgewirkt haben dürften.

Auch darüber war ich mit dem Dalai Lama schnell ins »Fachsimpeln« geraten. Die Selbstverständlichkeit und Zwanglosigkeit, mit der er sich auf seine Gesprächspartner einlässt, hatte es uns leicht gemacht. Anders als ich es von dem Geistlichen erwartet hatte, erhob er nie den religiösen Zeigefinger. Kein Wort, das einen dogmatischen Zweifel an den Fortschritten der Wissenschaft hätte erkennen lassen. Im Gegenteil, er schien die medizinische Forschung mit besonderer Neugier zu verfolgen, nicht unter ärztlichen Aspekten im engeren Sinne – sich als dilettierender Therapeut aufzuspielen, lag ihm fern –, wohl aber fühlte er sich als Menschenfreund verpflichtet, vor nichts die Augen zu verschließen, was den Menschen helfen könnte.

Diese Ausstrahlungen eines ebenso klugen und gebildeten wie gefühlsstarken Mannes – seine Aufgeschlossenheit gegenüber dem Neuen und Fremden, die sich der festen Verwurzelung in der eigenen Tradition, der gewachsenen Kultur seines Glaubens verdankt, hat mich sehr berührt, gerade auch seine positive Haltung zu meinem Anliegen einer Integrativen Medizin der Zukunft. Diese neugierige Toleranz habe ich während der Tage in Dharamsala dann noch vielfach erlebt. zusammen mit dem ehemaligen deutschen Postminister Christian Schwarz-Schilling, dessen Stiftung die Reise organisiert hatte.

Selbst den Ärzten, Therapeuten und Medizinverantwortlichen, mit denen ich später ins Gespräch kam, ist unser heimischer Konflikt zwischen Schulmedizinern und Naturheilkundlern, dieses gegenseitige Belauern unverständlich gewesen. Ihr Wunsch, Anschluss an die Schul- und High-Tech-Medizin zu finden, auch moderne radiologische Diagnose- und Behandlungstechniken zu übernehmen, bildgebende Verfahren, wie ich sie in meinem Bochumer Institut für Mikrotherapie praktiziere, ging stets einher mit dem Bekenntnis zur Tradition. Nach ihren Regeln wird bis zum heutigen Tag erfolgreich behandelt. An das Menschenbild, das ihrem Tun zugrunde liegt, fühlen sich dortige Kollegen und Therapeutinnen gebunden wie die Ärzte der westlichen Zivilisation an den Hippokratischen Eid.

Heilsames Bhutan

Wie dieses Denken über die Grenzen des einstmals politisch unabhängigen Tibet hinaus ausstrahlte, habe ich bei einem Abstecher erlebt, den unsere kleine Reisegruppe nach Bhutan unternahm. Für mich war das ein Erlebnis purer Harmonie. Obwohl ich natürlich weiß, dass auch in Bhutan nicht alles Gold ist, was glänzt, weder im wörtlichen noch im übertragenen Sinne – noch kurz vor der Jahrtausendwende wurden rund 100 000 nepalesische Zuwanderer des Landes verwiesen, und auch materiell sind die Bürger des Landes keineswegs auf Rosen gebettet –, obwohl mir das alles bewusst war, glaube ich, nie in einem Land gewesen zu sein, in dem ich mehr glückliche Menschen gesehen habe.

Schon am Flughafen wurden wir nicht »abgefertigt«, sondern überaus herzlich empfangen. Jeder bekam einen weißen, hauchdünnen Seidenschal um den Hals gelegt, ein buddhistisches Symbol der Reinheit und Barmherzigkeit. Später, beim Besuch der Pagode in der Hauptstadt Thimphu, gerieten wir in eine ganz eigentümliche Prozession rund um den Tempel. Einzeln, paarweise oder mit der ganzen Familie umkreisten die Menschen ihr Gotteshaus in der Abendsonne. Viele unterhielten sich, manche bewegten sich andächtig oder knieten meditierend am Rand. Wir gingen mit, ohne dass uns jemand musterte. Eine fröhliche Ruhe kam über mich, eine glückliche Stimmung, wie ich sie lange nicht erlebt hatte.

Bhutan wirkte heilsam. Zum ersten Mal erlebte ich die beruhigende Wirkung einer Gemeinschaft glücklicher Menschen, die vorsorgende und gesundheitsförderliche Atmosphäre einer ganzen Kultur, eines Staates. Der Erfolg des Landes bemisst sich nämlich nicht – so unglaublich das klingen mag – am statistisch ermittelten Bruttosozialprodukt, sondern an dem »Nationalen Bruttoglücksprodukt«. Um das zu ermitteln, werden vom Zentrum für bhutanesische Studien Interviews zur Work-Life-Balance, zu Lebensstandard, Ausbildung, Umweltqualität, Sozial- und Kulturleben sowie zur Gesundheit ausgewertet. Ein komplexes Verfahren, in das mehrere Ministerien eingebunden sind. Nun ist »das Glück« selbstverständlich keine objektive Größe, und jeder Staat, der es zu einer solchen erklären will, läuft Gefahr, seine Bürger ideologisch zu bevormunden, einerseits. Andererseits, wenn es um die Zufriedenheit eines jeden geht, wer wollte dann etwas dagegen sagen, das Streben nach Glück zu einem politischen Ziel zu erheben. Eine entsprechende Resolution, die die UN-Generalversammlung ohne Gegenstimmen verabschiedete, wurde schon vor Jahren von Bhutan bei der Weltorganisation eingebracht. Insbesondere im Gesundheitswesen will das Land mit gutem Beispiel vorangehen. Die medizinische

Grundversorgung der Bevölkerung ist gratis. 170 therapeutische Einrichtungen stehen für nicht einmal eine Million Einwohner zur Verfügung. Alle Kinder werden regelmäßig geimpft, so dass die Sterblichkeit deutlich eingedämmt werden konnte.

Sucht man nach den kulturhistorischen Quellen dieses humanistischen Denkens, führen die Spuren zurück nach Tibet. Von dorther kamen die buddhistischen Mönche, die vor gut dreihundert Jahren begannen, das fruchtbare Land intensiver zu kultivieren. Sie errichteten nicht nur mächtige Klöster, sondern brachten auch das Wissen der Traditionellen Tibetischen Heilweise mit, das bis heute gepflegt wird. Schulmedizin und Naturheilkunde bilden eine fruchtbare Symbiose. Heiße Kräuterwickel und sorgsam komponierte Teemischungen werden ebenso zur Schmerzbehandlung eingesetzt wie moderne Medikamente.

Was ihre weltanschaulichen Grundlagen anlangt, beruht die in Bhutan praktizierte Medizin auf dem, was die fernöstliche Heilkunst generell auszeichnet: Sie ist naturheilkundig basiert und getragen von der Überzeugung, dass sich Geist und Körper im Einklang befinden sollten, um gesund und »glücklich« leben zu können. Die »Gifte«, die diese Harmonie zu stören vermögen, sind die drei »Laster des unreinen Geistes«:

- Verlangen, Geiz und Eifersucht (Dud-Chag)
- Hass, Ärger, Arroganz (Zshe-Dang)
- Ignoranz und Verblendung (Ti-Mog)

Zur umfassenden Diagnose der Krankheiten, die daraus folgen können, gehören eine gründliche Puls-, Augen-, Zungen- und Urin Analyse. Für die Therapie stehen etwa dreihundert verschiedene Mixturen von Heilkräutern, Mineralien und tierischen Bestandteilen zur Verfügung. Außerdem werden unter anderem angewendet: Akupunktur mit Goldnadeln, Aderlass, heiß-kalte Wechselbäder, Schwitzkuren oder Ölmassagen.

CORDYCEPIN Zu den bekanntesten und begehrtesten Heilpflanzen aus dem Himalaya gehört der Cordiceps, ein Pilz, der sich von einer speziellen Raupe ernährt. Das aus ihm gewonnene Cordycepin zählt zu den teuersten Präparaten der Welt. Wissenschaftlichen Studien zufolge aktiviert es die Abwehrkräfte, wirkt antibiotisch, ohne die Darmflora zur schädigen, verbessert den Leberstoffwechsel und führt überdies zu einer verstärkten Ausschüttung körpereigenen Kortisons. Seit Jahrtausenden steht Cordiceps im Ruf eines Anti-Aging- und Libido stimulierenden Mittels.

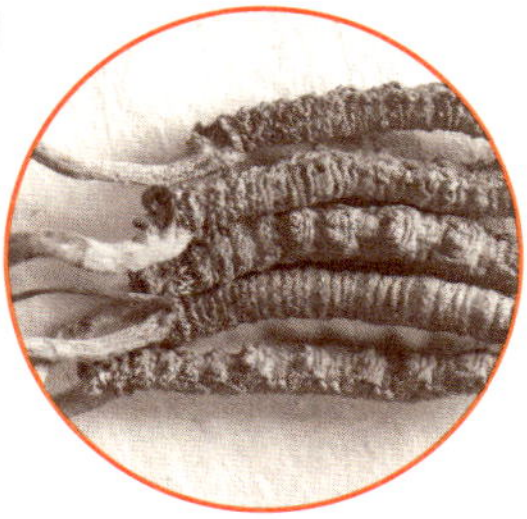

Dabei steht über allem stets der Glaube, dass wir Menschen körperlich und seelisch eingebunden sind in das ausgeglichene Kontinuum der Natur. Ein Gedanke, der uns nun wieder und ausführlicher zurück nach Tibet führen soll.

Glauben und Wissen

Die religiösen Vorstellungen der Tibeter sind aufs engste mit ihrer traditionellen Heilkunst verbunden. Das eine gehört zum andern. Die Mönche, die ich kennenlernte, verfügten durchweg über ein hohes Maß an medizinischen Kenntnissen, wie ich andererseits stets den Eindruck hatte, dass die ausgebildeten Ärzte, manche mit den besten Zeugnissen amerikanischer Elite-Universitäten, die Patienten weiterhin nach den Grundsätzen ihrer Religion behandelten. Das ist die Basis, auf der sich die Heiler mit denen treffen, die Heilung suchen. Beide sprechen die gleiche Sprache, Fachterminologie hin oder her.

Der beseelte menschliche Körper und seine Gesundheit werden als ein Ganzes betrachtet, beeinflusst durch die allumfassend wirkenden Kräfte der Natur. Die Vielfalt der Pflanzen und Mineralien schenkt uns Menschen alle nötigen Vital-Stoffe zum Aufbau der Zellen sowie zu ihrem Schutz. Der Gesunde nimmt sie, mehr oder weniger bewusst – nicht jeder Tibeter ist ein Gesundheitsapostel – tagtäglich mit der Nahrung zu sich. Und der Körper wiederum »extrahiert« daraus, was er braucht. Das Wissen darum fußt auf der empirischen Erfahrung. Den Menschen schmeckt, was ihnen gut tut. Sie haben eine im wahrsten Sinne des Wortes eingeborene Neigung zur gesunden Ernährung. Auch bei uns war das einmal so, früher, bevor wir uns den Speiseplan von den kommerziellen Interessen der Konsumgesellschaft diktieren ließen. Dass es den Tibetern irgendwann ähnlich ergehen wird, steht zu befürchten, und zwar umso mehr, je schneller sie an die westliche Zivilisation heranrücken. Vorerst haben sie sich jedoch das Gefühl für das rechte Maß bewahrt. Das gilt ebenso, wenn es um die Mittel der medizinischen Interventionen geht, vor allem um die berühmten, oft geheim gehaltenen Kräutermischungen der tibetischen Apotheke. Auch sie haben sich nicht experimentell, sondern aus erworbener Erfahrung ergeben. Fremde Einflüsse, zumal aus der chinesischen Heilkunst kamen hinzu. Der weltmedizinische Schulterschluss, den wir heute mehr denn je brauchen, findet in der tibetischen Heilkunst schon seit Jahrhunderten statt.

Mich versetzt das immer aufs Neue in Erstaunen. Was alles haben wir da, getragen vom Hochmut des Fortschritts, viel zu lange übersehen. Oftmals nur deshalb, weil wir als »aufgeklärte« Europäer glaubten, nichts mehr auf die traditionellen Einflüsse des Glaubens geben zu müssen. Wie engstirnig dieses Denken ist, ist mir selten so bewusst geworden wie auf meiner Reise in den Himalaya, wo sich die geistigen Einflüsse des buddhistischen Lamaismus bis heute segensreich auf die ärztliche Behandlung auswirken – am stärksten in der größten Not. Ich denke hier etwa an das Tibetische Totenbuch, das »Bardo Thödröl«, aus dem den Sterbenden vorgelesen wird, damit sie Erleichterung und Erlösung erfahren, Trost in den letzten Stunden. Was ist dagegen zu sagen? Selbst lese ich seit Jahren immer wieder in diesem und anderen Werken der fernöstlichen Medizin. Es sind dies allesamt Hinterlassenschaften einer Hochkultur, die sich, wie bedroht auch immer, in der Abgeschiedenheit des Hochgebirges erhalten hat. Das Dach der Welt ist der Speicher, auf dem der Erfahrungsschatz einer der bedeutendsten Heilkünste der Menschheit überdauern konnte. Vielen mag das in unserer rational ernüchterten Gegenwart pathetisch klingen; für mich ist es nichts als die Feststellung einer schlichten Tatsache, ein geistiger Brückenschlag zurück zu den Wurzeln.

In ihren Wurzeln liegt die Kraft der Medizin

Als Begründer der ersten tibetischen Medizinschule gilt Yuthok Yonten Gongpo. Geboren wurde er im Jahr 708 und soll dann 125 Jahre alt geworden sein. Wann er tatsächlich gestorben ist, ist nicht überliefert. Legenden haben das Datum gelöscht. Gewirkt hat der »Heilige der Medizin«, wie ihn die Tibeter nennen, als Lama, als spiritueller Lehrer des tibetischen Buddhismus, sowie als Arzt. Zudem war er für seine Zeit weit gereist, nach Nepal und nach Indien. Sogar in China soll er gewesen sein. Auch die Veranstaltung eines ersten Gedankenaustausches Heilkundiger verschiedener Länder wie China, Indien oder Persien und des griechisch-arabischen Raumes am tibetischen Königshof soll er organisiert haben. Zu den Teilnehmern zählt die Geschichtsschreibung unter anderem den indischen Guru Rinpoche, der den Buddhismus nach Tibet brachte und gleich in zweifacher Hinsicht ein äußerst fruchtbares, heute würden wir sagen »kreatives« Zusammenspiel von Glauben, Religion und psychosomatisch orientierter Heilkunst verkörperte. Gilt Rinpoche doch zugleich als Vollender des bereits erwähnten »Tibetischen Totenbuches«, während seinem Schüler Yuthok die »Vier Tantras« zugeschrieben werden, das nach wie vor gültige Hauptwerk der Traditionellen Tibetischen Medizin (TTM). In Form bildlicher Darstellungen versammelt es deren grundlegende Erkenntnisse, Weisheiten und Prinzipien, die »Tantras«.

Auch dieses Denkgebäude, nicht anders als das der chinesischen oder das der antiken Philosophie, ist auf einem System der Elemente aufgebaut, nämlich auf Feuer, Wasser, Erde, Raum und Luft. Auch der Mensch besteht aus diesen fünf Elementen. Zugeordnet sind sie wiederum den »drei Prinzipien«, den Funktionen, die das Leben ausmachen. Aus ihrem jeweils unterschiedlichen Verhältnis zueinander ergibt sich die menschliche Individualität, der Charakter.

Das 1. Prinzip ist die Bewegung (»rLung«, ins Deutsche übersetzt »Wind« oder »Luft, Atem«). Nach ayurvedischer Lesart entspricht es dem »Vata«. Darauf beruht die physiologische Steuerung des Körpers und des Geistes. Die Aktivitäten des Nervensystems, des Herzens, des Blutkreislaufs, der Atmung, der Verdauung sowie des Denkens und Handelns werden hierdurch veranlasst.

Das 2. Prinzip ist der Stoffwechsel »Tripa«, zu Deutsch »Galle«. Es ist das »Körperfeuer«, die biologische Energie, die alle Stoffwechsel-Prozesse in Gang setzt. Es reguliert sowohl den Energiehaushalt und die Körpertemperatur, ist für Hunger, Durst und Verdauung, aber auch für die Sehkraft verantwortlich. Mental werden Mut und Willenskraft dem Tripa zugeschrieben.

Das 3. Prinzip schließlich ist das der Feuchtigkeit – »Beken«, im Deutschen »Schleim«. Dieses Prinzip umfasst alle Flüssigkeiten im Körper von der Lymphe bis zur Synovia, der »Gelenksschmiere«. Gleichzeitig steht es für die stützende Funktion aller Gewebe und die strukturelle Kraft des Körpers, der Muskeln, der Sehnen und des Knochenbaus. Mental werden Geduld und Gelassenheit auf Beken zurückgeführt.

Je nachdem, welches dieser drei Prinzipien bei dem einen oder anderen mehr oder weniger stark ausgeprägt ist, ergeben sich unterschiedliche Menschen-Typen: Der Schleim-Beken-Typ neigt zur Adipositas sowie zu Ruhe und Gemütlichkeit. Der Wind-rLung-Typ ist schlank, sensibel und eher unruhig, aber aufmerksam. Der Galle-Tripa-Typ wird als athletisch, angespannt und zielorientiert eingestuft. Durch diese individuelle Unterschiedlichkeit ist jeder einzelne aber auch konstitutionell unterschiedlich anfällig für verschiedene Beschwerden und Krankheiten. Eine längere Störung des jeweils individuellen Gleichgewichtes der »Drei Prinzipien« führt zu körperlichen sowie zu mentalen Beschwerden. Es macht auf Dauer krank. Die Behandlungsansätze der tibetischen Heilkunst, ihre Therapien, Massagen, Meditation oder die Verabreichung von Kräutermedizin, zielen darauf ab, den individuellen Grundtyp wiederherzustellen. Sein Erhalt ist die Voraussetzung anhaltenden Wohlbefindens für jeden. Fast 90 000 Symptome sind in den »4 Tantras«, dem medizinischen Hauptwerk der tibetischen Medizin, beschrieben. Diesen werden über 400 Krankheiten zugeordnet. Etwa ein Viertel davon, heißt es, sei uns angeboren, also »karmisch« zugeteilt. Schulmedizinisch würden wir von Vererbung sprechen. Für ein weiteres Viertel der Krankheiten werden die Einflüsse von Geistern und Dämonen verantwortlich gemacht.

Seit den Tanzritualen zur Austreibung von Dämonen, wie ich sie in Bhutan und Sri Lanka oder Thailand erlebt habe, glaube ich eine Analogie der »Dämonen« zu dem, was wir unter psychischen Erkrankungen verstehen, gefunden zu haben. Archaisch sind es die Geister, die einem die »Sinne vernebeln« und krank machen. Durch Beschwörung der unterschiedlichsten Art sollen sie vertrieben werden. Die Dämonen mit ihren Fratzen könnten meinem Verständnis nach aber auch psychischen Erkrankungen entsprechen, die wir heute mit modernem Wissen und ausgefeilten Behandlungstechniken therapieren. Nur ist unsere natur- und geisteswissenschaftliche Kultur – und damit auch die Begrifflichkeiten und Definitionen der Krankheiten – eine andere.

»So wenig wie möglich, so viel wie gerade nötig«, so verstehe ich die Botschaft des medizinischen Therapieansatzes der Tibeter. Die Behandlung wird stets am Grad der Erkrankung, an der Schwere und Dauer ausgerichtet, und bei leichten Formen wird versucht, mit angemessenen Ernährungsmaßnahmen zu intervenieren – mit geeigneten Lebensmitteln und heilsamen Tees oder Fasten. Kräuteranwendungen in Form von Tabletten, Tees, Pasten oder Pulvern, Yoga, Schröpfen, Akupunktur oder das Abbrennen von Beifuß auf Akupunkturpunkten, Atemtechniken oder die Meditation gehören zur nächsten Stufe medizinischen Handelns.

Der Körper ist der Tempel der Seele

Um seinen Patenten wirksam helfen zu können, muss der Arzt neben dem verinnerlichten Glauben als ethischer Basis vor allem über genaueste Kenntnisse der Körperlehre, der Psychologie sowie der Kräuterkunde, zahlreicher Massage-Techniken und anderer lokaler Therapieverfahren verfügen. Er beobachtet von außen, befragt den Patienten, tastet den Körper ab und beurteilt vor allem die Pulsqualitäten, den Urin und die Zunge. Auch die Astrologie ist Bestandteil der ärztlichen Ausbildung; denn was wäre der Mensch ohne seine Einbindung in das kosmische Ganze.

Wie sich das eine zum anderen fügt und was die Verschränkung des geistlichen mit dem medizinischen Wissen ermöglicht, davon hab ich eine Ahnung bekommen, als ich das Men-Tsee-Khan-Institut in Dharamsala besuchte und Gast eben jener medizinischen Fakultät war, die der Dalai Lama gleich nach seiner Vertreibung aus Lhasa wieder hatte aufbauen lassen. Heute wird dort wie an jedem renommierten Universitätsklinikum der Welt geforscht, behandelt und gelehrt. Fortlaufend sammeln und systematisieren die Wissenschaftler das überkommene Wissen der Traditionellen Tibetischen Medizin, während sie zugleich an der Entwicklung neuer Verfahren und Medikamente arbeiten. Sie stehen im engen Austausch mit der naturwissenschaftlichen Medizin. Doch gerade aus ihrer Vertrautheit mit der Geschichte ergibt sich vieles Neue. Konservativismus im besten Sinne des Wortes. Was dabei herauskommt, hilft Patienten rund um den Erdball; und ertragreich ist diese Form der historisch begründeten Gesundheitswirtschaft obendrein. Über 200 tibetische Rezepturen werden derzeit in Dharamsala aus Naturprodukten hergestellt und weltweit verkauft. Die Nachfrage übersteigt fast schon das Angebot. In der Schweiz und auch in Deutschland werden Vielstoff-Heilkräuter-Präparate zum Beispiel bei der Behandlung von arteriosklerotischen Verkalkungen und anderen Gefäßveränderungen eingesetzt. Ein erstes Präparat ist in internationalen Studien ausgiebig auf wissenschaftliche Effizienz geprüft und für wirksam befunden worden, das tibetische Präparat 28.

NR. 28 Im Jahr 1977 als erstes in der Schweiz als Arzneimittel zugelassen, wird Nr. 28 unter anderem bei ersten Anzeichen von Durchblutungsstörungen – wie Kribbeln in Händen und Füßen oder Wadenkrämpfe – angewendet. Den über zwanzig bei der Rezeptur verwendeten Pflanzen werden durchblutungsfördernde, entzündungshemmende und bei Atemwegsinfektionen antibakterielle Eigenschaften attestiert. Padma bedeutet Lotus. Die Mischung stammt als »Nummer 28« aus einer tibetischen Rezeptursammlung, die im 19. Jahrhundert in den Westen gelangte.

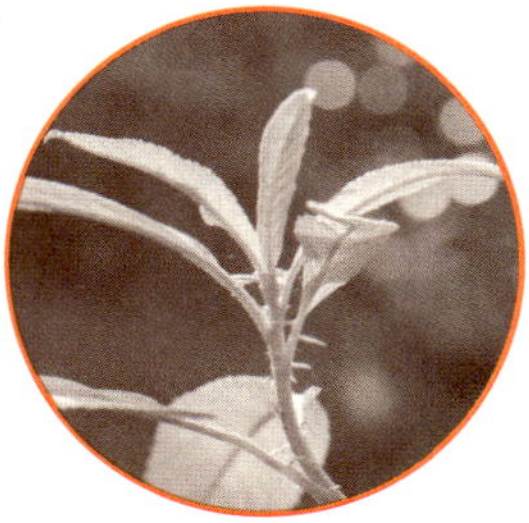

Ein oberstes Gebot der tibetischen Medizin besagt, dass dem Körper nichts zugeführt werden soll, das ihm nicht insofern gleicht, als es ebenfalls natürlichen Ursprungs ist. Aus der Natur folgt alles bis hin zur Welterkenntnis. Nicht in der Studierstube, sondern als er unter einem Baum lag, wurde Siddharta Gautama, dem Begründer des Buddhismus, die Erleuchtung zuteil. Der Geist waltet nicht über, sondern in der Welt, was wiederum von den Ärzten verlangt, den Körper (Soma) als »Tempel der Seele und Gefühle« zu behandeln. Die ärztliche Arbeitsteilung zwischen denen, die den Körper therapieren, und jenen, die sich um Geist und Seele kümmern, muss in der tibetischen Medizin nicht aufgehoben werden, weil sie anders als bei uns nie vollzogen wurde. Der Respekt vor der Schöpfung, vor dem Leben in jeglicher Form hat das verhindert. Keine Diagnose, keine Behandlung, der dieses Ethos nicht zugrunde liegen würde. Denn wer anderen hilft, hilft auch sich selbst. Und wer sich selbst liebt und verändert, liebt auch die Nächsten – er hat die »vier Wahrheiten« menschlichen Daseins verinnerlicht. Er ist selbstbewusst genug, um zu erkennen:

1. Es gibt Leid im Leben.
2. Leid entsteht durch Begierde, Anhaften und Egoismus.
3. Es ist möglich, sich vom Leid zu befreien.
4. Der Weg dazu ist der »achtfache Pfad zum rechten Leben«.

Mancher mag sich hier an die Bibel erinnert fühlen, ist sie doch im Grunde ebenfalls und vor allem ein großer Ratgeber für das Leben, ein Leitfaden, der uns anhalten will, Mensch zu bleiben. Zwischen den zehn Geboten der Christen und dem »achtfachen Pfad«, auf dem die Buddhisten zum »rechten Leben« gelangen sollen, kann ich keine so großen Unterschiede erkennen, auch wenn man auf dem fernöstlichen Weg weniger belehrt als vielmehr zur Selbsterkenntnis geleitet wird, und zwar durch:

1. rechte Ansicht / rechte Einsicht,
2. rechtes Motiv / rechte Gesinnung,

3. rechte Rede,
4. rechtes Tun,
5. rechten Lebensunterhalt,
6. rechte Anstrengung,
7. rechte Achtsamkeit,
8. rechte Konzentration und Meditation.

Eine Heilkunst, die diesem »Pfad« folgt, ist von vornherein psychosomatisch angelegt. Mit religiöser Beschränkung oder Esoterik indes hat das herzlich wenig zu tun. Geht es doch einzig und allein darum, auch unsere körperliche Existenz als geistig und seelisch beeinflusst zu verstehen, nicht als den Funktionsmechanismus, den gelegentlich stotternden Motor, auf dessen technische Behandlung sich große Teile der Schulmedizin unterdessen spezialisiert haben, durchaus erfolgreich, aber menschlich eben doch nicht hinreichend.

Selbstverständlich können wir uns infizieren oder eine Blutvergiftung erleiden, Opfer eines Unfalls oder von Epidemien werden oder von einem physisch bedingten Organversagen betroffen sein. Dass Stress und seelische Belastung eine Krebserkrankung nach sich ziehen, ist möglich, muss aber nicht zwangsläufig der Fall sein. Es wäre töricht, jegliches Leiden des Körpers auf das Walten innerer Dämonen zurückzuführen. Richtig und geradezu logisch scheint mir aber gleichwohl, wovon die tibetische Medizin ausgeht: Das Gleichgewicht des Lebens, sprich der gesunde Zustand, kann durch eine falsche Lebensführung gefährdet werden – »vergiftet« durch Ängste, Wut und Trauer sowie durch Aggression, Gier und Hass. Ist das der Fall, so entsteht ein negatives »Karma«, eine Wirkung, die das weitere, das unendliche Dasein des Menschen beeinflusst, mitunter auch erst in einem nächsten Leben, nach der Wiedergeburt. Wo alles, Körper, Seele und Geist in einem naturgegebenen Zusammenhang stehen, kann nichts folgenlos bleiben, kein Gedanke, keine Verstimmung und kein Schmerz. Alles kann dann aber auch, folgt man dieser Vorstellung, auf natürliche Weise behandelt werden. Deshalb spielen Massagen, Kräuterbehandlungen und Meditation in der tibetischen Medizin eine bestimmende Rolle.

Gerade die Kräuterkunde der Tibeter steht in einem nahezu legendären Ruf. Die ältesten Rezepturen sind bereits aus vor-buddhistischer Zeit überliefert. Aufbewahrt wurde dieser einmalige Erfahrungsschatz der Naturheilkunde nicht zuletzt in den buddhistischen Klöstern. Viele davon sind der chinesischen »Kulturrevolution« unter Mao zum Opfer gefallen.

Dadurch gingen große Teile eines jahrtausendealten Wissens nicht nur der Kultur und Religion, sondern auch der Heilkunde verloren. Was erhalten blieb, lässt erahnen, wie viel mehr einmal da gewesen sein muss, unter anderem an Rezepturen vielfach gemischter Medikamente. Manche von ihnen bestehen aus mehr als sechzig Naturprodukten. Die heilenden Wirkungen von Einzelbestandteilen können durch die Mischung verstärkt und negative Nebenwirkungen einzelner Bestandteile verringert oder sogar behoben werden. Und das alles geschöpft allein aus der Fülle dessen, was uns die Flora ohnehin zur Verfügung stellt und worüber wir sozusagen kreatürlich verfügen. Auch die bewusste Atemtechnik ist daher ein wesentliches Element der Tibetischen Medizin. Die tiefe Grundatmung morgens und abends soll wesentlich der Gesunderhaltung dienen und langfristige Heilungsprozesse unterstützen. Psychische und physische Blockaden lassen sich durch medizinisch indizierte Atemschulungen lösen.

ATMEN Die tiefe Grundatmung wird von modernen Adaptionen mit der tibetischen Medizin in Verbindung gebracht. Medizinhistorisch belegt sind für das Ayurveda komplexe Atemübungen und Atemkontrolle. Diese Atemübungen werden in den einschlägigen historischen Textzeugnissen als sicherstes Mittel gegen Krankheit, Altern und Tod bezeichnet.

Dabei ist diese fortdauernde Dominanz alternativmedizinischer Verfahren keineswegs aus der Not geboren, aus dem Umstand, dass man in früheren Zeiten noch nicht über die technischen und pharmakologischen Möglichkeiten unserer Tage verfügte. Wäre es so, dann würden die Lehren der Traditionellen Tibetischen Medizin längst in verfallenden Klöstern vor sich hin schimmeln. Tatsächlich jedoch werden ihre Methoden mentaler Stärkung selbst im Zusammenhang mit operativen Eingriffen weiterhin angewendet. Heilung beginnt da, wo es gelingt, sich in das zu versenken, was einem körperlich helfen soll; mit anderen Worten, wo Geist und Natur eins werden. Was das heißt, ist mir selbst durch eine zufällige Beobachtung bewusst geworden.

In einer tibetisch geführten Apotheke sah ich einmal, wie ein Mann, während er seine Kräutermedizin einnahm, konzentriert auf die bunte Zeichnung einer Pflanze schaute. Als der Apotheker meine Verwunderung bemerkte, erklärte er mir, dass auf dem Bild, in das sich der Mann versenke, eben jenes Heilkraut zu sehen sei, das er gerade einnimmt. Diese Prozedur, erfuhr ich, sei durchaus üblich. Tatsächlich gab es in der Apotheke noch unendlich viele Darstellungen unterschiedlicher Heilkräuter und Mineralien. Die Abbildungen der gebräuchlichsten hingen an den Wänden, andere waren in Kisten und Kasten verstaut. Viele Patienten, hieß es, würden die Bilder ihrer Medizin auch daheim aufbewahren. Ihre Betrachtung sei Teil der medikamentösen Behandlung. Dass Tabletten auch wirken könnten, wenn man sie, wie bei uns üblich, gedankenlos schluckt, wollte dem freundlichen Apotheker nicht einleuchten. Man müsse doch auch geistig irgendwie eins werden mit dem, was man seinem Körper zuführe. Was einem fremd bleibe, könne doch nicht wirken. Wieder einmal musste ich mich fragen, was an den althergebrachten Vorstellungen der naturphilosophisch orientieren Weltmedizin falsch sein sollte, weshalb wir uns so leicht verführen lassen, das alles als Wunderglauben abzutun, ohne es je probiert zu haben. Oder liegt es nur daran, dass die Meditation mehr Zeit beansprucht, als wir zu haben glauben?

Ich vermute das, kann es aber niemandem unterstellen, bin nur froh, dass die Zahl derer wächst, die nun auch bei uns im Westen auf den Pfad der traditionellen tibetischen Medizin einschwenken wollen, weil sie Heilung, den Frieden mit sich, in der Meditation suchen.

Die Reise ins Ich als Weg in die Welt

Ermüdet von der Hetzjagd der Leistungsgesellschaft, einer überwiegend künstlich erzeugten Hektik, der besinnungslosen Flucht ins Vergessen, verlangt es viele wieder nach der geistigen Wahrnehmung des Seins. Aus eigener Erfahrung weiß ich, dass es gelingen kann, durch Entspannungstechniken und Meditation psychische Blockaden zu lösen. Die Reise ins Ich als Weg zurück in die Welt.

Gedanken und Emotionen, körperliche und geistige Empfindungen, werden dabei spürbar. Sie ergreifen von einem Besitz, werden aber auch wieder beherrschbar. Das Schönste daran: Da es zuerst auf die Konzentration ankommt, auf den Rückzug in das eigene Ich, kann man praktisch immer und überall Ruhe finden oder meditieren: im Sitzen, beim Wandern in der Natur, beim stillen Gebet in der Kirche und sogar beim Tanzen. Mir gelingt es am besten im Wald oder am Meer und in den Bergen. Alleine mit mir und der Natur. Aber auch, wenn ich irgendwo sitze, bewusst atme und mich seelisch fallen lasse. Das entspannt unglaublich. Es beruhigt den Geist schneller, als man sich dessen bewusst wird. Heilungsprozesse werden unterstützt und beschleunigt, Glücksgefühle stellen sich unverhofft ein, man kann wieder Mut fassen, auch das Schlimme, wenn es sich eben nicht aus der Welt schaffen lässt, auszuhalten. Unverhofft wird man motiviert, neue Wege zu finden, Neues zu schaffen.

Wenn es etwas gibt, das die Besonderheit der Tibetischen Medizin bis heute ausmacht, dann ist es gewiss die Auffassung des All-Einen, in das jeder so eingebunden ist, dass sich Körper und Seele nie getrennt voneinander betrachten lassen. Vielmehr muss sich die Kunst der tibetischen Ärzte darin beweisen, ein somatisch-psychisches Ungleichgewicht als Krankheitsursache erkennen und behandeln zu können. Wie ihnen das gelingt, können sie unsereinem nicht immer erklären. Bei vielem, was sie tun, leitet sie allein die Erfahrung, womöglich das geschulte Gefühl. Was sie etwa bei der Pulsdiagnose fühlen, welche Signale des Pulsschlages sie veranlassen, diese oder jene Krankheit festzustellen, hat mir bisher noch keiner erklären können. Geschweige denn, dass ich diese gefühlten zigtausend Pulsqualitäten selbst erspüren könnte. Und dennoch habe ich wiederholt festgestellt, dass die Diagnosen immer wieder mit dem übereinstimmten, was ich meinerseits mit meinem medizinischen Know-how, Laboruntersuchungen und auch bildgebenden Verfahren herausgefunden hatte.

Nein und nochmals nein, das eine lässt sich nicht gegen das andere aufwiegen, das Neue nicht gegen das Alte, das Erlernte nicht gegen das Fremde. Auch bei meinen Exkursionen auf den Spuren tibetischer Heilkunst musste ich wieder feststellen, dass sich die Rätsel der Weltmedizin nicht so ohne weiteres werden lösen lassen, dass es aber allemal lohnt, dem Fremden mit einer Offenheit zu begegnen, wie sie uns der Dalai Lama seit Jahrzehnten vorlebt. Demnächst wollen wir uns wieder treffen, um eine Kooperation bei der Behandlung von Rückenleiden, stressbedingten Erkrankungen und anderen Volkskrankheiten zu besprechen. Ich bin schon jetzt gespannt und freue mich auf den nächsten Flug über das Dach der Welt.

Unter Schamanen und Medizinmännern: Alles Magie?

Die Existenz des Menschen endet nicht,
wenn eine Krankheit oder ein anderer Umstand
seinen Tiergeist hier auf Erden tötet.

Nâlungiaq, Netsilik Inuit

Schamane: Schon das Wort schickt die Gedanken auf Reisen. Es klingt geheimnisvoll, auch bedrohlich für manche. Bunte Bilder malt uns die Phantasie aus. Wir sehen Männer in farbenprächtigen Umhängen oder mit einem Fell über den Schultern, schwarze Körper schneeweiß bemalt. Die Gesichter sind fremdartig geschminkt, mitunter hinter Masken versteckt, furchterregend auf den ersten Blick. Auch die faltigen Mienen uralt erscheinender Frauen kommen mir in den Sinn, ebenso wie die Indianer mit ihrem Federschmuck. Eine exotische Szenerie, ein spiritueller Reigen, in dem sich die wundersamsten Gestalten wie in Trance bewegen, mit Fetischen hantieren oder in sich versinken, um dann Beschwörungsformeln zu murmeln, von denen man meinen möchte, sie seien ihnen aus dem Jenseits zugeflogen.

Selbst wenn man nichts auf die Mysterien der Schamanen gibt, entführt einen der Gedanke an sie in ferne Welten. Skeptisch, ungläubig und dennoch insgeheim fasziniert imaginieren wir eine Terra incognita, von der wir annehmen, es müsse sie irgendwo weit weg gegeben haben, bei den Prärieindianern, in den Urwäldern Brasiliens, den Steppen Afrikas oder »Down Under«, bei den Aborigines im Outback des australischen Kontinents.

Ver-rückte Welten

Tatsächlich jedoch ist das Wort »Schamane« eines, das aus der Kälte zu uns kam. Forscher und Händler haben es Mitte des 17. Jahrhunderts von ihren Erkundungsreisen in die sibirische Unendlichkeit mitgebracht. Sprachgeschichtlich entstammt es dem Tungusischen und meint »jemanden, der erregt, bewegt und erhoben ist«, also einen auffälligen Menschen, dem die anderen mehr zutrauten, als sie selbst vermochten: einen, der »ver-rückt« war, der Normalität so weit entrückt, dass die Zeitgenossen glaubten, er lebe mit einem Teil seines Wesens in jenem »Jenseits«, von dem aus das irdische Dasein gesteuert würde. »Schamanen sind«, so die unterdessen gültige Definition, »spirituelle Spezialisten, die bei vollem Bewusstsein eine rituelle Ekstase herbeiführen können und dabei den Eindruck haben, ihre Seele würde den Körper verlassen und ins Jenseits reisen«.

Dass sie mithin auch in der Lage sein mussten, die Ursachen jeglicher Krankheiten zu erkennen und den bösen Zauber des Leids abzuwenden, verstand sich von selbst. Und so war es dann durchaus naheliegend, dass der Begriff des »Schamanen« im Zuge des europäischen Vordringens in die Lebensräume der Naturvölker, insbesondere während des 19. Jahrhunderts, zunehmend gleichbedeutend mit dem des »Medizinmannes« verstanden wurde. Ganz korrekt ist das nicht, insofern die Schamanen nicht bloß als »Heiler« verehrt, sondern mehr noch bei der Lösung individueller und gesellschaftlicher Konflikte zu Rate gezogen wurden.

Richtig ist gleichwohl, dass es stets hochsensible Menschen waren, denen die Rolle des Schamanen zufiel – Einzelgänger, die durch eine besondere Reizbarkeit, bisweilen durch epileptische Anfälle und durch längere geistige Abwesenheit oder Hellsichtigkeit auffielen. Symptome, die wir heute – wenn man böswillig ist –als Veranlagung zu einer geistigen Behinderung oder gar Wahnsinn diagnostizieren würden. Ihre Träger von vornherein als Scharlatane zu verdächtigen, wäre aber falsch, obwohl gewiss nicht auszuschließen ist, dass sich nicht wenige Halunken und Rosstäuscher unter die Kundigen und Überzeugten mischten. Mehr denn je sind diese Zweifel heute angezeigt, in Zeiten um sich greifender Esoterik, auch des Selbstbetruges. Würde ich mich hier auf einen Streit einlassen, kämen wir aber vom Hundertsten ins Tausendste.

HELLSICHTIGKEIT Im Schamanismus herrscht ein magisches Gesundheits- und Heilverständnis vor. Schamanen beanspruchen, durch magische Praktiken zu heilen, wozu auch die sogenannte Hellsichtigkeit gehört, die eine über die normale Sinneswahrnehmung hinausgehende – auch vorausschauende – Empfänglichkeit meint.

Und dennoch, trotz aller berechtigten Skepsis kann man nicht ernsthaft über die Geschichte und die Bedeutung der Weltmedizin sprechen, ohne den Schamanen Respekt zu zollen. Erstens waren sie, wenn auch nicht ausschließlich, naturkundlich bewanderte Kenner von pflanzlicher Heilkraft. Und zweitens handelten sie als Heiler aus einem Menschen- und Weltverständnis heraus, das die Krankheiten immer in einem größeren Zusammenhang begriff, sozial und gesellschaftlich sowie individualpsychologisch und seelisch bedingt. Insofern stehen die Schamanen, Zauber hin oder her, dann doch wieder in einem historischen Kontinuum, das alle Medizinmänner und -frauen seit jeher weltweit verbindet. Auch versteht die Ethnomedizin, die Wissenschaft von der Geschichte der Heilkunst, den Schamanismus inzwischen als ein ursprüngliches Heilsystem, das zugleich Sinnstiftung und Lebenshilfe zum Ziel hat.

Im Laufe der Jahrtausende unter den verschiedensten religiösen und mythologischen Voraussetzungen praktiziert, ist er selbst nicht als Religion anzusehen, wohl aber als ein medizinisches Glaubensbekenntnis, das die heilende Kraft der Natur in den Mittelpunkt stellt, stets ausgehend von der Überzeugung, dass alles, was existiert, beseelt und in ständigem Wandel begriffen ist. Der Weg, auf den dieses Denken führt, ist ein spiritueller. Die Schamanen verstehen sich gleichsam als überzeitliche Bewahrer und Vermittler geistiger Heilkräfte, die sie mit bewusstseinserweiternden Verhaltensweisen, zum Beispiel mit Meditation und Trance erlangen.

Wissensverlust durch religiösen Wahn

In späteren Epochen, zumal nach der fortschreitenden Christianisierung der Welt, standen Pflanzenheilerinnen sowie spirituelle Heiler und Seelsorger unter dem Generalverdacht der Gotteslästerung. Weil man ihnen unterstellte, des Teufels zu sein, wurden naturheilkundige »Kräuterfrauen« als Hexen verbrannt. Über drei Millionen Menschen wurden angeklagt. Es dauerte Jahrhunderte, bis die »heilige Inquisition« von ihrem wahrhaft unseligen Treiben abließ. Wenigstens in Europa machte die Aufklärung dem Spuk im 18. Jahrhundert ein Ende, nicht so in Afrika und anderen Teilen der Welt. Noch im 20. Jahrhundert sollen allein in Tansania mehr als 10 000 Schamanen dem religiös aufgeheizten Massenwahn zum Opfer gefallen sein. Auf Java wurden Heiler von Zivilisten erschlagen, während verschiedene Staaten Afrikas nochmals verschärfte Gesetze gegen die »Hexerei« erließen. Vielleicht war das sogar nötig, um dreisten Ganoven das vermeintlich magische Handwerk zu legen. Doch wie oft mögen dahinter noch ganz andere Motive und Machtinteressen gesteckt haben. Im Ergebnis ging jedenfalls sehr viel medizinisches Wissen verloren.

Denn so befremdlich das inzwischen für uns klingen mag, mit ihrer Fähigkeit, sich in mögliche Zusammenhänge zwischen »Himmel und Erde« einzufühlen, haben die Schamanen, männliche wie weibliche, Heilkräfte entwickelt, die uns nach wie vor in Erstaunen versetzen. Auf Hawaii, in Mexico und in Asien bin ich ihnen auf die Spur gekommen, ich traf dort Menschen, die gleichzeitig als Heiler, Psychiater, Philosophen, Wahrsager, Dichter und Denker wirken. Sie deuten Träume, wie es auch der Begründer der Psychoanalyse, Sigmund Freud, getan hat, begleiten Gebärende und Sterbende, halten Krankenwache, salben und beerdigen Tote. Sie heilen mit Worten und Gesang, mit Tanzritualen sowie mit dem Auflegen ihrer Hände . Mit der medikamentösen Wirkung bestimmter Pflanzen und Mineralien kennen sie sich ebenso aus wie mit den Regeln einer heilsamen Ernährung oder therapeutischen Bewegungsübungen. Indem sie bei der Behandlung ihrer Patienten über Generationen hinweg zurückblickten, haben die Schamanen vorzeiten sogar schon manche Erkenntnisse der modernen, wissenschaftlich begründeten Vererbungslehre vorweggenommen. Mit ihrer rituellen Beschwörung »verlorener Seelen« ist es ihnen gelungen, die Menschen von Ängsten zu befreien, von »Geistern und Dämonen«, in deren Hand sich die frühen Gesellschaften wähnten.

HEILEN MIT MUSIK UND HÄNDEN Verbreitet im Schamanismus ist das Musizieren bei der Krankenbehandlung (zum Beispiel mit der Schamanentrommel). Bestimmte Melodien und Rhythmen sollen die Heilgeister herbeirufen. Zu den magischen Praktiken gehört auch die Handbehandlung, in deren Rahmen bisweilen der Eindruck vermittelt wird, als dringe der Schamane in den Körper ein, um die Krankheit zu entfernen.

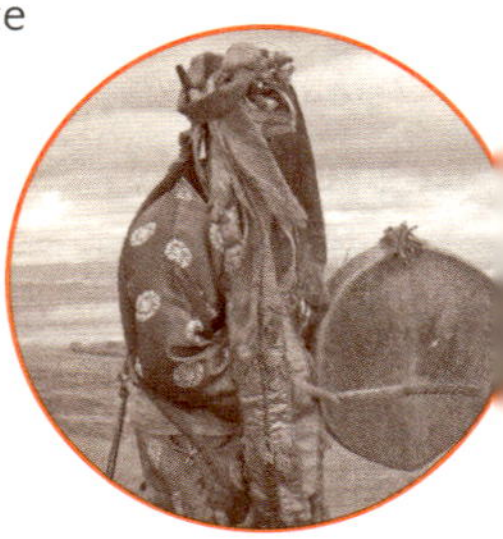

Da sie alles zusammennahmen, die Naturmedizin mit der Psychologie verbanden, ohne den Begriff schon zu kennen, sind die Schamanen, sofern sie als Medizinmänner oder -frauen wirkten, über die Jahrtausende hin so etwas wie der Fels in der Brandung menschlichen Krankseins gewesen: Heilkundige im wahrsten Sinne des Wortes. Natürlich muss uns, was sie praktizierten, heute irgendwie mystisch anmuten. Und fraglos wäre es töricht, wollten wir annehmen, zukünftig wieder auf ihrem Niveau behandeln zu können. Wer das propagiert – und an Scharlatanen, die uns das einreden wollen, fehlte es in der esoterischen Szene nicht –, muss sich nicht wundern, wenn man ihn des Hokuspokus verdächtigt, einerseits. Anderseits ist nicht zu bestreiten, dass es nach wie vor Menschen gibt, von denen auf unerklärliche Weise eine heilsame Wirkung ausgeht. Ich habe es erlebt.

Unerklärbare geistige Heilkräfte in Hawaii

Anfang der 1990er Jahre war ich zu einer Fachtagung nach Asien eingeladen. Es ging um die technischen Fortschritte in der Radiologie, um das Neueste vom Neuen. Ich flog über San Francisco nach Japan, nahm mir aber Zeit für einen längeren Zwischenstopp auf Hawaii. Endlich wollte ich mir einen persönlichen Eindruck von der hawaiianisch-polynesischen Kultur verschaffen, von dem viel umschwärmten Inselparadies. Dabei ging es mir nicht um Traumstrände und Luxushotels, deren Gäste bei Folklore-Darbietungen im Stundentakt mit Blumenketten behängt werden. Vielmehr hoffte ich, auf Menschen zu treffen, die von ihrer überlieferten Kultur noch so durchdrungen waren, dass sie sie nicht vermarkten mussten. Der Zufall kam mir zu Hilfe. Ein Fremder, dem ich durch mein suchendes Umherstreifen aufgefallen sein musste, lud mich ein, ihn zu einem Fest jenseits der Touristenpfade zu begleiten.

Anfangs sah alles aus wie auf den Werbefotos der Reisebüros. Auch hier wurden mir die berühmten Blumenketten umgehängt, allerdings nicht ruckzuck, sondern mit einer Geste, die mir das Gefühl gab, in die fremde Gemeinschaft aufgenommen zu sein. Gut erinnere ich mich an den Duft der exotischen Blumen. Alles schien ganz selbstverständlich, keineswegs so, als ob ich irgendwelchen »Eingeborenen« beim Tanzen zuschaute. Als ich aufgefordert wurde, selbst mitzumachen, tat ich das mit ungewohnter Leichtigkeit. Nichts kam mir verwunderlich vor, auch nicht die anschließende Begegnung mit einem Mann, der in einem sonnendurchfluteten Raum saß und still vor sich hin starrte. Später verstand ich, dass es eigentlich kein Starren war, sondern ein Zustand der Versenkung, in den er sich versetzt hatte. Langsam nahm er mich wahr, um dann, plötzlich wieder ganz gegenwärtig, nach meiner Hand zu fassen. Ob er vielleicht meinen Puls fühlte, kann ich nicht sagen. Ich fühlte mich mit einem Mal nur ganz entspannt und ruhig, erfüllt von einer unbekannten Energie. Da wir uns sprachlich nicht verständigen konnten, war es mir unmöglich, den Mann zu fragen, was er tat, um die Wirkung, die ich spürte, zu erzielen. Sicher bin ich mir jedoch, dass es ihm – technisch gesprochen – gegeben war, so etwas wie eine emotionale Synchronisation herzustellen. Dabei hatte mir mein Begleiter schon vorher gesagt: »Wenn du diesen Mann triffst, wirst du dich einfach gut fühlen.« Glauben wollte ich ihm das zuerst nicht. Jetzt weiß ich, dass es zwischen Himmel und Erde mehr gibt, als sich unsere schulmedizinische Weisheit vorzustellen vermag. Und auch wenn mich das in der rationalen Überzeugung, dass alles irgendwie vernünftig zu erklären sein muss, nicht beirren sollte, hat es mich doch einmal mehr gelehrt, dem Unerklärlichen nicht von vornherein den Respekt zu versagen. Außerdem hat die medizinische Forschung jüngst herausgefunden, dass es sogenannte Spiegelneuronen gibt, die die Übertragung bestimmter Verhaltensweisen von Mensch zu Mensch ermöglichen. Absichtliches Handeln zur eigenen Inspiration und Ruhefindung kann somit auch auf andere beruhigend und entspannend wirken.

Umso mehr ist deshalb anzuerkennen, dass es sich auch beim Schamanismus – wissenschaftlich verbürgt – um eine spezielle Ausprägung der »Ars medicinae« handelt, also um eine Heilkunst, die lehrt, wie Krankheiten vermieden, geheilt oder gelindert werden können. Ihre Erkenntnisse und das Wissen um die Methoden werden von Generation zu Generation, vom Lehrer auf den Schüler weitergegeben. Kaum etwas ist niedergeschrieben und selten in Worte zu fassen, da meist nicht definiert werden konnte und kann, was im Einzelfall hilft. Vielleicht ein Wort, ein Mantra oder ein tranceartiger Zustand, Musik, Tanz, eine Massage, ein Amulett, eine Pflanze? Wer weiß. Und was spielt es schließlich für eine Rolle, solange den Menschen geholfen wird. Wer heilt, hat Recht. Ihre Kraft bezogen die Schamanen aus dem

Urvertrauen in die Natur. Gerade auf Hawaii hatten sie deren gewaltiges Vermögen immer vor Augen, was mir nie bewusster geworden ist als bei einem Rundflug über die ständig brodelnden Vulkane. Der Blick direkt ins Auge, in die Glut eines Vulkankraters lässt mich bis heute nicht los. Das Gefühl, ein wesentlicher, aber winziger Teil des Werdens und Vergehens zu sein, aus dem Feuer kommend, zu Asche werdend und in anderem Zustand weiter zu existieren oder als Bestandteil eines anderen Lebewesens »wiedergeboren« zu werden, machte mich fröhlich und dankbar zugleich.

Dem Medizinmann, in dessen Hände ich auf Hawaii so unerwartet geraten war, bin ich nach wie vor dafür dankbar, dass er mir die Augen geöffnet hat für das Einfache, mit dem wir uns in der Hektik der modernen Welt oft so schwer tun: Heilen ohne Medikamente oder Eingriff in den Körper, nur mit der Kraft der Stille und der Intuition. Dass das kein Patentrezept ist, kein Allheilmittel, liegt auf der Hand. Keine noch so große Stille kann ein gebrochenes Bein heilen oder einen Leberschaden beheben. Bei einem Herzinfarkt oder Schlaganfall bedarf es selbstverständlich schneller ärztlicher Hilfe. Aber wäre solchen Erkrankungen nicht auch von Fall zu Fall vorzubeugen, wenn wir uns etwas von der sprichwörtlichen Gelassenheit der Haiwaiianer zu eigen machten, von ihrer »Aloha-Mentalität«? Nein, das ist nicht banal, im Gegenteil. Ist doch Aloha nicht bloß der sprachliche Ausdruck großer Lebensfreude. Vielmehr bezeichnet es zugleich eine bestimmte Verhaltensweise. »Alo« steht für den Moment der Einatmung, »Ha« für den des Ausatmens. Wird der Rhythmus des Luftholens mit der Aussprache der beiden Silben verbunden, führt das automatisch zu Entspannung und innerer Beruhigung, beim Arbeiten, beim Wandern, beim Sport oder sonst wo.

Lass los und lebe!

Diese Form der emotionalen Beruhigung durch bewusste und unbewusste Atemtechnik wird auch beim gemeinsamen Musizieren und Singen, in der hawaiiarischen Heilkunst, bei Massagen und besonderen psychotherapeutischen Behandlungen, wie dem sogenannten Ho'oponopono, einer hawaiianischen Form der Konfliktlösung, genutzt, so erfuhr ich. Beim Ho'oponopono, einer zeremoniellen Zusammenkunft von Familien oder sonstigen Gemeinschaften werden gemeinsam interpersonelle Probleme diskutiert. Durch wechselseitige Schuld- und Reuebekenntnisse wird um Vergebung gebeten. So versuchen sich die Menschen von psychischen Belastungen zu befreien. Sie beschließen die Zeremonie in Gelöstheit mit gemeinsamem Essen und Musik. Mut lernen durch Sprechen und Verzeihen, den Geist frei machen und sich öffnen für sich selbst und den oder die anderen. Sein Innerstes fühlen und vielleicht auch das, was die Welt zusammenhält. Das ist meine Interpretation der Bedeutung dieser Zeremonie.

Beeindruckend, oder nicht? Auch wenn man skeptisch ist und sicherlich genügend Rückfälle zu verzeichnen sind. Aber das Prinzip erscheint mir nachahmenswert – gerade angesichts zunehmender Unsicherheit und negativen Stresses, sowie ausufernder Brutalität weltweit. Könnte da nicht Ho'oponopono eine friedensstiftende Methode, auch im politischen Raum sein?

In sozialen, interpersonellen oder interkulturellen Konflikten helfen keine Pillen und auch keine Heilpflanzen! Selbst die Noni-Frucht nicht, eine seit 2000 Jahren genutzte Pflanze der polynesischen Heilkunde gegen frühzeitiges Altern und Faltenbildung, gegen depressive Verstimmungen und Magenschmerzen.

Eine weitere Heilpflanze, die ich kennengelernt habe, war der wilde weiße Ingwer (Zingiber zerumbet). Er bereichert die fruchtbaren Berglandschaften Hawaiis mit seinen betörenden Düften und seiner Schönheit und wird traditionell wegen seiner antibakteriellen und entzündungshemmenden Wirkung bei Erkrankungen des Magen-Darm-Traktes verordnet. Angeblich soll er auch gegen Epstein-Barr-Viren wirken, die das Pfeiffersche Drüsenfieber und verschiedene Erkrankungen des lymphatischen Systems auslösen. Bei Friseuren ist die Pflanze wegen ihrer feuchtigkeitsspendenden Wirkung bekannt. Und vom Lichtnussbaum wird das Öl der KuKui-Nuss verwendet, mit dem ich bei der Lomi-Lomi-Massage von Kopf bis Fuß verwöhnt wurde. Dies kommt mir immer wieder in den Sinn, wenn ich mich an meine Tage auf Hawaii erinnere.

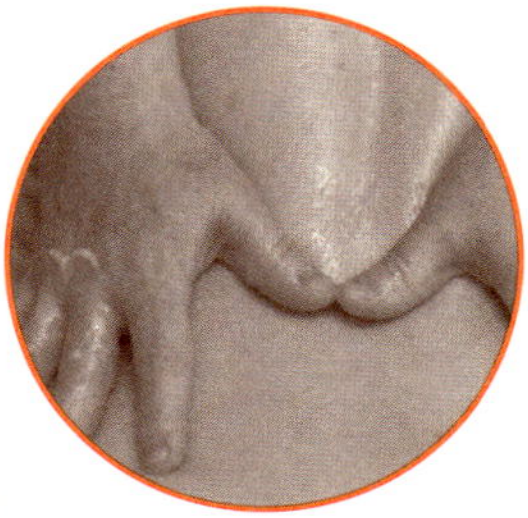

LOMI-LOMI-MASSAGE Dies ist die traditionelle hawaiianische Massageform, die bei uns heute überwiegend als Wellness-Behandlung angeboten wird, ihrem Ursprung nach aber nicht nur der Entspannung, sondern der körperlichen, seelischen und geistigen Reinigung diente. Ähnlich der traditionellen chinesischen Medizin (TCM) geht die schamanisch-hawaiianische Philosophie davon aus, dass Blockaden den Energiefluss im Körper behindern und Krankheiten bzw. Verspannungen verursachen können. Durch eine ausgedehnte (häufig zwei Stunden dauernde) Massage und unter Einsatz von reichlich Öl werden solche Blockaden gelöst und die Harmonie von Körper, Geist und Seele wiederhergestellt.

Beobachten und Empirie statt Kernspin und Labor

Was die bewusste Wahrnehmung natürlicher Lebensfunktionen angeht, haben uns die einstigen Naturvölker noch immer (oder sollte man sagen: schon wieder) vieles voraus. Da ihre Medizinmänner noch nicht über die anatomischen Kenntnisse unserer Tage verfügten, mussten sie auf ihre Beobachtungsgabe vertrauen, sich auf das empirisch gesammelte Wissen verlassen. Wovon ihre Patienten betroffen waren, konnten sie nur versuchen, sich aus den Lebensumständen zu erklären, den tatsächlichen sowie den mythischen, die sie hinter dem weltlichen Geschehen vermuteten. Beides stand für sie in einem kausalen Zusammenhang. Keine Krankheit, die die Heiler nicht auf diese schicksalhafte Verkettung des großen Ganzen zurückführten. Das mag zum einen zahllose Fehldiagnosen nach sich gezogen haben, zum anderen aber half es den Menschen, sich ihr Schicksal zu erklären, nicht ahnungslos zu verzweifeln. Zu den Aufgaben eines Medizinmannes, seltener einer Medizinfrau, gehörte nicht bloß die Heilung von Krankheiten und Wunden. Sie gewährten zugleich seelischen Beistand. Sie waren auch spirituelle Führer, die zwischen dem alles überwölbenden Jenseits und der irdischen Wirklichkeit vermittelten. Sie »sprachen« mit den Göttern, »versöhnten die Geister«, standen »mit den Seelen der Verstorbenen in Verbindung« und baten sie um Hilfe. Das verhielt sich bei den Aborigines grundsätzlich nicht anders als bei den Buschmännern Afrikas oder den Prärieindianern. Die Seele, glaubte man, sei unsterblich.

Auch die Ureinwohner Nordamerikas verstanden den Menschen als ein Wesen, das harmonisch in die Natur eingebunden ist, ursächlich verbunden mit Pflanzen und Tieren sowie mit den Himmelskörpern. Krankheiten betrachteten die Indianer als ein Symptom dafür, dass der

Betroffene mit seiner Umwelt, der sozialen, der natürlichen und der göttlichen ins Ungleichgewicht geraten war. Damit befanden sie sich, obwohl räumlich weit voneinander entfernt, in einer weltanschaulichen Übereinstimmung mit den Maya, die ebenfalls davon ausgingen, dass das menschliche Leben durch das Zusammenspiel von Körper, Natur und sozialem Umfeld geprägt werde, durchstrahlt zudem von einer Energie, die sie als göttliches Wirken verstanden. Kam innerhalb dieser austarierten Wechselwirkung etwas aus dem Lot, stellten sich Krankheiten ein, die dann wiederum sowohl körperlich mit pflanzlichen Mitteln und Massagen wie auch spirituell mit rituellen Zeremonien ausgetrieben werden mussten. Die Heiler waren zugleich Ärzte, die medizinisch therapierten, wie auch Priester, die die Seelen auf Traumreisen schickten, damit sie wieder in den Körper zurückfanden.

Dass das die Menschen während der griechischen Antike wenig anders sahen, belegt nur, dass die Geschichte der Menschheit trotz unterschiedlicher Herkunft und Hautfarbe überall ähnlich verlief, dass es also keinen Grund gibt für die Erhebung der einen über die anderen. Auch die Apachen im amerikanischen Westen glaubten nicht mehr und nicht weniger, als dass ihre Krankheiten auf einen Fluch der Götter zurückzuführen seien, hervorgerufen etwa durch den respektlosen Umgang mit den heiligen Fetischen, die wiederum den Medizinmännern anvertraut waren. Indem sie den Tanz der Krieger inszenierten, erlösten sie sie von ihrer Furcht. Kehrten die Männer verwundet zurück, wurden sie mit Kräutern behandelt. Magische Rituale machten ihnen wieder Mut; in der Trance vergaßen sie den Schmerz, den natürlich auch die Indianer, entgegen der landläufigen Redewendung, kannten.

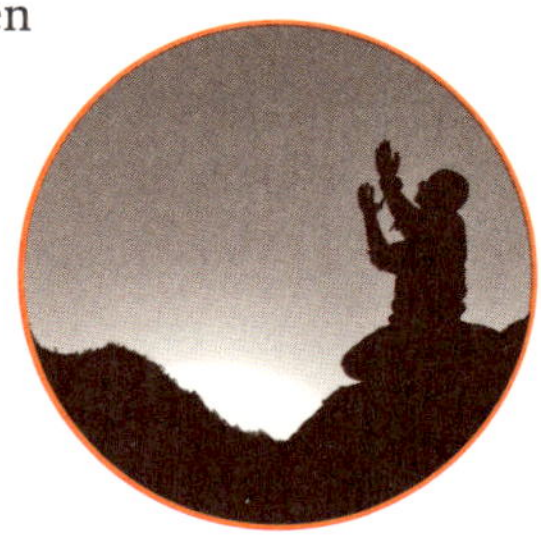

RITUALE Magische Rituale bei der Heilbehandlung verweisen auf einen transzendenten Kontext des Krankheitsverständnisses. Zur Heilung ist ein günstiger Einfluss der Götter notwendig, der durch ritualisierte Handlungen hervorgerufen werden soll. Verbreitet vor allem in der Medizin der Naturvölker, sind Rituale wie Gebete und Wallfahrten aber auch in der westlichen Welt zur Unterstützung der Genesung nicht selten, bleiben dem naturwissenschaftlichen Medizinverständnis jedoch fremd.

Kann man das alles, wie wir es lange getan haben, als die Irrlehre »primitiver Naturvölker« abtun? Verhalten wir uns nicht ziemlich naseweis, wenn wir glauben, auf diese spirituelle Behandlung nichts geben zu müssen? Ist es denn primitiv, wenn Aborigines ihr Land als heilig verehren, weil es ihnen in der »Traumzeit« – so nennen sie den Ursprung der Existenz – von ihren Ahnen »geschenkt« wurde und sie aus ihm »ewig« Kraft tanken können, besonders wenn sie in der Natur wandeln? Auf alten »Traumpfaden träumen«, die Entstehung allen Seins dabei fühlen, so ungefähr nennen sie diese Form von Achtsamkeit und Bewegungsmeditation, wie es mir ein Nachfahre der Aborigines in Australien einmal erklärte.

Tatsächlich hat sich die Schulmedizin mit der Arroganz gegenüber dem, was ihr nicht mehr oder noch nicht geläufig ist, schon oft genug blamiert, zuletzt, als sie die Psychoanalyse zunächst für einen faulen Zauber hielt. Manche Kollegen, hochqualifizierte Fachärzte, so höre ich immer mal wieder von meinen Patienten, würden diesen Hochmut gegenüber Psychologen oder Psychiatern bis heute pflegen, obwohl das mittlerweile nichts weiter als lächerlich ist, mitunter nicht ungefährlich für den Patienten, insofern ein solches Verhalten Fehldiagnosen nach sich ziehen kann. Symptome werden dann medikamentös, schlimmstenfalls operativ behandelt, obwohl sie sich allein einer psychischen Disposition verdanken.

Sobald das Vorurteil den Verstand ausschaltet, kann der Arzt weniger ausrichten, als man von ihm erwarten darf, mitunter sogar weniger als die Heiler ehedem. Die Medizinmänner der Indianer jedenfalls waren sich der heilenden Wirkung des Geistes durchaus bewusst. Was ihnen an medizinischem Wissen fehlte, haben sie wenigstens teilweise durch menschliches Einfühlungsvermögen ausgeglichen. Damit verliehen sie ihren »Stammesbrüdern« eine mentale Stärke, die ihnen geholfen hat, selbst großes Leid klaglos zu ertragen. Insofern mag die Aussage »Indianer kennen keinen Schmerz« nun doch wieder mehr sein als eine literarische Erfindung des 19. Jahrhunderts.

Heute weiß ich aus eigener Nachforschung, dass die Heilungszeremonien ein wichtiger, wenn nicht der wichtigste Bestandteil indianischer Medizin gewesen sind. Die Rituale, in die die Familien, Freunde, der ganze Stamm einbezogen waren, stifteten Identität. Sie schufen sozialen Zusammenhalt durch das Gemeinschaftserlebnis – etwas, das wir uns angesichts zunehmender Vereinzelung kaum mehr vorzustellen vermögen. Zwar gab es nie die eine indianische Medizin. Indianer waren und sind so verschieden wie die Europäer oder die Afrikaner. Dennoch lassen sich gewisse Grundkonzepte und Haltungen ausmachen, auf denen die Behandlungen aller aufbauen. In erster Linie war das eine Art Seelentherapie, eben ein psychotherapeutischer Ansatz, wie wir heute sagen würden. Dazu wurden die Menschen, wiederum vergleichbar mit den auf Hawaii üblichen Methoden, in Trance und Ekstase versetzt. In der Hoffnung, der Ursache einer Krankheit als göttlich verhängte Strafe auf den Grund zu kommen, versenkten sich die Heiler gleichsam betörend. Ebenso wichtig war allerdings, dass sich auch der Kranke dadurch »entrücken« ließ. Ging es doch, nüchtern betrachtet, darum, ihn in einen Bann zu schlagen, der die Krankheit vergessen machte. Im Jargon der Gegenwart ausgedrückt, heißt das: seine Festplatte sollte gelöscht und ihm so die Möglichkeit eröffnet werden, sein womöglich krank machendes Verhalten zukünftig zu verändern.

Dass das nicht so taktisch geplant erfolgte, wie wir heute vorgehen, sondern intuitiv, ändert nichts daran, dass es sich um eine Therapie handelte, die sich auf empirisch gesammelte Erfahrungen stützte. Man hatte erkannt, wie heilend es wirken kann, wenn man den Patienten von der geistigen Fixierung auf sein Leid erlöst. Keinen anderen Weg haben die Psychologen Ende des vorletzten Jahrhunderts in Wien, in Leipzig und Berlin eingeschlagen. Allerdings waren schon die indianischen Medizinmänner und Schamanen nicht mehr so naiv, sich allein von der Beschäftigung mit der Psyche die Heilung jeglicher Wunden zu erhoffen. Soweit die historische Forschung zurückblicken kann, habe sie stets dual behandelt, so ganzheitlich, wie ich es hier schon mehrfach am Beispiel anderer kulturhistorischer Ausprägungen der Weltmedizin erläutert habe. Die seelische Therapie war untrennbar mit der medikamentösen verbunden. Dazu diente, was die Natur hergab, Kräuter, die verabreicht oder aufgelegt und bisweilen, zur Tinktur verarbeitet, eingerieben wurden; auch Honig, zerstoßene Tierknochen, Kristalle, Erde und Schlamm standen im Ruf zu heilen.

Nicht jede Tasse passt in jeden Schrank

Ein mühsamer Weg bis heute. Denn sich krank zu fühlen, ohne körperlich krank zu sein, ausgebrannt zu sein, ohne dass andere es spüren, niedergeschlagen zu sein, ohne verständlichen Grund, oder für Schmerzen und Ängste besonders empfänglich zu sein – all dies wurde zunehmend zum Behandlungsfeld der sich entwickelnden psychischen Disziplinen. Applaus erhielten die als »Seelenklempner« Diffamierten zunächst nicht von Schulmedizinern, aber zunehmend von Patienten. Eigentlich beschämend für die Ärzteschaft, nahm doch die Behandlung von psychischen Erkrankungen ihren Ausgang bereits in der hippokratischen Medizin, die natürliche Ursachen auch für seelische Erkrankungen anführte. Traditionell ist die Psychologie eng an die Philosophie angebunden. Platon und Aristoteles vertraten bereits in der Antike die komplexe Lehre von der menschlichen Seele, einer

Individualseele als der im Organismus vorhandenen Kraft der Lebendigkeit.

Grundlegend für die klinische Psychologie in Diagnose und Therapie waren Siegmund Freud (1856–1939) mit seiner Psychoanalyse und sein Schüler C. G. Jung (1875–1961) mit seiner analytischen Psychologie. Mit dem schon erwähnten Georg Groddeck, der eine radikale Position in der Krankheitsentstehung vertrat und organische Krankheiten als Ausdruck seelischer Konflikte postulierte, kamen erstmals von ärztlicher Seite psychosomatische Impulse in die wissenschaftliche Diskussion. Der Kranke habe nicht nur eine Krankheit, sondern er ließe sie geradezu entstehen, war die Position auch Viktor von Weizsäckers (1886–1957), einem der Begründer der psychosomatischen Medizin. Nach grundlegender Kritik an der Psychosomatik durch Ärzte und Wissenschaftler wegen der nicht nachweisbaren psychischen Ursachen von Krankheiten, erhob Alexander Mitscherlich (1908–1982) die Forderung, den Menschen auch in einem »naturwissenschaftlichen« Blickwinkel als Subjekt zu verstehen. Wie gut. Als medizinisches Fach wurde die Psychosomatik in Deutschland erst 1992 als Psychotherapeutische Medizin und 2003 als Psychosomatische Medizin eingeführt.

Wie bedrückend für mich, wenn somatisch orientierte Ärzte heute noch vor den psychischen Komponenten einer Erkrankung die Augen verschließen und umgekehrt psychisch orientierte Therapeuten psychische Symptome überbewerten.

Schon die indianischen Medizinmänner und Schamanen waren nicht so naiv, sich allein von der Beschäftigung mit der Psyche die Heilung jeglicher Erkrankungen zu erhoffen. Soweit die historische Forschung zurückblicken kann, haben die Heilkundigen stets dual behandelt, so ganzheitlich, wie ich es hier schon mehrfach am Beispiel anderer kulturhistorischer Ausprägungen der Weltmedizin erläutert habe. Die seelische Therapie war untrennbar mit der medikamentösen verbunden. Dazu diente, was die Natur hergab, Kräuter, die verabreicht oder aufgelegt und bisweilen, zur Tinktur verarbeitet, eingerieben wurden; auch Honig, zerstoßene Tierknochen, Kristalle, Erde und Schlamm standen im Ruf zu heilen.

Heilen durch Wärme und natürliche Antibiotika

Hinzu kamen verschiedene Rituale der direkten körperlichen Einwirkung. Am gebräuchlichsten war bei den Indianern Nordamerikas das »Schwitzhütten-Ritual«. Verbunden mit der Anrufung des großen Manitu, der obwaltenden Kraft, die in allem wirkt, sollte es den Menschen äußerlich und innerlich reinigen, ihn wieder mit dem Geist der Welt vereinen. Die Schwitzhütte, in der es vollzogen wurde, führten die indianischen Nomaden auf ihren Wanderungen durch die Prärie stets mit sich. Als heilige Miniaturversion des Kosmos symbolisierte sie Himmel und Erde, mit der Erde als Mutter und dem Himmel als Vater. Der aufsteigende Dampf der glühenden Steine – dem weiterlebenden Urfeuer – wurde als Atem der Vorfahren und Vorzeit empfunden. Schwitzen sei ein andächtiges meditatives Ritual des »Einswerdens« mit allen und allem, heilsam für die Seele und den Körper gleichzeitig. Das erklärte mir ein Indianer, den ich während meiner wissenschaftlichen Studien an der Universität San Francisco kennenlernte. Dabei war die Schwitzhütte eine durchaus provisorische Einrichtung. Sie bestand aus einem Holzgestell, das mit Tüchern und Zeltbahnen abgedeckt war, so dass im Inneren völlige Dunkelheit herrschte. In der Mitte des Raums befand sich eine Mulde mit heißen Steinen, die zuvor im Feuer glühend erhitzt worden waren. Von Zeit zu Zeit wurden sie mit Wasser und Kräuteressenzen übergossen. Ganz praktisch stärkte das die Abwehrkräfte des Körpers. Es härtete ihn ab gegen Kälte und andere Unbill des Wetters. Die Durchblutung wurde angeregt. Die Blutgefäße weiteten sich, um sich dann durch die anschließende Abkühlung wieder zusammenzuziehen. Ein Kreislauftraining, das es dem Körper erlaubte, sich leichter auf die wechselnden Umweltreize des Lebens in der freien Natur einzustellen, was nun wiederum die Psyche stärkte. Sicher kennen wir das alles aus der eigenen Saunaerfahrung. Nur: sind wir uns des Zusammenhangs von seelischen und körperlichen Widerstandskräften noch so bewusst, wie es die Indianer waren?

Dabei gibt es vieles, was wir aus ihrer Heilkunde übernommen haben und bei Beschwerden verwenden, ohne noch viel darüber nachzudenken, wer die gesundheitsfördernde Wirkung der Medikamente entdeckte und ob letztendlich wissenschaftliche Studien alle erfahrungsheilkundlichen Wirkungen endgültig belegen können. Man denke an das Teebaumöl zur antibakteriellen und pilzabtötenden Wirkung ebenso wie an den Honig, an den wilden Ingwer gegen Darmkoliken oder an die Minze – innerlich zur Verdauungsverbesserung, äußerlich gegen Hautjucken oder Kopfschmerzen. Letztere wurde etwa von Cherokee-Indianern jahrhundertelang eingesetzt, ebenso wie die wilde Brombeere – die Blätter gegen Zahnfleischbluten und bei Infekten, da sie wie die Minze reich an Vitamin C und Magnesium sind sowie Zink und Folsäure enthalten. Oder denken wir an den »Sonnenhut«, Echinacea, der aus der Neuen Welt zu uns kam. Die Indianer verwendeten seine Wurzeln und Blätter zur Heilung von Wunden. Ein Vorbild, an das wir uns nach wie vor halten, wenngleich wir nicht mehr direkt mit den Pflanzen als solchen arbeiten, sondern von der pharmazeutischen Verarbeitung ihrer Wirkstoffe profitieren, zumal wir sie überdies zur Stärkung des Immunsystems, etwa vorbeugend gegen Erkältungen und Grippe sowie bei Infektionen der Harnwege und bei Husten einsetzen. Der Pflanzenextrakt ist die Grundsubstanz vieler abwehrsteigender Mittel, die längst zum gängigen Angebot der Apotheken und Drogeriemärkte gehören. Wer würde noch daran denken, dass wir uns damit zeitlich verzögert in die Behandlung indianischer Medizinmänner begeben, der allzu skeptisch beäugten »Wunderheiler«?

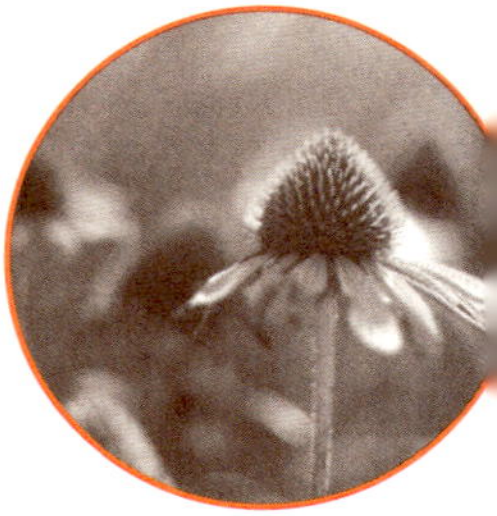

ECHINACEA Extrakte der Sonnenhutgewächse sollen sich günstig auf das Immunsystem auswirken und werden von vielen Menschen bei Erkältungen zu Hilfe genommen. Es gibt bisher allerdings keine Studien mit signifikanten Ergebnissen, die eine günstige Beeinflussung eines grippalen Infektes durch Echinacea-Produkte nachgewiesen hätten. Auch in der Homöopathie wird der Sonnenhutextrakt eingesetzt.

Gleiches gilt für die medizinische Nutzung der in vielen Gärten blühenden »Zaubernuss«. Auch bekannt unter dem botanischen Namen »Hamamelis virginiana«, wird sie zur Wundpflege bei Hautverletzungen eingesetzt.

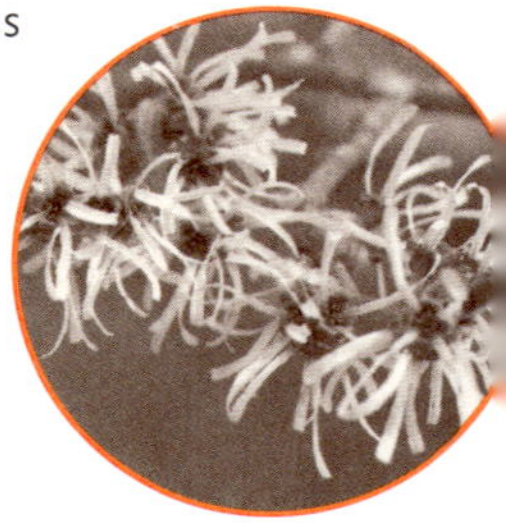

HAMAMELIS Die sogenannte Zaubernuss wird mittlerweile auch als pflanzliches Arzneimittel in Europa eingesetzt. Verwendung findet es vor allem bei Entzündungen und leichten Verletzungen der Haut oder auch zur symptomatischen Behandlung von Hämorrhoiden.

Unterdessen weltweit verbreitet, finden sich die Wirkstoffe dieser ursprünglich indianischen Heilpflanze in zahllosen kosmetischen Produkten für die Hautpflege sowie in Tinkturen und Extrakten gegen Entzündungen des Mund- und Rachenraums, genauso wie in Präparaten, die juckende Reizungen der Afterschleimhaut lindern, hervorgerufen zum Beispiel durch Hämorrhoiden.

Ohne zu übertreiben kann man sagen, dass die Indianer bereits auf dem heutigen Stand der Forschung behandelten, wenn sie sich die heilenden Kräfte der Natur zunutze machten, indem sie etwa den Vitamin-C-haltigen Saft von Feigenkakteen oder Elsbeeren gegen Skorbut einsetzten. Sogar die antibiotische Wirkung gewisser Schimmelpilze, die sie in vermoderter Eichenrinde fanden, war ihnen bereits bekannt. Alles Erkenntnisse, die sie aus der aufmerksamen Naturbeobachtung gewannen, lange bevor an ihre wissenschaftliche Erforschung zu denken war.

Wie in der Schulmedizin unserer Tage so gab es auch in der indianischen Heilkunst so etwas wie eine fachärztliche Spezialisierung, besser gesagt eine Arbeitsteilung: auf der einen Seite die Diagnostiker, die Welt- und Menschen-Versteher, die »Psychologen«, Schamanen oder Medizinmänner, ganz wie man will, und auf der anderen die »Mashki-kike-winini«, die Kräuterspezialisten – überwiegend Frauen. Sie kurierten mit Blättern, Beeren und Wurzeln, immer auch nach dem Grundsatz, Gleiches mit Gleichem zu behandeln, ein Prinzip, das sowohl bei Hippokrates und Galen zu finden ist als auch in der viel späteren Lehre der Hahnemann'schen Homöopathie oder den medizinischen Lehren von Rudolf Steiner (1861–1925), dem Begründer der Anthroposophie. Bittere Tränke (heutzutage etwa Magenbitter) wurden gegen bitter aufstoßende Beschwerden eingesetzt. Sie sollten die »Dämonen«, die den Menschen mit Blähungen und Bauchdruck zusetzen, aus Magen und Darm vertreiben. Gelbe Blütenpflanzen indes kamen gegen die Geister der Gelbsucht zum Einsatz, rote gegen Blutkrankheiten (heute wissen wir um die Eisenhaltigkeit roter Früchte oder Roter Beete). Die Wärme erzeugenden Chili- oder Pfefferanwendungen, als Salben oder Tinkturen verarbeitet, wurden gegen brennende Muskel-, Nerven- oder Rückenschmerzen eingesetzt. Feuchte Moose sollten die Mächte bannen, von denen man annahm, dass sie Lungenleiden, Husten und Asthma verursachten. Ähnliche Denkansätze hat es übrigens auch im spätmittelalterlichen Europa gegeben.

SIGNATURENLEHRE Gleiches mit Gleichem zu behandeln war auch im spätmittelalterlichen Europa üblich. Bei der damals vertretenen »Signaturenlehre« gingen die Ärzte ebenfalls davon aus, dass sich die Zeichensprache der Natur im menschlichen Körper widerspiegeln würde. Die Beschaffenheit der Moose, dachte man, gleiche den Verästelungen der Lunge. Von ihrer augenfälligen Ähnlichkeit mit verschiedenen Körperteilen wurde auf die heilende Wirkung dieser oder jener Pflanzen geschlossen. Noch Paracelsus (1493/94–1541) soll als einer der Letzten dieser Ansicht gewesen sein, was insofern verwundern mag, als sich etwa zur selben Zeit – im Zuge des naturwissenschaftlichen Aufbruchs während der Renaissance – die Erkenntnis durchsetzte, dass die medizinische Wirkung der Pflanzen allein auf ihre Inhaltsstoffe zurückzuführen ist, nicht auf die äußerliche Ähnlichkeit mit diesem oder jenem Körperteil. Wissenschaftlich wurde die Signaturenlehre ad absurdum geführt. Sie geriet in Vergessenheit, was ein Grund mehr dafür gewesen sein mag, dass die europäischen Entdecker Amerikas sich gar nicht mehr vorstellen konnten, ihre Ahnen wären einmal in ähnlichen Vorstellungen befangen gewesen wie die Indianer, die sie als abergläubisch verachteten.

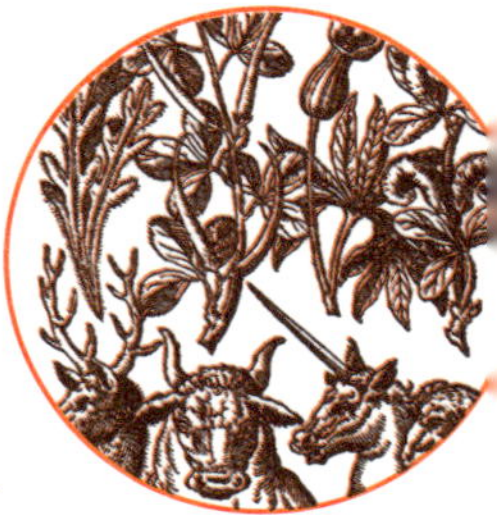

Die Kraft der Suggestion

Zivilisatorische Überheblichkeit trübte den Blick für die Wirksamkeit der tradierten Verfahren indianischer Heilkunst. In Bausch und Bogen wurde verworfen, worüber sich die zugereisten Siedler erhaben dünkten. Ihr religiöser Alleinvertretungsanspruch entfachte einen Kulturkampf, dem unter anderem ein großer Teil medizinischen Wissens zum Opfer fiel. Besonders im 19. Jahrhundert waren diejenigen, die noch darüber verfügten, persönlicher Verfolgung ausgesetzt. Die Schamanen mussten nicht selten um ihr Leben bangen. In etlichen Bundesstaaten Amerikas wurde ihnen die Ausübung der Rituale gesetzlich untersagt. Oftmals spielten auch bewusstseinserweiternde Drogen eine stimulierende Rolle, Pilze und Kakteen, vornehmlich die der Peyote-Arten. Ihre Spitzen wurden in Scheiben geschnitten und zerkaut. Das erzeugte Halluzinationen, die angeblich mystische Erfahrungen nach sich zogen. Zu Grundausstattung aller Medizinmänner gehörten deshalb Trommeln, Rasseln, Schalen und Mörser, kleine Holzfetische, Adlerfedern, Bergkristalle, Pfeilspitzen und Steinbeile. Dazu kam der »Medizinbeutel«. Gefertigt aus der Haut eines heiligen Tieres – die Indianer verehrten das Wild, das sie jagten –, enthielt der Ledersack Hirschschwänze, getrocknete Finger, den Magenstein eines Bisons und anderes mehr. Erst durch den Zauber dieser Fetische, durch den begleitenden Klang der Trommeln und Rasseln, glaubte man, würden die verabreichten oder aufgelegten Kräuter ihre heilende Wirkung entfalten.

TRAUMREISEN In den 1970er und 1980er Jahren erlangten die Bücher des amerikanischen Ethnologen Carlos Castaneda große Popularität, in denen er berichtet, wie er sich von einem Yhaki-Indianer namens »Don Juan« in den Gebrauch von Heilkräutern und

»Heiligen Kakteen« (Peyote) – in den »Pfad des Wissens« – einweisen lässt. Der als wissenschaftliche Feldforschung ausgegebene Bericht über seinen experimentellen Konsum bewusstseinserweiternder natürlicher Drogen war in Wahrheit eher Literatur als Ethnographie. Das durch die Bücher ausgelöste Interesse an nichtwestlichen spirituellen Erfahrungswelten befruchtete gleichwohl die Sozialwissenschaften, indem es den Blick auf eine geistig-geistliche Wirklichkeit lenkte, die das Handeln und Fühlen von Menschen ebenso bestimmt wie alle »objektiv« überprüfbaren Erfahrungen.

Alles esoterischer Humbug? Aus heutiger Sicht könnten wir das sagen, sollten jedoch bedenken, dass es den Nachgeborenen immer leicht fällt, klüger zu sein. Versteht man das Ganze dagegen hermeneutisch, also indem man versucht, sich in die Vorstellungswelt derer zu versetzen, die an das Unglaubliche glaubten, erweist sich der Zauber der Schamanen lediglich als die Begleitmusik zu ihrer naturheilkundigen Therapie, als eine Suggestion zur Stärkung der Selbstheilungskräfte. Wissen wir doch selbst, wie sehr der Glaube an die Wirkung eines Medikaments dieselbe befördern kann, während der Zweifel, die Überzeugung, dass die Tabletten ohnehin nur dazu da sind, die Umsätze der Pharmaindustrie zu steigern, oftmals den gegenteiligen Effekt zur Folge hat. Die »bittere« Medizin bleibt dann wirkungslos (weil beispielsweise nur unzureichend eingenommen), wie wir es ohnehin schon vermutet haben. Und umgekehrt kann ein Placebo – eine Medikation ohne wirksame Substanz – eine Wirkung erzeugen, nur durch die Verordnung einer vertrauten Person, eines Arztes oder der Mutter. Die Autorität von Ärzten und Heilern kann aus einem chemischen Nichts einen biochemischen Vorgang machen.

Die Kraft der Natur

Die psychische Vor-Disposition organischer Reaktionen steht außer Frage, heute wissenschaftlich nachgewiesen und seinerzeit von den Naturvölkern gläubig vorausgesetzt. Weil sie die Pflanzen- und Tierwelt spirituell verstanden und meinten, auch darin müsse irgendein Geist walten, konnten sie Behandlungserfolge erzielen, die uns noch heute, da wir alles auf die Analyse der Substanz zurückführen, in Erstaunen versetzen. Jedenfalls gelang es den Medizinmännern der Indianer, Entzündungen der Harnwege allein mit einem Tee aus den Blättern der Bärentrauben zu heilen. Das Öl, das sie aus den Samen der Nachtkerze gewannen, half bei Neurodermitis, Diabetes, Asthma und Arthritis sowie bei Menstruationsbeschwerden. Die Flavonoide und die Gerbstoffe des Weißdorns linderten Beschwerden in der Brust, indem sie die Durchblutung der Herzkranzgefäße verbesserten. Und so weiter und so fort.

Wer nun allerdings schlussfolgern wollte, dass wir im Grunde auch nicht mehr tun müssten, als mit dem zu behandeln, was ohnehin in Wald und Flur wächst, würde sich auf einen Holzweg begeben. Denn erstens ist das Kräuterangebot in der intensiv bewirtschafteten Natur nicht mehr so vielfältig, wie es einmal war. Zweitens hat sich die substantielle Zusammensetzung der Kräuter infolge zivilisatorisch verursachter Umwelteinflüsse verändert. Bis in den tiefsten Urwald hinein sind die Böden mit Chemikalien und Pestiziden angereichert, nicht selten verstrahlt.

PESTIZIDE Seit den 1950er Jahren werden weltweit Pestizide in der Landwirtschaft eingesetzt. Aufgrund ihrer häufigen und weitverbreiteten Anwendung sind Pestizide heutzutage in Böden, Pflanzen und tierischen Produkten nachweisbar. Sie befinden sich in der Nahrungskette und verursachen laut wissenschaftlichen Studien bei Kindern unter anderem kognitive Entwicklungsstörungen und Verhaltensänderungen. Auch eine Zunahme der Kinderleukämie wird in Zusammenhang mit Pestiziden gebracht. Bei Erwachsenen sollen Pestizide zu einer Zunahme von Prostata- und Lungenkrebs sowie neurodegenerativer Erkrankungen führen.

Viele Pilze beispielsweise, die wir vor Jahren noch bedenkenlos essen konnten, zählen mittlerweile zu den leicht oder stark verstrahlten Naturprodukten. Drittens sind Böden, auf denen die Pflanzen wachsen, zunehmend ausgemergelt und liefern dadurch immer weniger heilsame Kraft. Viertens schließlich – da kommt die Psyche wieder ins Spiel – hat sich unser Verhältnis zur Natur grundlegend verändert. Wir sind ihr nicht so ausgeliefert wie es die Ahnen, gleich auf welchem Kontinent, waren; wenigstens glauben wir, das nicht mehr zu sein. Lediglich vereinzelte Naturkatastrophen, sich häufend in letzter Zeit, lassen uns gelegentlich an der menschlichen Beherrschung der Natur zweifeln. Grundsätzlich aber leben wir in der Überzeugung, die Sache im Griff zu haben, und alles, was Fauna und Flora angeht, irgendwie regeln zu können.

Zwar brauchen wir die natürlichen Ressourcen weiterhin als Rohstofflieferanten. So benötigen wir etwa die »seltenen Erden« für die Herstellung der Smartphones, ohne die wir uns das Leben nicht mehr vorstellen möchten. Ansonsten jedoch leben wir – Hand aufs Herz – längst in dem Wahn, uns von der Natur emanzipiert zu haben. Selbst als Ärzte, die wir es mit nichts weiter als der menschlichen Natur zu tun haben, sind wir zu Gläubigen der Technik mutiert, ebenso wie unsere Patienten. Perdu, verloren ist das Vertrauen in die Natur als eine Apotheke mit schier unüberschaubaren Beständen. Heute setzen wir lieber synthetisch hergestellte Medikament ein, die schneller Heilung erwarten lassen als die Kräuter, mit denen die Schamanen und Medizinmänner früher auskommen mussten.

Das ist selbstverständlich ein Fortschritt, den man nicht hoch genug einschätzen kann. Er hat es uns ermöglicht, Epidemien zu besiegen, Krankheiten zu heilen, die früher fortdauerndes Leid, wenn nicht den Tod nach sich zogen. Zugleich hat dieser Fortschritt aber dazu geführt, dass wir uns daran gewöhnt haben, schweres Geschütz aufzufahren, sofort Antibiotika zu schlucken, wo es mit einer leichteren Behandlung, mit der traditionellen Kräutermedizin, etwa durch Senfextrakte oder Bärentraubenblättertee und vielen Litern Flüssigkeiten bei Harnwegsinfekten oder den verschiedensten Methoden händischer Therapie, zum Beispiel mit Massagen, Wickeln oder Kamille-Sitzbädern, genauso und vor allem schonender getan wäre. Doch die Uhr der Medizingeschichte lässt sich so wenig zurückdrehen wie die der Geschichte überhaupt. Kein noch so qualifizierter Heilpraktiker kann daran etwas ändern. Im Gegenteil, wenn er seinen Beruf ernst nimmt, wird er schwerere Fälle, Krebs- oder Herzpatienten in akuter Gefahr, an den Schulmediziner überweisen, an diesen oder jenen Facharzt.

SENF Senfextrakte werden in Wickeln zum Beispiel bei starker Bronchitis oder in Pflastern als Hausmittel symptomatisch gegen rheumatische Beschwerden oder bei Ischias angewandt. Die Wirkstoffe des Senfs sind auch in einigen Präparaten gegen Entzündungen der Harnwege enthalten.

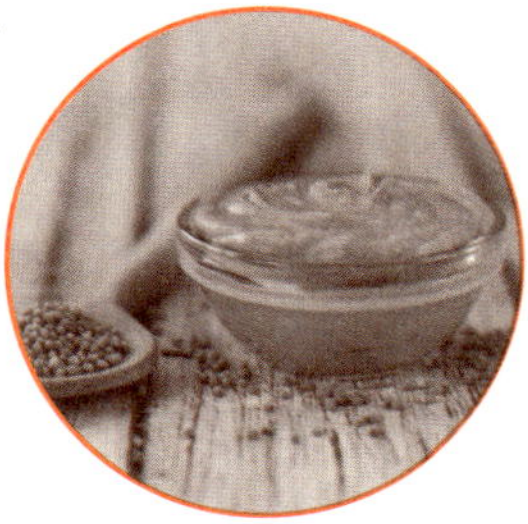

BÄRENTRAUBENBLÄTTER Bärentraubenblätterzubereitungen wirken antiseptisch, und die Wirkstoffe werden über die Blase ausgeschieden. Die Wirkung ist gesichert. Nicht für Kinder und Schwangere und längeren Gebrauch geeignet.

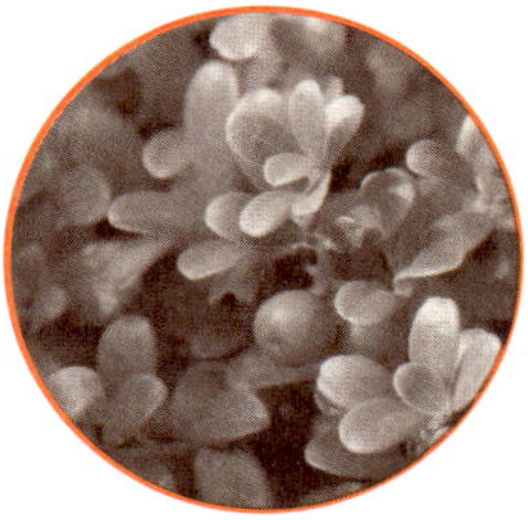

Nur alternativ, im besten Fall ergänzend kann die Naturmedizin heute mit Mitteln und Methoden heilen, die für die Heiler der Naturvölker alternativlos gewesen sind. Auf Hawaii, in Afrika, bei den Aborigines, im alten Ägypten, bei den Mayas sowie bei den Indianern im nördlichen und südlichen Amerika, wie auch bei den alten Germanen mussten Schamanen und Medizinmänner der Natur abschauen, womit sie den Menschen in der Not helfen konnten. Bei der Behandlung von Knochenbrüchen, starken Blutungen und Entzündungen folgten sie oftmals dem Beispiel der Tiere, die ihre Wunden leckten. Nicht von ungefähr ist dieser Vorgang sprichwörtlich geworden.

Tanzen als Therapie

Wo immer ich den Medizinmännern begegnet bin, in historischen Berichten sowie bei meinen Reisen rund um die Welt, habe ich sie als aufmerksame Beobachter kennengelernt, eben als »hochsensible« Männer und Frauen, ausgestattet mit der Fähigkeit, wahrzunehmen, worüber man sich sonst kaum Gedanken macht. Weil sie erkannten, wie die Menschen auf bestimmte Produkte, die sie aßen, reagierten, und wann sie diese oder jene Frucht bevorzugten, wie sie sich bei Schmerzen mit bestimmten Pflanzen einrieben, konnten sie Stück für Stück ganze Kräuterapotheken ausstatten. Weil sie spürten, dass jeder einer Orientierung bedarf, mehr will, als nur so ins Dasein »geworfen« zu sein, wie es Jean-Paul Sartre in seiner Philosophie des Existentialismus beschreibt, weil sie empfindsam genug waren, diese seelische Verlassenheit des Einzelnen zu spüren, haben sie die Menschen den Göttern untergeordnet, nicht zur Strafe, sondern zur Sinngebung des Lebens.

Nichts, was Medizinmänner und -frauen kultivierten, das nicht im menschlichen Wesen angelegt wäre. Auf dieser intuitiven Einsicht beruht der ganze Zauber des Schamanismus, so wundersam er im Moment seiner Entfaltung auch wirken mag. Aus dem Wissen um die erlösende Freude an rhythmischer Bewegung entstanden Tanzrituale, die sich bis zur Ekstase steigerten. Nicht selten bekleideten sich Schamanen dazu mit Fellen oder maskierten sich zu Tieren oder Dämonen. Kamen die Tanzenden nachher wieder zu sich, fühlten sie sich eigentümlich erlöst. Aus dem türkisch-arabischen Raum kennen wir das Phänomen der tanzenden Derwische.

DERWISCHE Der Derwisch ist ein praktizierender Anhänger der sufistischen Richtung des Islam, die sich durch ein mystisches und asketisches Weltverständnis auszeichnet. Der Tanz der Derwische ist eine Technik, um in religiöse Ekstase zu geraten.

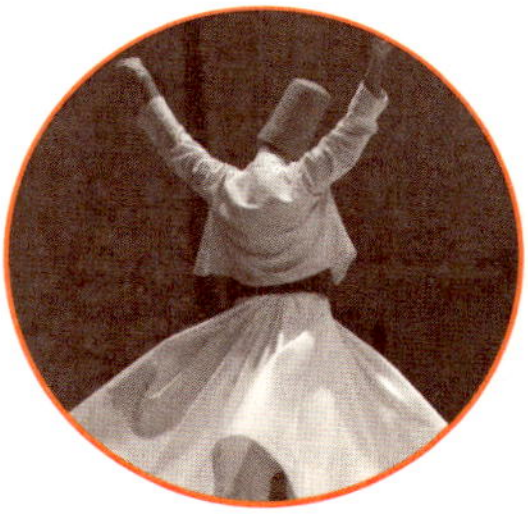

Tanz als eigene Synchronisation, als persönlicher Einklang mit den Schwingungen und dem Rhythmus des Universums. Tanz zur Heilung, Tanz als Begräbnisritual, um die Seelen der Verstorbenen ins Jenseits zu begleiten, ritueller Tanz zur Freude und Seelenstärkung einer Geburt. Im südlichen Afrika habe ich selbst erlebt, wie hypnotisch und heilsam zugleich der gemeinsame, von monotoner Musik begleitete Tanz sein kann. Der Schamane, abenteuerlich bemalt und drapiert, gab den Ton an. Ich weiß nicht, wie absurd mir das Stampfen und Wiegen vorgekommen wäre, hätte ich es von außen beobachtet. Doch dazu ließen mir die Afrikaner keine Zeit. Noch bevor ich darüber nachdenken konnte – soll ich oder soll ich nicht –, hatten sie mich in ihren Kreis gezogen. Wie von selbst bewegten sich Arme und Beine, auch der Kopf im Takt der Gruppe. Wann war ich je so gelenkig gewesen? Kreisten wir alle zusammen auf einer Metaebene über dem Hier und Jetzt? Obwohl ich bei der Erinnerung daran manchmal den Kopf über mich schütteln möchte, muss ich doch zugeben: Es war ein ungemein befreiendes Erlebnis. Zwar habe ich schon immer gern getanzt und gesungen, doch erst damals, weit weg von der vertrauten Umgebung, bei dem Tanzerlebnis in Südafrika habe ich verstanden, welche therapeutische Bedeutung dem Tanzen zukommt. Das meinen Patienten im heimischen Bochum, etwa zur Therapie bei Rückenschmerzen, zu vermitteln, fällt nicht immer ganz leicht. Aber ich bin ja auch kein Schamane, nicht einmal ein Medizinmann, bloß ein Schulmediziner.

Das verlorene Wissen der Azteken, Inkas und Mayas

Gerade als Schulmediziner wünschte ich mir manchmal, auf eine Zeitreise gehen zu können, um etwa mitzuerleben, wie schon die Inkas Schädelöffnungen vornahmen, damit die verletzte Seele den Körper an seinem höchsten Punkt verlassen kann. Meist gab es freilich handfestere Gründe für diese riskante Operation. Da die Inkas mit stumpfen Waffen kämpften, kam es öfter zu Prellungen als zu Schnittwunden. Vielfach erlitten die Krieger ein Schädeltrauma. Das Blut staute sich unter der Hirnschale, den Verletzten drohte der Tod. Um das zu verhindern, wurden die eingedrückten Schädelknochen entfernt. Man öffnete den Schädel, um den Blutstau abzuleiten. Das alles ohne das chirurgische Instrumentarium unserer Tage, nur ausgeführt mit dem »Tumi«, einem breiten Ritual-Messer. Wie war das möglich? Wie ist es den Ärzten damals gelungen, die Patienten ruhig zu stellen? Bloß mit der Kraft geistiger Suggestion, mit schamanischem Zauber?

TREPANATION Chirurgische Schädelöffnungen (Trepanationen), also die Entfernung eines Knochenstücks aus dem Schädeldach, sind bereits archäologisch bezeugt für das Neolithikum in Europa. Ein weiteres Zentrum archäologischer Funde bilden Peru und Bolivien. Die frühen Ur-Chirurgen behandelten damit Verletzungen, Blutungen, Knochenentzündungen, den Wasserkopf und Tumoren. Der Anteil verheilter Trepanationen ist erstaunlich hoch. Auch im Ägypten der Pharaonen beherrschten die Ärzte die Technik der Trepanation mit eigens dafür hergestellten Instrumenten aus Kupfer und Messern aus Feuerstein.

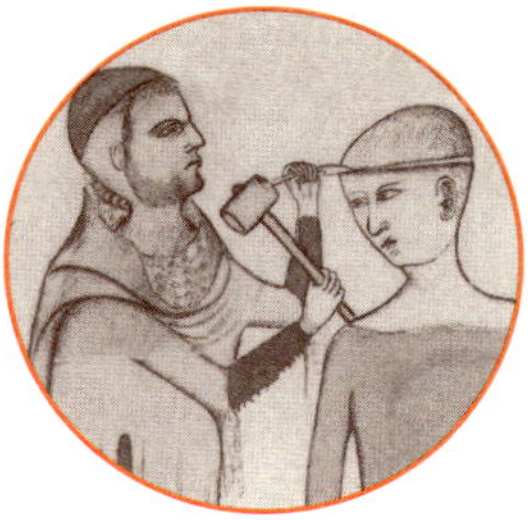

Wir wissen es nicht und werden es wohl nie genauer erfahren. Denn alles, was darüber Auskunft geben könnte, ist verloren. Die spanischen Eroberer haben ganze Arbeit geleistet, als sie die Kultur und die Bevölkerungen der Azteken und Inkas versklavten und die Reiche zerstörten. Nichts sollte bleiben von dem Wissen, über das die »Gottlosen« verfügten. 1556 ließ Diego de Landa, der katholisch eingesetzte Bischof von Yucatán, das Maya-Kloster »Mani« niederbrennen. Ein Akt kultureller Barbarei, mit dem die Einheimischen gezwungen wurden, sich von den alten Ritualen ab- und dem Christentum zuzuwenden. Zerstört wurden fast alle in der Schrift der Maya verfassten Manuskripte. Nur vier Bücher, die Codices, entgingen dem Feuer. Sie lassen erahnen, wie umfangreich das Heilwissen der Maya gewesen sein muss.

Vor allem in der Kräuterheilkunde kannten sie sich hervorragend aus. Verwiesen sei hier nur auf zwei Früchte, die uns besonders vertraut sind, weil wir gelernt haben, sie als Genussmittel zu nutzen: auf die Chili-Schote und die Kakaobohne. Für die Mayas und die Inkas, von denen beides zu uns kam, war sowohl Chili als auch Kakao ein Heilmittel. Die scharfen Schoten verwendeten sie zum einen für Umschläge gegen Muskelkrämpfe und Nervenschmerzen. Zum anderen nutzten sie sie als ein Gewürz, das die Durchblutung fördert und dem Körper hilft, Giftstoffe und Krankheitskeime schneller auszuscheiden, indem es die Leber entgiftet und den Harnfluss beschleunigt. Auch bei Verstopfung und Blähungen, bei Magen- und Darmproblemen wirkt Chili lindernd. Es löst den Schleim bei Erkältungen und regt zugleich den Speichelfluss an. Zudem reguliert das Gewürz die Temperatur des menschlichen Körpers. In heißen Ländern kühlt das Gewürz, in kalten hingegen wirkt es erwärmend.

Wer mag heute noch an dieses breite Spektrum therapeutischer Einflüsse denken, wenn er den Sonntagsbraten mit Chili geschmacklich verfeinert. Auf die heilsamen »Nebenwirkungen« des exotischen Gewürzes sind wir nicht mehr angewiesen, auch nicht wenn wir uns den Kakao als Schokolade schmecken lassen. In seiner Herkunftsregion wurde er noch bitter getrunken, unter anderem bei religiösen Zeremonien und Heilungsriten, vermuten die Historiker. Da sein Genuss zur Ausschüttung von Endorphinen, den sogenannten Glückshormonen, führte, konnte mit dem Kakao die Wirkung von Psychopharmaka erzielt werden. Er dämpfte das Hungergefühl und den Schmerz, stärkte die Ausdauer und befreite in Maßen von den Symptomen der Höhenkrankheit, von Kopfschmerzen, Übelkeit, Schwindel, Atemnot, Müdigkeit und Tinnitus.

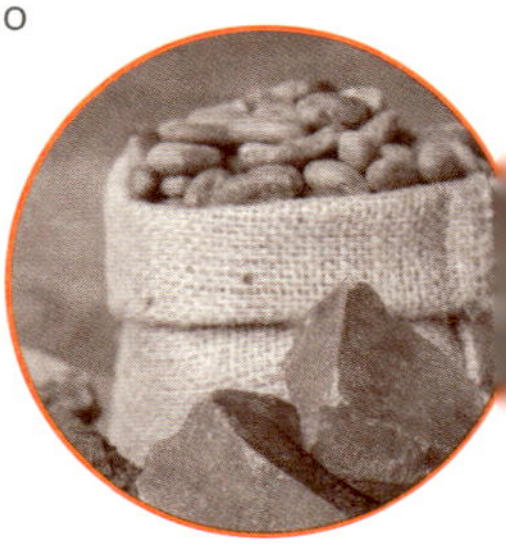

KAKAO Schon bei den Mayas hatte der Kakao eine besondere Bedeutung, nicht als Süßigkeit, sondern als eher bitteres Getränk. Die gerösteten Kakaobohnen wurden mit einem Stein zermahlen und mit Zutaten wie Chili oder Maismehl und Wasser vermischt. In dieser Form wirkt er sich durchaus positiv auf die Gesundheit aus. In ihm sind viele Flavanole, so heißen die natürlichen Pflanzenwirkstoffe, enthalten, die sich positiv auf die Elastizität der Blutgefäße und damit auf den Blutdruck auswirken. Die im Kakao enthaltenen Stoffe Theobromin und Theophyllin wirken sich außerdem stimulierend auf den Kreislauf und das zentrale Nervensystem aus, Kakao ist zudem reich an Magnesium, einem für viele Körperfunktionen wichtigen Mineral, und enthält neben hohen Mengen an Kalzium, Eisen, Kupfer, Zink und Kalium auch jede Menge Ballaststoffe.

»Heidnischer« Weihrauch

Was, habe ich mich bei meiner Tour d'horizon durch die Kontinente der Weltmedizin immer wieder gefragt, was alles würde auf unserem Speisezettel fehlen, hätten es die Medizinmänner und -frauen untergegangener Kulturen nicht als Heilmittel entdeckt. Auf welche Geruchserlebnisse müssten wir verzichten, hätte es nicht Heiler gegeben, die erkannten, wie sie dem Menschen wohltun. Selbst die Kirche hat da von den Heiden, die sie verfolgte, profitiert. Den Weihrauch gab es, lange bevor sein schweres Aroma die Kirchen erfüllte. Seit Jahrtausenden wird das Harz, bei dessen Verbrennung er entsteht, im heutigen Oman angebaut. Von dort führte die legendäre »Weihrauchstraße« bis zum Mittelmeer. Bereits die alten Ägypter und die Phönizier vertrauten auf die entzündungshemmende Wirkung des Aromas und nutzten ihn zur rituellen Behandlung von Atemwegserkrankungen und offenen Wunden. Seit mehr als 3000 Jahren ist der »Duft der Götter« Bestandteil des Ayurveda. Wissenschaftliche Studien haben seine heilsame Wirkung bei Gelenkentzündungen (Arthritis), Asthma, Multipler Sklerose, Schuppenflechte und Darmerkrankungen belegt.

Nachdem ich den Weihrauch während einer Reise durch den Oman selbst so intensiv wie nie zuvor wahrgenommen habe, verordne auch ich ihn zeitweilig parallel zur konventionellen Krebsbehandlung bei Patienten, die mit Chemo- oder Strahlentherapie behandelt werden. Außerdem empfehle ich seine Einatmung bei Hirntumoren zur antiödematösen, entwässernden Therapie. Weihrauch kann – als Medikament verabreicht – helfen, den Kopfschmerz und den Hirndruck zu verringern.

WEIHRAUCH Der Weihrauch wurde und wird zu therapeutischen Zwecken zeiten- und kulturübergreifend verwendet. In der heutigen modernen Medizin werden Studien durchgeführt, die unter anderem die Wirksamkeit bei Darmerkrankungen und bei Polyarthritis nachweisen sollen. Im Labor konnte gezeigt werden, dass Weihrauchpräparate eine hemmende Wirkung auf Tumorzelllinien haben.

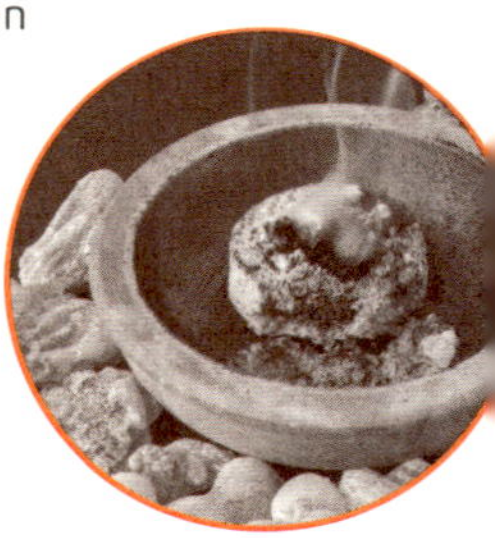

Dass wir als Schulmediziner viel, viel mehr noch als bisher von den Medizinmännern der Vorzeit lernen können, steht für mich außer Frage. Das haben mich meine Reisen sowie die Praxis im heimischen Bochum gelehrt. Wenn wir den vermeintlichen magischen Zauber der Schamanen als bloßen Mummenschanz belächeln, verschenken wir einen Erfahrungsschatz, der es wenigstens partiell verdiente, im Interesse unserer Patienten gehoben zu werden. Dass die Heiler von einst glaubten, was heilt, müsse auch heilig sein, irgendwie von höheren Mächten mitgetragen, ändert nichts an ihrer humanitären Leistung, an den Erkenntnisfortschritten, die wir ihnen verdanken. Der Hochmut altkluger Nachfahren steht uns nicht gut zu Gesicht.

Gute Nonnen, böse Hexen: Eine Zeitreise durch die Kräutergärten der Weltmedizin

Wo immer wir auf unserer Reise durch die Kontinente der Weltmedizin bisher Station gemacht haben, in China, in Tibet, in Indien, bei den Prärieindianern im Norden Amerikas, auf Hawaii oder im alten Ägypten und auch bei uns in Europa, überall vertrauen die Menschen seit Jahrhunderten auf die heilende Wirkung von Kräutern. Wie aber ist man überhaupt auf die Pflanzen als Heilmittel gestoßen? Das lässt sich heute nicht mehr in jedem Einzelfall rekonstruieren. Wir können aber davon ausgehen, dass die Menschen in etwa so vorgegangen sind, wie wir es bis heute tun, wenn wir uns auf fremdem Terrain bewegen: Sie haben beobachtet und nachgeahmt, etwa Verhaltensweisen in der Tierwelt, und sie haben vieles ausprobiert – sicher nicht immer mit gutem Ausgang. Dabei zeigte sich dann, dass dieses oder jenes Kraut so oder so wirkte. Aber was die Erfahrung lehrte, konnte man sich lange nicht erklären. Um dennoch nicht ganz im Dunklen zu tappen, brachten unsere Vorfahren, wie wir bereits gesehen haben, die Götter ins Spiel, in Asien andere als in den Urwäldern Brasiliens oder hier in Europa. Die über den Menschen waltenden Mächte sollten das Gute bewirken, indem sie die Heilpflanzen wachsen ließen. Der Natur wohnte fortan ein Zauber inne.

Schamanen und Medizinmänner mussten mit den Gottheiten in Verbindung treten, sie gnädig stimmen, womöglich Dämonen bannen. Die Kräuter, die sie zu Therapien einsetzten, besaßen kultische Bedeutung. Die Verabreichung und Anwendung der Pflanzen oder pflanzlicher Bestandteile wie Blätter oder Wurzeln – also der Einsatz einer Droge, wie die Pflanzenextrakte in verschiedenen Sprachen genannt wurden und bis heute, Drug, im anglo-amerikanischen Raum genannt werden – wurde als rituelle Handlung zelebriert. Eine magische Aura umgab die Heilkunst. Schon das Sammeln der Pflanzen erfolgte nach »heiligen« Vorschriften, an besonderen Orten und zu bestimmten Zeiten, etwa bei Vollmond oder zum Sonnenaufgang. Das genaue rituelle Vorgehen sollte den Erfolg der Behandlung verbürgen. Denn nur wenn ein höherer Segen auf den Heilkräutern ruhte, glaubten die Menschen, würden sie auch wirklich helfen.

Die spirituelle Deutung erklärte den Erfolg der pflanzlichen Behandlung. Dass die Pflanze an sich, dank der darin enthaltenen Substanzen wirkte, wurde erst erkannt, als mit wachsendem Selbstbewusstsein so etwas wie ein pharmazeutisches Denken aufkam und die Menschen Mut fassten, den Dingen forschend auf den Grund zu gehen. Erst langsam erkannte man, dass die heilende Wirkung der Kräuter auf bestimmten »Wirkstoffen« beruhte – auf unterschiedlichen Substanzen, die zum Teil noch viel stärker wirkten, wenn man sie aus den Pflanzen extrahierte und somit konzentrierter einsetzen konnte.

Bis dahin war es freilich ein weiter Weg. Zeitlich erstreckte er sich über zahllose Generationen, räumlich über viele Bereiche der Weltmedizin. Und auch wir müssen hier noch einmal einen Umweg über Ägypten und die Antike machen, auf das klassische Griechenland und die Kultur des alten Rom schauen, um endlich zu uns selbst, in das heutige Europa zu gelangen. Es ist der Umweg, auf dem ich selbst hinter die gar nicht so geheimen Geheimnisse der Kräutermedizin gekommen bin und gelernt habe, auch als Schulmediziner von ihr zu profitieren. Die Zeitreise führt uns abermals in den nahen Osten.

Antikes Aspirin, natürliche Arzneien

Auf Tontafeln überlieferte Aufzeichnungen in Keilschrift belegen, dass bereits die Sumerer im 3. Jahrtausend v. Chr. genauere Vorstellungen über die Wirkung zahlreicher Heilpflanzen besaßen. Noch ausgeprägter war dieses pharmazeutische Wissen bei den Babyloniern, deren Reich 539 v. Chr. endgültig den Persern unterlag. Bei den »Medikamenten«, die man damals einsetzte, handelte es sich um die in ihrem Urzustand belassenen Pflanzen, noch nicht um Therapeutika, die durch die Mischung mehrerer Gewächse, im getrockneten oder rohen Zustand, hergestellt wurden. Es bestand, wenn man so will, ein Reinheitsgebot der natürlichen Arznei. Mehr ließ das Wissen der Zeit nicht zu. Aber wie uns aus dem berühmten Epos von Gilgamesch überliefert wurde, waren schon die Menschen der damaligen Zeit auf der Suche nach der »Pflanze der Unsterblichkeit«. Bis heute wurde sie nicht gefunden, wenngleich die Chinesen glauben, mit Jiaogulan, einer antioxidativ wirkenden Ginsengvariante, die angeblich viele körperliche Vorgänge regulieren und verbessern soll, in ihrem Besitz zu sein.

Die Heiler nutzen die Effekte der Naturprodukte einzeln, jedes für sich. Die Heilkraft von Weidenblättern (noch heute als Aspirin ein wirksames Mittel gegen Schmerzen) oder Thymian (in vielen Hustenmitteln enthalten) muss den Sumerern ebenso bekannt gewesen sein wie die von Datteln und Feigen (als Vitaminlieferanten). Auch Meersalz haben sie bereits zur mineralischen Therapie verwendet. Einen Schritt weiter als die Sumerer gingen die Babylonier, da sie bereits Alkohol benutzten, um Medikamente aus Myrrhe, den Zapfen der Zypresse oder dem auch als Rauschmittel wirkenden Bilsenkraut herzustellen. Dabei wurde die Arznei nicht bloß oral verabreicht, sondern zugleich für Salbenverbände und Pflanzenpflaster genutzt. Getrocknete Kräuter verbrannte man zur Inhalation, Klistiere, Einläufe mit Schläuchen und Eimern oder spritzenähnlichen Instrumenten, dienten der Therapie innerer Krankheiten. Um sicher zu gehen, erprobten die Heiler manches, indem sie zunächst Gefangene oder Sklaven damit behandelten. Auch wurden Wissen und Heilmittel zwischen den Kulturen ausgetauscht. So verbreitete sich beispielsweise die Kenntnis der heilenden Effekte von Ingwer, Zimt oder Sandelholz von Ägypten her. Der Grieche Homer, von dem die einen annehmen, er habe um 850 v. Chr. gelebt, während andere sein Wirken auf die Zeit des mythologisch überhöhten Trojanischen Krieges, also um 1200 v. Chr., datieren, sprach von Ägypten als einem Land der Ärzte, die die weisesten der Welt gewesen seien.

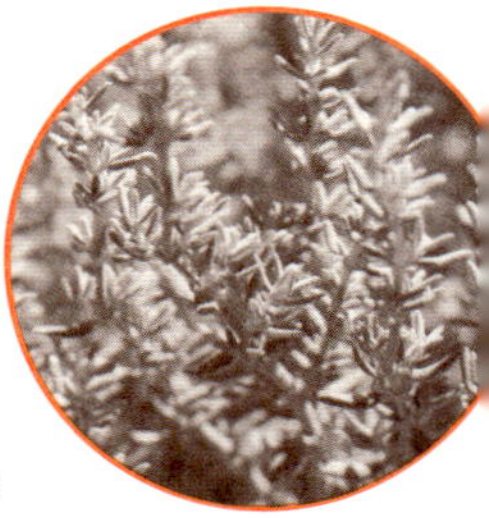

THYMIAN Thymian hat bei Atemwegsinfekten eine schleimlösende Wirkung. Bei der Bronchitis entspannt er die Bronchialmuskeln. Es gibt auch Hinweise auf antibakterielle und desinfizierende Effekte durch den Naturstoff Thymol, der auch in Oregano und Bohnenkraut vorkommt. Thymol wurde bereits von den Ägyptern zur Mumienkonservierung genutzt.

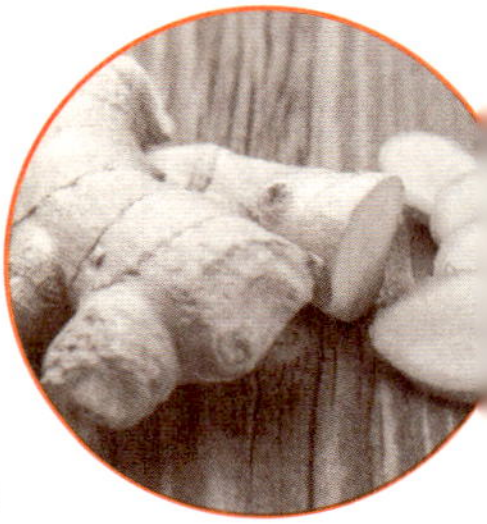

INGWER Das scharf schmeckende Gingerol und die ätherischen Öle der Ingwerwurzel machen die Wirkung aus. Sie helfen bei Erkältungen, Völlegefühl und leichter Übelkeit. Darüber hinaus soll Ingwer wie Knoblauch den Blutdruck und den Cholesterinspiegel senken, sowie, als Kaffeeersatz, die Müdigkeit vertreiben.

Tatsächlich belegen aufgefundene Papyrus-Rollen und Grabinschriften, dass es im Reich der Pyramiden Ärzte gab, die bereits vor Jahrtausenden wissenschaftlich gedacht und gearbeitet haben. Eines der ältesten dieser Zeugnisse, der »Papyrus Ebers« aus dem 2. Jahrtausend vor unserer Zeitrechnung, beschreibt auf einer 19 Meter langen Rolle verschiedene Krankheiten und deren Behandlung. Daraus und aus anderen Quellen geht unter anderem hervor, dass die Ärzte Rizinus zur Abführung, Wacholder als harntreibendes Mittel und Hopfen zur Beruhigung einsetzten, ebenso wie Hanf oder Mohn. Nicht zu reden vom Natron, das heute wieder zunehmend zur Aufhellung von grauen Haaren und Altersflecken sowie zur basischen Änderung des Blut-pH-Wertes verwendet wird. Oder denken wir an die Herbstzeitlose, eine Krokus-Art, mit der man die Leiden der Gicht zu lindern versuchte, während man auf Koriander, Anis, Kamille, Thymian, Minze zurückgriff, wenn es galt, die Verdauung zu befördern. Auch die heilende Wirkung von Honig war bekannt. Wunden wurden damit versorgt, obwohl man sich die antibiotische Wirkung noch gar nicht zu erklären wusste. Gleiches gilt für die Myrrhe zur Bekämpfung von Keimen – alles Rezepturen, die uns vertraut anmuten, von denen wir uns nach wie vor, oder sollte man sagen, schon wieder, sanfte Heilung versprechen.

NATRON Natriumhydrogencarbonat kommt in der Medizin vor allem bei der Blutwäsche zum Einsatz. Es hat günstige Wirkung auf das Herzkreislaufsystem. Klassisch ist die Anwendung gegen Sodbrennen.

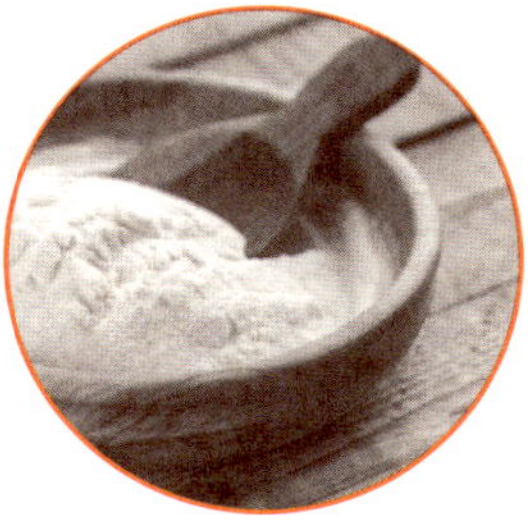

Was eigentlich, frage ich mich manchmal, tun die Naturheilkundigen unserer Tage so viel mehr als ihre Vorfahren, wenn auch ohne die magischen Riten, die seinerzeit zu jeder Therapie gehörten? Erst im antiken Griechenland, zur Zeit des Hippokrates, um die Wende vom 4. zum 5. Jahrhundert v. Chr., wurden die mystisch-magischen Therapien strenger von der rational durchgeführten medizinischen Behandlung getrennt. Priester praktizierten Traumdeutungen, Beschwörungen oder Exorzismen in Heiligtümern wie dem Asklepeion in Epidauros. Ärzte hingegen behandelten praktisch, Organ- und Symptom-bezogen, wie wir es nach wie vor tun.

Hippokrates war, wenn man so will, der erste vorrangig naturwissenschaftlich denkende Arzt der Medizingeschichte, wenn auch kein »Facharzt« nach unserem Begriffsverständnis. Ging er doch von einer ganzheitlichen Auffassung des Menschen aus, zu der wir erst langsam wieder zurückfinden. »Der Körper«, schrieb er, »ist ein harmonisches Ganzes, dessen Teile sich in gegenseitiger Abhängigkeit halten und dessen Bewegungen aufeinander abgestimmt sind. (...) Wo auch immer der ursprüngliche Krankheitsherd sein mag, die verschiedenen Körperpartien geben ihn untereinander weiter.« So mag Hippokrates denn auch einer der ersten gewesen sein, jedenfalls der erste, von dem wir wissen, der die Bedeutung der Ernährung für die Gesundheit medizinisch erfasste. Bei akuten Krankheiten empfahl er leichte Kost wie Suppen aus Gerste, Reis oder Dinkel und gekochtes Gemüse, bei chronischen Leiden verschrieb er Molke, dazu leichte Bewegungsübungen sowie abführende Mittel, um die schlechten »Säfte« aus dem Körper abzuleiten. Wissenschaftlicher Überprüfung hat das nachher nicht alles standgehalten. Vieles aber hat sich durchaus als richtig erwiesen. Hippokrates war ein begnadeter Beobachter der menschlichen Eigenschaften und ein Empiriker, von dem die Ärzte bis auf den heutigen Tag lernen können. Nicht umsonst schwören wir, bevor wir uns an die Ausübung des Berufes wagen dürfen, den »Hippokratischen Eid«. Was wir dabei nur allzu oft vergessen, ist die Überzeugung des Griechen von der Heilkraft der Natur. Auch er ist ein Mann der Kräutermedizin gewesen.

Die Systematisierung der Heilkunst: Galen und die Klostermedizin

Am Beginn der europäischen Kulturgeschichte im engeren Sinne war es dann der Römer Aulus Cornelius Celsus (um 25 v. Chr. bis 50 n. Chr.), einer der großen Autoren medizinischer Forschung, von dem man gar nicht genau weiß, ob er selbst als Arzt praktizierte, der in seinem Werk De Medicina den ersten Versuch einer enzyklopädischen Systematik aller seinerzeit bekannten Arzneimittel unternahm. Und da ich mich nun schon einmal auf die medizinische Zeitreise begeben habe, ist es an der Zeit, wenigstens kurz ein weiteres Genie der Heilkunst vorzustellen, den griechisch-römischen Arzt Galenos, Galen zu Deutsch. 129 oder 131 in Pergamon geboren und 205 oder 215 n. Chr. in Rom verstorben, galt er bis zur Renaissance als die medizinische Autorität schlechthin.

Da sie das ärztliche Wissen vorausgegangener Epochen zusammenfassten und zu einer eigenen Lehre weiterentwickelten, indem sie vor allem den ersten, wenn auch schlussendlich nicht stichhaltigen Versuch unternahmen, den Blutkreislauf zu erklären, wurden Galens Schriften zur Physiologie und Anatomie als Standardwerke angesehen. Das gilt auch für sein Buch zur Pflanzenheilkunde, in dem 473 Medikamente pflanzlicher Herkunft sowie aus Mineralien und tierischen Stoffen verzeichnet sind: das gesamte pharmazeutische Wissen seiner Zeit. Galen war Dogma, für die Ärzte sowie etwas später auch für die Kirche. Seine Aussagen, etwa die Annahme eines arteriovenösen Gefäßsystems, bei dem nicht unterschieden wird zwischen Venen und Arterien, waren in sich logisch. Sie überzeugten umso mehr, als sie sich noch nicht durch anatomische Studien überprüfen ließen, lediglich den Glauben an die Theorie voraussetzten. Eine Denkweise, die nicht zuletzt mit der des Christentums harmonierte. Wer diese Überzeugung anzweifelte, war sowohl fachlicher als auch kirchlicher Verfolgung ausgesetzt. Nicht wenige Andersdenkende landeten auf dem Scheiterhaufen wie Michael Servetus in Genf (1511–1553), der den kleinen Blutkreislauf entdeckte. Neue Erkenntnisse, die das Vertraute in Frage stellten, wurden seit jeher bekämpft.

Dass sich die Kleriker dabei besonders hervortaten, ist weniger verwunderlich als es zunächst scheinen mag. Erstens lagen ihnen Wissenschaft und Medizin durchaus am Herzen. Beides sahen sie als ihre Domäne an. Und zweitens waren Mönche und Nonnen lange Zeit die einzigen, die überhaupt schriftgelehrt genug waren, die alten Zeugnisse zu lesen. Klöster und Abteien sind die Schatzkammern des Wissens gewesen. Hier wurde archiviert, geschrieben und kopiert. Bis heute schlummern noch ungeahnte Schätze, die gehoben gehörten. Mit dem Fortschritt einer auf schriftlich fixierten Erkenntnissen aufbauenden Heilkunst wurden die Klöster zu Pflanzstätten der systematisch betriebenen Medizin, eines Gesundheitswesens, wie wir es kennen. Dass dabei vieles dem Dogma der Überlieferung abgerungen werden musste, wodurch sehr viel Unheil angerichtet wurde, steht außer Frage. Nichts kann die Verbrechen der »heiligen Inquisition« entschuldigen, jedenfalls nicht nach meinem christlich humanistischen Selbstverständnis. Ebenso liegt freilich auf der Hand, dass es im Mittelalter des christlichen Abendlandes vornehmlich die »Klostermedizin« der Benediktiner und Zisterzienser war, die das verfügbare Wissen über die Natur, die Heilkunst und die Krankenpflege versammelte. Ganz abgesehen davon, dass es dem Gedanken der Nächstenliebe entsprach, wenn sich die medizinische Pflege mit dem Bemühen um das Seelenheil des Patienten verband.

Soweit das eine mit dem anderen harmonierte, muss man auch da gelten lassen: Wer heilt, hat Recht. Ungeachtet jeglichen Streites um den rechten Glauben, waren die Klöster auch Hospitäler. So werden etwa im Kapitel 36 der benediktinischen Ordensregeln detaillierte Anweisungen für die Einrichtung von Krankenzimmern, die Aufgaben der Pfleger, die Bäder, die Herstellung der Medikamente und die Speiseordnung gegeben. Aus diesen ordensbezogenen Regularien entwickelten sich im Hochmittelalter komplexe Spitalordnungen wie diejenige der Johanniter im Jahr 1182.

Die Klosterärzte, Mönche wie Nonnen, waren behandelnde Mediziner, keine Gesundbeter, sondern Diagnostiker, Chirurgen und Internisten sowie Psychologen, Lehrer und Pharmazeuten. In den Klostergärten, den »Gärten der Gesundheit«, übernahmen sie die Aufgaben von Botanikern und Apothekern.

Jahrhunderte lang waren sie die Hüter, Bewahrer und Anwender von Heilwissen, bevor Medizinschulen, wie die erste in Salerno bei Neapel im 11. Jahrhundert und später gegründete Universitäten unter anderem in Padua, Montpellier, Bologna, Basel oder Pisa, die Wissensvermittlung und Forschung schrittweise übernahmen. Sozusagen ein Neubeginn der Jahrhunderte lang verschütteten antiken Medizin-Wurzeln, wie sie noch in Alexandria vorhanden waren. Mit dem Untergang des weströmischen Kaiserreiches im 5. Jahrhundert, dem religiösen Einfluss des Islams und besonders auch des Christentums verlagerte sich die Medizin zunehmend in die Klöster – abgesehen von den vielen Heilerinnen und Heilern der Volksmedizin außerhalb der Klostermauern.

Das Anliegen der Klostermedizin ist stets ein Mehrfaches gewesen. Es ging um die Behandlung von Menschen in Not sowie um die Prävention, die Krankheiten vorbeugen sollte. Essen und Fasten, Bewegung und Ruhe, Arbeit und Erholung wurden rhythmisch reglementiert. Bildung und christliche Religiosität komplettierten einen alle Bereiche des Menschseins ansprechenden, auf Gesundheit und Heil orientierten Lebensstil. Dass das nach unseren heutigen Vorstellungen nur unzureichend gelang, lag in den Umständen der Zeit begründet. Gegen Hungersnöte, mangelnde Hygiene und Epidemien war kein Kraut gewachsen. Es gab noch keine Medizin, mit der man der Pest und der Cholera hätte Herr werden können. Die Samariter taten, was sie konnten. Sie gründeten Hospitäler für Arme, richteten Intensivstationen ein, spendeten Trost durch Zuwendung und behandelten mit Heilkräutern, die Hoffnung weckten, selbst wenn sie keine Wunder bewirken konnten.

Die Mutter der europäischen Naturheilkunde: Hildegard von Bingen

Als sich die Epoche der Klostermedizin fast schon ihrem Ende zuneigte, das heißt, noch bevor die Heilkunde in den Medizinschulen von Salerno und Montpellier sowie den Universitäten des 13. Jahrhunderts als akademische Disziplin Einzug hielt, trat eine Frau auf den Plan der Medizingeschichte, die nicht allein die Gläubigen bis heute wie eine Heilige verehren: Hildegard von Bingen (1098–1179). Die Benediktinerin war Äbtissin des Klosters Bingen auf dem Ruppertsberg am Rhein, eine begabte Dichterin und Komponistin, eine Universalgelehrte und begnadete Beobachterin der Natur, der pflanzlichen, der tierischen und der menschlichen. Ihre »Sehergabe« wurde der Prophetissa Teutonica, der deutschen Prophetin, zu der man sie schon zu Lebzeiten erhob, von Eugen III. auf der Synode von Trier m Jahre 1147/48 bestätigt.

Neben geistlichen Schriften hat Hildegard von Bingen zwei Werke zur Naturheilkunde hinterlassen, Bücher, die ihre Bedeutung bis in die Gegenwart behalten haben. Sie tragen die sprechenden Titel »Physica« (Heilkraft der Natur) und »Causae et Curae« (Ursachen und Behandlungen von Krankheiten). Zu finden sind darin die Beschreibungen Hunderter von Heilpflanzen sowie 1800 Rezepturen. Nicht zu vergessen die Ernährungslehre zur präventiven Gesunderhaltung. Grundnahrungsmittel sollten danach Edelkastanien und Fenchel sein, vor allem aber Dinkel. Als Brot, Grieß oder Suppe verarbeitet, würde er im Inneren des Körpers wie eine Salbe wirken. Rohkost indes lehnte Hildegard von Bingen ab, da es bei der Verdauung zu Gärungen käme, die das Blut belasteten. Dies galt nicht für Salate, die mit Essig und Öl angemacht werden sollten. Auch die gesunde Wirkung von Kichererbsen, die wir aus der Küche des Vorderen Orients kennen, war der Nonne bekannt, ebenso die heilende Wirkung von jungen Brennnesselblättern; sie haben einen wassertreibenden Effekt und damit eine günstige Wirkung bei Harnwegsinfekten. Schweinefleisch hingegen beschrieb Hildegard als geradezu giftig. Es würde »Verschleimung« und Trägheit fördern. Bekömmlicher seien stattdessen Hühnerfleisch, Fisch und Wild. Wenig hielt die fromme Frau überdies vom Wasser, es war ja meistens auch verunreinigt in dieser Zeit. Verdünnter Wein, meinte sie, bekomme dem Menschen besser. Wie wir heute wissen, hat Alkohol eine desinfizierende Wirkung. Bier wurde zusätzlich zur »Schönfärbung des Gesichtes« empfohlen. Eine einwöchige Fastenkur pro Jahr und ein wöchentlicher Fastentag sollten den Körper entlasten.

KICHERERBSE Die Kichererbse ist reich an Eiweiß und Vitaminen und wurde bereits vor 8000 Jahren im Vorderen Orient angebaut. Überdies enthält sie viele Ballaststoffe. Sie darf allerdings nicht im Rohzustand verzehrt werden, da sie einen Giftstoff enthält.

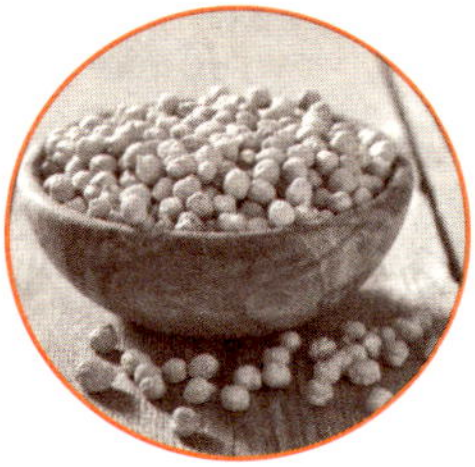

Sicher ist da nicht alles durchweg medizinisch zu vertreten und unverändert zu befolgen. Auch ob Hildegard tatsächlich als die Begründerin der Naturheilkunde anzusehen ist, mag hier dahingestellt bleiben. Die Authentizität und Wirksamkeit der sogenannten Hildegard-Medizin ist medizinhistorisch und in der Gesamtschau medizinisch umstritten. Bei weitem noch nicht alle ihre Rezepturen sind überprüft und sollten nur unter der Federführung eines heilkräuterkundigen Arztes verordnet werden. Vieles, das sie propagierte, hat aber fraglos Bestand; ihre Kräuterapotheke wird ohnehin legendär bleiben. Sie war Teil eines durchaus modernen geistigen und körperlichen Gesamtkonzepts, das darauf abzielte, den Menschen in einen Zustand innerer Harmonie zu versetzen.

Nach den Vorstellungen der Heiliggesprochenen befindet sich der Mensch in einem umfassenden Korrespondenzsystem: erstens eingebunden in die gesunde Ordnung, zweitens bedroht von Unordnung und Krankheit und drittens darauf verwiesen, das Heil zu erhoffen. Diese Trias spiegelt sich wider in Hildegards Physiologie, Pathologie und Therapeutik. Krankheit versteht sie weniger als physiologischen Prozess, sondern vielmehr als eine Gefährdung der Gesundheit durch Unterlassen, sprich: durch die Missachtung der naturgegebenen Konstitution, der göttlichen Ordnung. In der so verursachten Krankheit kommt dann Gott aber dem Menschen auch wieder mit den Gaben der Natur zu Hilfe – mit den Kräutern sowie mit den Medikamenten, die aus ihnen gewonnen werden. Der Gedankengang mag uns heute etwas umständlich anmuten. Einfacher könnte man vielleicht sagen: Auch für Hildegard von Bingen waren Heilung und Heil, also körperliche und seelische Gesundung, untrennbar miteinander verbunden. Da dachte die Christin im Grunde nicht anders als die Buddhisten in Tibet, die Hindus in Indien, die Buschmänner in Afrika oder die Schamanen sonst irgendwo in den weiten Gefilden der Weltmedizin.

Teufelswerk oder göttlicher Segen: Die Tyrannei der Rechthaber

Natürlich gab es gravierende Unterschiede hinsichtlich der spirituellen, der religiösen oder der mythischen Einrahmung der Heilung. Der psychologische Ansatz war jedoch stets derselbe. Und vor allem wirkten die Heilkräuter, egal, wer sie mit welchem Göttersegen anwenden mochte. Die Salben, die man in den Klöstern aus Blättern und Blüten mischte, wirkten nicht mehr oder weniger als die Mixtur, die das sprichwörtlich bucklige Kräuterweib in einer Hütte am Rande des Dorfes aufkochte. Und dennoch wurden diese Frauen über Jahrhunderte als Hexen gebrandmarkt, nicht selten gefoltert, ertränkt oder verbrannt. Und das von den »nächstenliebenden« Christenmenschen, die selbst eben das taten, wofür sie die kräuterkundigen Frauen verfolgten.

Beide halfen den Menschen mit ihrem Wissen über die Heilpflanzen. Nur fühlten sich die einen durch ihren christlichen Glauben legitimiert, während die anderen mit dem Teufel im Bunde sein sollten. Dabei mag auch das manchem in der Not durchaus Hoffnung gemacht haben. Wurde doch dem Satan nachgesagt, dass er alles richten könne, um welch teuflischen Preis auch immer. Noch in Goethes »Faust« kann Mephisto anfangs wahre Wunder auf Erden bewirken. Das heißt, selbst die Hexen umgab noch eine Aura, die ihre psychologische Wirkung nicht verfehlte, indem sie Selbstheilungskräfte zu wecken vermochten, die ihrerseits die heilende Kraft der angewendeten Mittel verstärkten. Ist es da nicht menschlich verständlich, dass vielen, die unter irgendeiner Krankheit litten oder verwundet waren, ihre Gesundung im Diesseits wichtiger war als der Preis, den sie für das »Hexenwerk« nachher im Jenseits zahlen sollten, die Höllen-Qualen, die ihnen die Kirche androhte? Wurde nicht mit dem Aberglauben Schindluder getrieben, wenn die Wirkungen der Heilmittel bei den einen der göttlichen Fügung zugeschrieben, aber gleichzeitig bei den anderen als üble »Zauberei« verdammt wurden?

Und könnte es nicht sein – betrachten wir die düstere Geschichte der Hexenverfolgung einmal aus dem Blickwinkel patriarchalischer Dominanz und betriebswirtschaftlichen Eigennutzes –, könnte es nicht sein, dass es auch hier um Macht, Konkurrenzkampf und Eitelkeiten ging? Sicher, auch Kräuterkundige handelten nicht alle nur aus reiner Nächstenliebe. Doch wollten nicht auch die Nonnen und Mönche mit ihrem medizinischen Beistand die Gläubigen an die Kirche binden? Fürchtete der Klerus zum ausgehenden Mittelalter schlichtweg um seine Vormachtstellung im Gesundheitswesen, bei der »Behandlung« der Menschen? Ging er deshalb so erbarmungslos gegen diejenigen vor, die ihm frei praktizierend ins medizinische Handwerk pfuschten? Die Vermutung immerhin scheint naheliegend. Wenigstens gab es für die Hexenverfolgung keinen Grund, der aus ärztlicher Perspektive vernünftig gewesen wäre. Die einen sammelten draußen in der Natur, was die anderen in den Kräutergärten ihrer Klöster anbauten.

Die fortlaufende Erweiterung der Pflanzenapotheke

Niemand besaß und besitzt das Monopol auf die Naturheilkunde, zu keiner Zeit, nicht in der ferneren Vergangenheit, nicht in dem bisweilen religiös verdunkelten Mittelalter des christlichen Abendlandes und erst recht nicht in unserer aufgeklärten Gegenwart. Manchen Naturheilkundler sollte das zu denken geben, wenn sie meinen, die Schulmedizin in Bausch und Bogen verwerfen zu können. Denn auch sie steht letztendlich auf den Schultern der Naturheilkunde.

Kräuter und andere Heilpflanzen sind nun mal die ältesten Heilmittel, die wir kennen. Sie haben sich über die Jahrtausende hin bewährt. Ein weltmedizinisches Kontinuum ohnegleichen.

Eines der ersten Fachbücher zur Pflanzenheilkunde, das auch die heilende Wirkung von Pflanzen beschrieb, ist bald zweieinhalbtausend Jahre alt. Der Aristotelesschüler Theophrastos von Eresos (um 371–287 v. Chr.) hat es verfasst. Auf seiner »Naturgeschichte der Pflanzen« (Historia plantarum) und seiner »Untersuchung über die Pflanzen« (De causis de plantarum) bauten kommende Forscher auf, unter anderem Dioskurides, bekannt nicht nur als Militärarzt unter Claudius und Nero, sondern mehr noch als der berühmteste Pharmakologe des Altertums. Die von ihm verfasste Abhandlung »Über die Heilmittel« (De materia medica) diente dann wiederum dem hier bereits vorgestellten Galenos (Galen) als theoretische Grundlage seiner medizinischen Praxis. Die Geschichte der Naturheilkunde wurde fortlaufend weitergeschrieben. Die Kräuterapotheke der Menschheit füllt sich von Epoche zu Epoche. Im Benediktinerkloster St. Gallen waren unter anderem Kümmel, Minze, Raute, Salbei, Rosen, Rosmarin, Lilie, Bohne, Bohnenkraut, Bergminze, Frauenminze, Bockshornklee, Fenchel, Liebstöckel und Iris vorrätig, um nur eine Auswahl der bekannteren Pflanzen zu nennen, darunter etliche Gewächse, die wir heute eher als Zierpflanzen oder Gemüse schätzen.

Auch Mohn, Artischocken, Herbstzeitlose, Hanf, Lein, Ginseng, Ingwer, Coca, Fingerhut, Eisenkraut wurden zu pharmazeutischen Zwecken in den verschiedensten Regionen der Welt angebaut. Salbei beispielsweise war lange Zeit das bevorzugte Mittel zur Verlangsamung der Alterung. Heute gibt es immer mehr wissenschaftliche Hinweise, dass Salbei bis zu einem gewissen Grad der Demenz vorbeugen und den nervlichen Zerfallsprozess bremsen kann. Arnikawurzeln wurden im großen Stile – wenngleich mit begrenztem Erfolg – zur Behandlung der Pest eingesetzt. Das Allheilmittel der Gallier war die Mistel. Von jeher schätzten die Menschen Früchte, Feigen, Datteln,

Gemüse, Gewürze und Oliven als »heilsame« Nahrungsmittel, um nochmals Hippokrates zu zitieren.

COCA Die wundersamen Wirkungen der Blätter des Coca-Strauches machten sich schon die Inkas zunutze. Sie bekämpften damit Hunger und Schmerzen, die Chaski (Läufer) kauten Cocablätter, um ihre Ausdauer zu verbessern und so ihre Effizienz als Boten zu steigern. Am wichtigsten war Coca aber, weil es die Höhenkrankheit Soroche dämpfte. Und die Cocablätter kamen noch zu einem anderen Einsatz. Sie waren – in Kombination mit Alkohol – ein Teil der rituellen Vorbereitung von Kindern auf den Opfertod. Die Inkas glaubten, dass Rauschzustände einen Zugang zur Welt der Geister ermöglichten. Die Menschenopfer-Rituale im untergegangenen Inkareich sind unter dem Namen »Capacocha« bekannt.

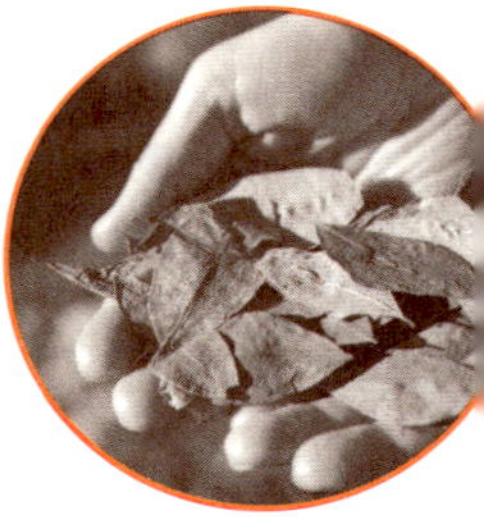

OLIVEN Grüne und schwarze Oliven (dieselbe Frucht, die schwarzen werden nur später geerntet) enthalten ungesättigte Fettsäuren, überdies Natrium, Kalzium, Phosphor und Eisen. Ihnen wird als Nahrungsmittel (auch als Öl) eine präventive Wirkung im Hinblick auf Gefäßverkalkungen (Arteriosklerose) und Erkrankungen des Herzkreislaufsystems zugeschrieben.

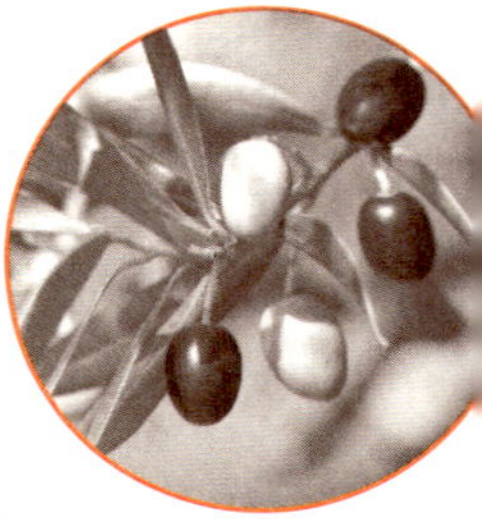

Kümmel, Koriander, Estragon oder Safran verwendete man bereits im alten Ägypten zu heilenden Zwecken, Knoblauch, Senf, Hanf oder Fenchel in Mesopotamien. Eisenkraut (Verbena/Verveine) diente den Galliern zur Beruhigung – Verveine-Tee, vom Zitronenstrauch gewonnen, ist noch heute ein wunderbares abendliches Ritual in Frankreich, das auch ich gern zum »Runterkommen« genieße und schätzen gelernt habe. Der Fingerhut (Digitalis), wurde nicht nur zur Vergiftung der Jagdpfeile genutzt, sondern auch als Abführmittel und Wundkraut, lange bevor das Pflanzengift in der Herzmedizin zur Anwendung kam. Was auf Feld und Flur zuhause wuchs, wurde von dem ergänzt, was Reisende und Eroberer aus der Ferne mitbrachten. Die Brechwurzel (ipecacuana) kam von den indigenen Völkern Brasiliens zu uns und wird als Hustenmittel sowie bei Magenbeschwerden genutzt. Sie ist in verschiedenen in Apotheken vorhandenen Expektorantien enthalten. Von Indien her gelangte Kurkuma nach Europa. Unterdessen scheint es die Welt als eine Art Allheilmittel zu erobern. Nicht ganz zu Unrecht. Kurkuma wird eine therapeutisch nutzbare cortisonartige Wirkung zugeschrieben.

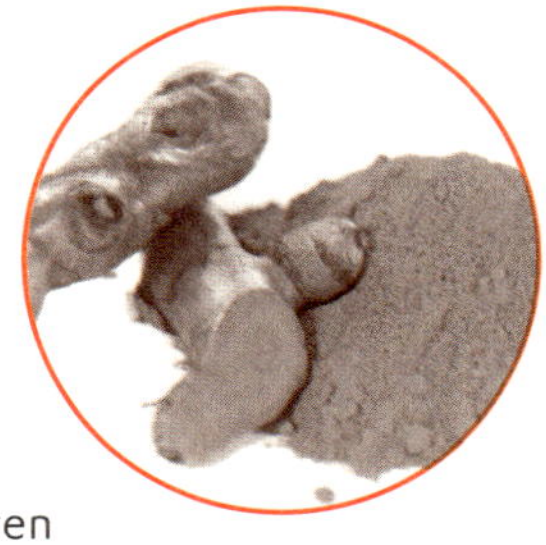

KURKUMA Die Wirksamkeit von Kurkuma wird gegenwärtig in vielen Studien untersucht. Es wird wegen seiner anerkannten verdauungsfördernden und vermutlich Gallensaft anregenden Wirkung in vielen Gerichten und im Curry seit Jahrtausenden genutzt. Ein wissenschaftlicher Nachweis hinsichtlich der behaupteten antitumorösen oder auch antientzündlichen Effekte konnte bisher noch nicht erbracht werden. Seit kurzem liegt Kurkuma auch zur intravenösen Behandlung vor.

Neben den pflanzlichen Produkten sind es die Mineralien, die von Anfang an zu den Arzneimitteln der Naturheilkunde gehört haben. Schon sehr früh, man kann nicht mehr sagen, wann genau, wurde ihre Bedeutung für die organischen Lebensprozesse erkannt. So ahnte man schon im Altertum, dass Muskelkrämpfe auf einen Magnesiummangel zurückzuführen sind. Zwar war weder das Mineral als solches bekannt, noch wussten die Ärzte, was sein Mangel im Körper eigentlich auslöst. Den Zusammenhang aber erfassten sie gleichwohl praktizierend durch ihre Erfahrung und Überlieferung, indem sie eine Ernährung verordneten, die Magnesium enthielt: zum Beispiel Kakao, der zu den größten natürlichen Magnesiumlieferanten gehört, ebenso Nüsse wie Cashew oder Mandeln sowie Kürbis- und Sonnenblumenkerne, Vollkorn, Hülsenfrüchte, Haferflocken und Soja. Therapeutisch trugen die Heiler naturgesetzlichen Zusammenhängen Rechnung, die sich die Medizin theoretisch erst sehr viel später zu erklären vermochte. Inzwischen wissen wir natürlich, dass viele Mineralien und Elemente entscheidend an Lebensprozessen in den Zellen und Organen beteiligt sind – beim Transport von Wasser genauso wie bei der Nervenerregung, den Denkprozessen im Gehirn oder der Blutbildung. Eisen zum Beispiel ist der wesentliche Bestandteil, den die roten Blutkörperchen zur Sauerstoffbindung benötigen.

Irrtümer, Mystik und Verzückung

Genauso ist allerdings zu sehen, dass im Laufe der Medizingeschichte die Ärzte auch zahlreichen Irrtümern unterlagen, dass sie auf manches setzten, was zwar für den Moment erfolgversprechend schien, auf Dauer jedoch gesundheitlichen Schaden anrichtete. Grapefruit oder Pampelmusen zum Beispiel können mit Medikamenten wechselwirken und Überdosierungen verursachen, etwa bei der Einnahme von Beruhigungsmitteln, Psychopharmaka oder Cortison, ihr Verzehr kann aber auch Wirkungen abschwächen, wie die von Blutdrucksenkern oder Krebsmitteln. Digitalis, der Fingerhut, kann bei der Behandlung von Herzkrankheiten in hoher Dosierung toxisch wirken.

Weiterhin benannt seien nur Quecksilber und Arsen, die lange zur Behandlung von Geschlechtskrankheiten eingesetzt wurden. Schon dem Philosophen Friedrich Nietzsche (1844–1900) ist dieser pharmazeutische Irrtum zum Verhängnis geworden. Ganz anders die Heilerde, von der sich die moderne Pharmazie schon einmal weitestgehend verabschiedet hatte, um sie jetzt als probates Mittel gegen Blähungen, Durchfall und Magen-Darm-Verstimmungen ebenso wie zu Behandlungen der Haut bei entzündlichen Prozessen wieder zu entdecken.

Die Erkenntnisse mehren sich nicht nur im Laufe der Zeiten, sie wechseln auch mit den ärztlichen Überzeugungen. Neues verdrängt das Alte, bis es dann nicht selten als das Altbewährte wieder in Mode kommt. Die Heilkunst wäre nicht die humanistische Disziplin, die sie sein sollte, bliebe sie unberührt von Emotionen und fachlichem Streit, von dem Glauben an das, was helfen soll, weil es uns sinnlich überzeugt. Etwas Mystisches bleibt immer, ungeachtet aller technischen Datenerfassung. Was der Verstand rational konstruierte, kann das Gefühl nie ganz so ausschalten, wie es uns die Naturwissenschaft vorgeben möchte. Dagegen können wir gar nichts machen, da wir eben nur als die Einheit von Körper, Geist und Seele menschlich zu existieren vermögen.

Das Aroma von Lavendel, Veilchen, Jasmin oder Rosen bezaubert uns so, wie uns Farben oder Geschmäcker verzücken. Der Duft, der für Mensch und Tier zu den feinsten, unmittelbar berührenden Sinneseindrücken gehört, spielt bei vielen Heilpflanzen eine ebenso große Rolle wie das Mittel selbst. Die sinnlich erzeugte Atmosphäre macht uns empfänglicher für die Wirkstoffe der Naturprodukte. Nehmen wir nur den Holunder. Als Kinder versteckten wir uns darunter und sangen den Zauberspruch: »Ringel, Ringel, Reihe, / sind der Kinder dreie, / wir sitzen unter'm Hollerbusch, / und machen alle husch, husch, husch!« Die Erinnerung an den heimeligen Geruch in der Höhle unter dem Strauch ist mir geblieben. Dorthin zogen wir uns zurück, schmiedeten Pläne oder trauerten nach schmerzlicher Enttäuschung. Der Holunder ist, was wir damals nicht wussten, nur spürten, ein Baum des Lebens, der Heilung. Seine Blüten duften betörend, die schweren Beeren schmecken nach Erde und sind extrem Vitamin-C- sowie eisenhaltig. In der europäischen Mystik ist der Hollerbusch aber auch ein Totenbaum. Nach Beerdigungen wurde früher drei Tage lang bei der Totenwache Holunderblütentee getrunken, um die Toten seelisch auf ihrer Reise ins Jenseits zu begleiten. Andererseits steht der Holunder genauso für Wiedergeburt und Sexualität. »Blüht im Juni der Holler, wird die Liebe immer toller«, sagt der Volksmund.

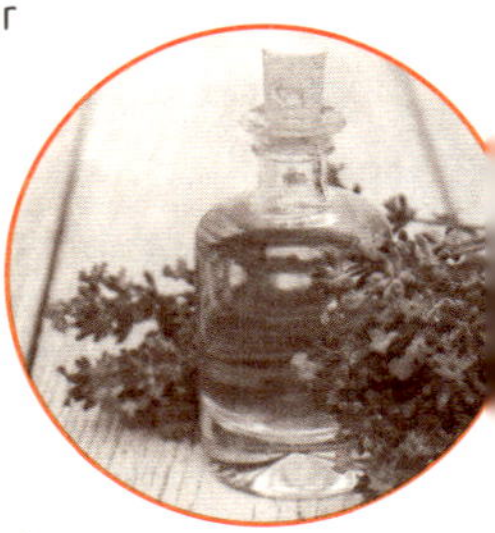

HEILENDE DÜFTE Duftstoffe wirken über das sogenannte Limbische System, dem »Gefühlszentrum« unseres Gehirns, von wo aus Botenstoffe gesteuert werden. Eine amerikanische Studie hat beispielsweise bei Untersuchungen mit Rosmarin-Duftöl herausgefunden, dass Studienteilnehmer mathematische Aufgaben schneller lösen konnten und eine höhere Aufmerksamkeit besaßen als Vergleichspersonen, die nicht mit dem Rosmarinöl-Duft in Verbindung kamen. Rosmarin wirkt außerdem angstlösend, muskelentspannend, durchblutungsfördernd und stimmungsaufhellend. Für eine Aroma-Therapie mit Duftlampen eignen sich:

- Lavendel- und Jasminöl: stimmungshebend und beruhigend;
- Orangenblütenöl: entspannend, stimmungsaufhellend;
- Rosenöl: vitalisierend und harmonisierend, entkrampfend;
- Bergamottöl: beruhigend und entspannend;
- Sandelholzöl: regenerierend und beruhigend;
- Zypressenöl: Stimmungsschwankungen ausgleichend.

Es gibt kaum ein Kraut in der Apotheke der Naturheiler, um das sich nicht irgendwelche Legenden, Märchen oder Mythen rankten. Und nicht immer ist diesen literarischen Gleichnissen gesundheitlicher Wirkung zu trauen. Ob wir den Verstorbenen wirklich noch ein Stück weit folgen können, wenn wir drei Tage lang an ihrem Sarg Holunder-Tee trinken, ist eine spirituelle Frage, auf die jeder seine eigene Antwort finden mag. Dass der Tee das Fieber senkt, ist dagegen erwiesen. Realität und Einbildung liegen wie meist im Leben oft gar nicht so weit auseinander. Aber wo vieles gut ist, muss längst noch nicht alles in Ordnung sein. Die modische Begeisterung für die Naturheilkunde sollte nicht den kritischen Blick trüben, zumal wir uns unterdessen über vieles sehr genau und fundierter informieren können.

Es hat ein wahrer »Run« auf die Heilpflanzen eingesetzt. Immer neue Arten erlangen Kult-Status wie Chia-Samen, welche aus Südamerika importiert werden und der dortigen Bevölkerung entsprechend weniger oder extrem überteuert zur Verfügung stehen. Eine gewisse Skepsis scheint mir da überaus angebracht. Andererseits nutzen wir mittlerweile auch vieles als Genussmittel, wovon man sich früher Heilung erwartete: Kaffee, Tee, Tabak, Pfeffer, Zimt, Basilikum, auch Äpfel, Pflaumen oder Zitrusfrüchte. Ein Großteil davon wird in der sogenannten Dritten Welt angebaut oder, geht es um die Kräuter und Samen, in der freien Natur massenhaft gesammelt, oftmals mit Stumpf und Stiel ausgerissen, was zwangsläufig auf die absehbare Vernichtung vieler Arten hinausläuft. Ein extremer Raubbau zum Vorteil der reichen Konsumgesellschaften. An Warnsignalen fehlt es nicht. Da sie sich zunächst nicht kultivieren ließ, wurde beispielsweise die Teufelskralle (Harpagophytum) skrupellos in Namibia gewildert, umso mehr, je mehr die Preise infolge steigender Nachfrage und sinkenden Angebots stiegen. Die Art galt bereits als bedroht, bis es glücklicherweise gelang, eine Kultursorte der Pflanze zu ziehen.

CHIA-SAMEN Chia-Samen waren auch schon bei den Maya beliebt. Chia bedeutet übersetzt Stärke. Bei den Maya galten die Samen als Energiespender und waren zudem ein wichtiges Grundnahrungsmittel, das beinahe unbegrenzt haltbar ist. Außerdem sättigen sie nachhaltig und enthalten überdurchschnittlich viele Vitamine, Mineralstoffe, Ballaststoffe, Proteine und Antioxidantien.

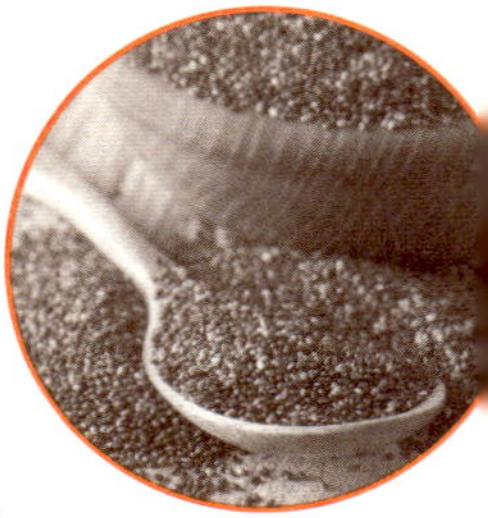

Auch Biopiraterie greift um sich. So wurde gegen den Hersteller von Umckaloabo, einem Wurzelextrakt der südafrikanischen Pelargonie, einer Geranienart, die zur Behandlung von Erkältungskrankheiten und Bronchitis eingesetzt wird, der Vorwurf erhoben, traditionelles Wissen gestohlen zu haben. Das war in diesem Fall zwar nicht nachzuweisen, aber die Gefahr ist sehr ernst zu nehmen. Ein Patentieren von Pflanzen oder ihren Bestandteilen, wie es zunehmend Usus wird, ist ein Frevel, zutiefst inhuman und wider die Menschlichkeit.

Aber selbst der gezielte Anbau löst nicht alle Probleme. Im Gegenteil, in China, das mehr Kräuter exportiert als sonst ein Land, werden die Böden zur Steigerung der Erträge seit Jahrzehnten überdüngt. Das gefährdet nicht allein die Bauern, die mit den Pestiziden umgehen, es verändert auch die Produkte, die mitunter nur noch äußerlich dem ähneln, was wir eigentlich erwerben wollen – von chemischen Pflanzengiften ganz zu schweigen. Die Ingwer-Wurzel mag dafür das bekannteste Beispiel sein. Kommt sie aus chinesischem Anbau, ist sie zwar preiswerter als das, was wir aus Südamerika beziehen, dafür aber nahezu geschmacklos. Ähnliches gilt für den Tee. Die traditionelle chinesische Medizin, die viele Bestandteile direkt aus China verwendet, behauptet zwar, sie hätte den Anbau ihrer Heilpflanzen unter Kontrolle. Aber kann man dem glauben? Es ist vielleicht nicht immer, aber immer häufiger ein kommerzieller Schwindel, auf den wir nicht hereinfallen sollten. Die Meldungen häuften sich, dass in Heilkräutern – auch ayurvedischen und anderen – Rückstände von Pestiziden gefunden werden. Deshalb kann ich nur wieder und wieder zu kritischer Prüfung beim Einkauf raten.

Die wissenschaftliche Pflanzenheilkunde: Phytopharmakologie

Seit Anfang der 1950er Jahre des vorigen Jahrhunderts beschäftigen sich Pharmakologen, Ethnologen und Historiker wissenschaftlich mit der Wirkung, dem Nutzen und der Bedeutung der Heilpflanzen im Wandel der Medizingeschichte. Heute unterteilen wir sie:

- nach Art, Unterart, Gattung, Familie und Klasse
- nach Unkraut, Nutz-, Gewürz- und Heilpflanzen
- nach blühenden und nichtblühenden Pflanzen
- nach früchte- oder sporentragenden Pflanzen
- nach Sprossen oder Blattstellung
- nach dem Charakter
- nach dem Standort
- nach Bodenbeschaffenheit und Pflanzengesellschaft
- nach dem Vorkommen: Wiese, Wald, Gewässer, Berge
- nach geschützten oder teilgeschützten Arten
- nach giftigen und ungiftigen Arten

Ordnungsprinzipien wie diese sind für uns umso wichtiger, als erstens rund siebzig Prozent der weltweit verwendeten Medizin pflanzliche Grundstoffe enthalten und zweitens die Nachfrage rasant ansteigt. Deutschland führt die Rangliste der Nutzer in Europa an, zehntausende Tonnen werden hier verbraucht – leider auch durch Raubbau in anderen Ländern oder wildes Sammeln.

Im Wesentlichen sind es fünf Formen, in denen wir Kräuter und andere Pflanzen therapeutisch einsetzen können:

1. als Frischpflanzensaft; er enthält wasser- oder öllösliche Wirkstoffe, Vitamine, Minerale, Zucker und das pflanzliche Fasergerüst;
2. als Teemischung; sie eignet sich für Trinkkuren und Aufgüsse, wobei sich die Zubereitung nach der jeweiligen Teesorte und dem Anwendungszweck richtet;
3. als Tinkturen und Extrakte; sie werden mit Alkohol oder Wasser meist tropfenweise verabreicht;
4. als Badezusätze; dabei kann es sich um ätherische Öle für Aroma-Therapien handeln sowie um Teemischungen, die den Bädern zugegeben werden;
5. als Tropfen, Dragées, konzentrierte Säfte, Arzneiwein oder Zäpfchen; die Präparate werden als Phytopharmakon oder Phytotherapeutikum bezeichnet und sind aus frischen oder getrockneten Heilpflanzen hergestellt.

Die Wirkung der verschiedenen Phytotherapeutika, vorbeugend oder heilend, hängt von dem Zusammenspiel ihrer Inhaltsstoffe ab. Da es immer mehrere Substanzen sind, die zum Tragen kommen, kann eine Heilpflanze auch bei verschiedenen Erkrankungen wirksam sein. Bitterstoffe wirken appetitanregend und verdauungsfördernd. Gerbstoffe können bei Entzündungen des Zahnfleischs oder gegen Durchfall eingesetzt werden. Kieselsäure gleicht Schädigungen an der Haut, den Nägeln und den Haaren aus. Enthalten sind diese und Dutzende weiterer Wirkstoffe einmal in dieser, einmal in jener Pflanze. Der Apfel beispielsweise kann mehrfache Wirkung erzielen: das Pektin dient als Quellstoff, welcher Magensäure bindet, und das Vitamin C als Antioxidans; in der Karotte sind es das Vitamin A für Haut und Augen oder die festen Bestandteile als Ballaststoffe für den Darm, die medizinische Bedeutung besitzen.

Arnika hilft, äußerlich angewendet, gegen Blutergüsse, Verstauchungen, Quetschungen, Prellungen und rheumatische Muskel- und Gelenkbeschwerden. Baldrian beruhigt die Nerven und erleichtert das Einschlafen in Stressphasen. Fenchel hat eine milde, appetitanregende Wirkung, fördert die Verdauung und erlöst von Blähungen. Ingwer befreit von dem Gefühl der Übelkeit; man vermutet, dass die ätherischen Öle die Magenbewegung verbessern. Kamille hilft bei Magenschmerzen und Blähungen sowie bei Entzündungen der Haut und der Atemwege. Ähnlich verhält es sich mit dem Salbei. Obwohl er vielen zu bitter schmeckt, lindert er Halsschmerzen, wirkt krampflösend bei Magen-Darm-Problemen und beugt übermäßigem Schwitzen vor. Lindenblüten wiederum haben eine schweißtreibende Wirkung und werden daher meist bei Fieber oder gegen trockenen Reizhusten eingesetzt. Melisse ist ein bevorzugtes Mittel bei Einschlafstörungen und Magen-Darm-Beschwerden. Wer unter Kopfschmerzen leidet, sollte sich öfter einen Pfefferminztee aufbrühen, möglichst 3- bis 4-mal täglich. Geradezu symbolische Bedeutung hat die Ringelblumen-Salbe für die Naturheilkunde erlangt. Der Extrakt der Pflanze unterstützt den Aufbau neuen Gewebes und beschleunigt somit die Wundheilung.

Der Aufstieg der Pharmazie aus der Naturheilkunde

Ich könnte noch lange fortfahren, vieles aufzuzählen, auch Gewürze: Basilikum, Brunnenkresse, Dill, Estragon, Kerbel, Knoblauch, Oregano, Rosmarin und so weiter und so fort. Die einschlägigen Lexika dazu füllen Regale. Die für Phytotherapie, also Pflanzenheilkunde, zuständige Kommission des Bundesgesundheitsamtes hat für über 250 Heilpflanzen positiv wertende Charakteristiken erstellt. Wirkungen und Nebenwirkungen sind gleichermaßen erfasst, gilt es doch nicht zuletzt dem verbreiteten Irrglauben vorzubeugen, Heilpflanzen könnten niemals schädlich wirken. Sie sind Arzneimittel, die wie jedes andere gezielt und situations- sowie personenbezogen angewendet werden müssen. Mit ihrer Herstellung und Bevorratung begann das Geschäft der Apotheker. Später hat sich daraus eine eigene Wissenschaft entwickelt, die Pharmazie. Auch sie ist ihrer Entstehung nach eine Institution der Naturheilkunde.

Obwohl wir es nicht genau sagen können, liegt die Vermutung nahe, dass es abermals Hildegard von Bingen war, die den Stein ins Rollen oder wieder ins Rollen brachte. Wahrscheinlich gab es schon in der Antike apothekenähnliche Einrichtungen, erst recht im alten China oder in Indien. Hier bei uns, in der europäischen Mitte, hat das Apothekenwesen im eigentlichen Sinne seine Wurzeln aber eindeutig in der Klostermedizin des Mittelalters. Verlässliche Zeugnisse gibt es für die Zeit zwischen dem 11. und 15. Jahrhundert. Schriftlich nachweisen lässt sich die Gründung von Apotheken im Rahmen der Zunftbildungen während des 14. Jahrhunderts. In Basel etwa gehörte der apotecarius der sogenannten Safranzunft an, zu der außerdem Professoren, Ärzte, Rektoren, Geistliche und Lehrer gerechnet wurden. In patrizisch dominierten Städten herrschte der Stadtapotheker vor, was der Einrichtung von Apotheken einen nahezu institutionellen Charakter verlieh.

Die administrativen Voraussetzungen für die Herausbildung eines regulären Apothekerwesens könnten von dem wissenschaftsinteressierten Stauferkaiser Friedrich II. (1194–1250) geschaffen worden sein. In seiner 1241 erlassenen Medizinalordnung, den »Konstitutionen von Melfi«, werden erstmals die Berufe des Arztes und des Apothekers voneinander getrennt. Ärzten wurde der Besitz oder die Beteiligung an einer Apotheke verboten – Apotheker indes durften ihr Gewerbe nur zum Verkauf von Arzneien betreiben. Ferner wurden Arzneitaxen und Niederlassungsbeschränkungen für bestimmte Orte verfügt. Dem Treiben umherreisendender Quacksalber und Drogenhändler sollte

Einhalt geboten werden. In der Apothekerordnung von Nürnberg aus dem Jahre 1338 wurde sogar verfügt, dass der Apotheker bei der Vergabe von Medikamenten keine sozialen Unterschiede zu machen habe. Überdies bestand ein Substitutions-, ein Austauschverbot für die Heilmittel, die die Arznei enthalten sollte. Dafür wurde den Pharmazeuten allerdings das Privileg freier Preisgestaltung zugesprochen. Die meisten kommunalen Medizinalordnungen im 13. und 14. Jahrhundert bestimmen den Apotheker als einen freien Kaufmann, der aus ethischer Selbstverpflichtung für die Integrität seiner Medikamente zu sorgen hatte. Die Rechtsvorschriften variierten von Ort zu Ort. Durchweg aber lief es auf die Trennung von ärztlicher und pharmazeutischer Tätigkeit hinaus. Die einen behandelten, die anderen produzierten und vertrieben, was jene verschrieben.

Bei den Schamanen und Medizinmännern hatte alles noch in einer Hand gelegen, ebenso bei den Klosterärzten. Die berufsständische Trennung, die nun erfolgte, bezeichnet daher einen entscheidenden Qualitätssprung in der Medizingeschichte. Mit fortschreitender Erkenntnis, insbesondere infolge der naturwissenschaftlichen Revolution während der Renaissance, der Wiedergeburt des Menschen aus dem Geist der Wissenschaft, wurden immer mehr Medikamente erfunden und Rezepturen entwickelt, für deren Herstellung es geschulter Fachkräfte bedurfte, eben der Apotheker. Was die Natur zur Heilung anbot, Kräuter, Pflanzen, Mineralien, wurde nicht mehr pur verwendet, sondern zu konzentriert wirkenden Arzneimitteln verarbeitet. Die von der Naturheilkunde dominierte Zeit war abgelaufen. Es begann die Entwicklung der naturwissenschaftlich fundierten Heilkunst: die bis heute andauernde Epoche der Schulmedizin. Das nächste, das letzte Kapitel meiner Zeitreise durch die Weltmedizin will aufgeschlagen sein.

Von Ärzten, Forschern und Maschinen: Wege und Irrwege der Schulmedizin

In der Geschichte geschieht nichts von heute auf morgen. Selbst Revolutionen, von denen man glaubt, sie würden die Gesellschaft treffen wie der Blitz aus heiterem Himmel, haben eine längere Inkubationszeit. Und wie in der Politik und der Wirtschaft bereitet sich das Neue in der Wissenschaft mal schneller, mal langsamer vor. Wenn es dann aber zu Tage tritt, zieht es zumeist eine rasante Entwicklung nach sich. Der Übergang von der Naturheilkunde zur Schulmedizin belegt das exemplarisch. Auch da wurden die Schalter nicht von einem Tag auf den nächsten umgelegt. Obwohl es sich als solches erst gegen Ende des 19. Jahrhunderts – in der Zeit der großen naturwissenschaftlichen Entdeckungen – etablierte, datieren die Anfänge schulmedizinischen Denkens wesentlich früher, um das 15. Jahrhundert herum. Betrachtet man die organisierte Krankenpflege als ein wesentliches Merkmal des modernen Gesundheitswesens, könnte man sogar noch weiter zurückgehen, bis zur »Klostermedizin« des Hochmittelalters. Im vorigen Kapitel war ausführlicher davon die Rede. Allerdings spielte die geistliche Betreuung der Patienten dabei noch eine vorrangige, wenn nicht die entscheidende Rolle. Das sollte sich erst mit der Emanzipation des forschenden Geistes von der Religion während der Renaissance ändern.

Plötzlich strebten die Menschen selbst gen Himmel, im wörtlichen wie im übertragenen Sinn der Redewendung. Leonardo da Vinci (1452–1519), heute vor allem als Maler geschätzt, war zugleich Künstler, Naturwissenschaftler und Konstrukteur. Er baute nicht nur eines der ersten, wenngleich noch untüchtigen Fluggeräte, sondern stellte auch umfangreiche anatomische Studien an. Die Leichen, die er zu diesem Zweck sezierte, musste er sich bei Nacht heimlich auf dem Friedhof besorgen. Sich an der Schöpfung zu vergreifen untersagte das Dogma der Kirche, und Aktivitäten in dieser Richtung endeten immer wieder auf dem Scheiterhaufen.

Wie die Anatomie der Schulmedizin den Weg ebnete

Der menschlichen Neugier war jedoch nicht Einhalt zu gebieten. Einmal erwacht, setzte sich der Forschergeist zunehmend über die religiös verfügten Grenzen hinweg und verschaffte sich den Platz, den er brauchte. Andreas Vesalius (1514/15–1564), dessen Familie im Ruhrgebiet, wo ich lebe, in Wesel beheimatet war (lat. Vesalius übersetzt: aus Wesel kommend), begründete schließlich durch gezieltes Sezieren die Anatomie und setzte damit den etwa 1400 Jahre bestehenden, auf Galen zurückgehenden, falschen Dogmen in der Medizin durch faktisches und nachweisbares Wissen ein Ende. Vesal (in deutscher Sprache) wies Galen mehr als zweihundert Fehler nach (wobei er allerdings bisweilen selbst Fehler machte. Natürlich wurde das von der medizinischen Community nicht widerspruchslos hingenommen. Der Weg bis zur Anerkennung war mühsam. Aber sein medizinisches Wissen mehrte seinen Ruhm und beförderte ihn schließlich zum Leibarzt von Karl V.

Einige seiner anatomischen Rückschlüsse wurden erst einige Jahrzehnte später von dem englischen Arzt William Harvey (1578–1657) durch die Entdeckung des großen Blutkreislaufs bestätigt. Das Galenische Herzmodell eines nur in eine Richtung schlagenden Muskels mit einem einzigen Gefäßsystem, nämlich nur der Arterien, wurde durch die bedeutsame und wegweisende Entdeckung der Venen, die das Blut zurück ins Herz transportierten, beerdigt. Das Herz wurde erstmals als Motor der Blutverteilung erkannt. Bis dahin war dies über ein Jahrtausend lang fälschlicherweise der Leber zugesprochen worden, während der Herzmuskel als Sitz der Seele und der Wärme galt. Als Lebensquelle. Harveys Forschungsergebnisse änderten diese antike Theorie dramatisch und ebneten damit den Weg zur heutigen wissenschaftlichen Schulmedizin.

Und Vesal, der seine Erkenntnisse in Zusammenarbeit mit Johann Stephan Kalkar, einem Zeichner aus der Tizianschule, zeichnerisch grandios unter anderem in seinem bedeutenden Werk »De humani corporis fabrica« niederlegte, gilt seitdem als einer der Urväter der modernen Medizin. Bald darauf entstanden, angelehnt an das antike Vorbild der Amphitheater, die sogenannten »Anatomischen Theater«, etwa an den Universitäten von Bologna und Leiden: In ihrer Mitte, sozusagen in der Arena, befand sich ein Tisch, auf dem die Professoren das Sezieren demonstrierten. Die natürliche Beschaffenheit des Körpers, seiner Organe, Knochen und Gefäße, rückte mehr und mehr ins Zentrum ärztlichen Interesses. Zwar wurde der Mensch weiterhin als ein Geschöpf Gottes angesehen, sein Leib aber zugleich als ein Objekt betrachtet, dessen Funktionen und Beschaffenheit es zu ergründen galt.

Im 18. Jahrhundert, während der europäischen Aufklärung, kam dieser Forscherdrang geradezu in Mode. Die Vernunft triumphierte über den Glauben. Der Klerus verlor einen Gutteil seiner Autorität, die er bis dahin in allen geistigen Dingen – nicht bloß den geistlichen – beansprucht hatte. Jeder sollte sich fortan auf eigene Faust seines Verstandes bedienen, um hinter die Geheimnisse des Lebens zu kommen. So betrieb auch Goethe anatomische Studien und entdeckte dabei 1784 den »Zwischenkieferknochen«, ein körperliches Detail, das sich bei den Affen ganz genauso findet. Ein Sakrileg für die Kirche, eine Herabwürdigung des Menschen als »Krone der Schöpfung«! Dennoch war diese wissenschaftliche Tatsache schlicht nicht zu leugnen – eine von vielen anatomischen Entdeckungen, dank derer die Heilkunst zu einer Disziplin der Naturwissenschaften avancierte. Die Schulmedizin, wie wir sie heute kennen, nahm ihren Lauf. Und fraglos handelt es sich bei ihr um den wichtigsten europäischen, nicht zuletzt deutschen Beitrag zum großen Ganzen der Weltmedizin. Bei aller Kritik an einem gelegentlich aufkommenden Hochmut gegenüber der Naturheilkunde bin ich persönlich sehr froh und durchaus stolz, in der Tradition dieser naturwissenschaftlich fundierten Schulmedizin zu stehen.

Die Pathologie als Mutter der naturwissenschaftlichen Medizin, Virchow als ihr Vater

Wenn es einen Namen gibt, mit dem sich die akademische Fundierung der Medizin verbindet, dann ist es der von Rudolf Virchow (1821–1902). Ihm, dem Pathologen und Anthropologen, gelang es schließlich, die Medizin nach Jahrhunderten des Vorlaufs naturwissenschaftlich zu etablieren. Mit seinem ersten öffentlichen Vortrag »Über das Bedürfnis und die Richtigkeit einer Medizin vom mechanischen Standpunkt« gab er die Richtung vor, in der wir uns als akademisch ausgebildete Ärzte seither bewegen. Noch um 1800 hatten die Ärzte der Romantik gegen die »Vernunfteskälte« der Aufklärung opponiert, indem sie die methodische Spaltung in Natur- und Geisteswissenschaften ablehnten. Der gefühlten Wahrheit wollten sie nicht weniger Bedeutung beimessen als dem faktisch Erfassbaren. Auch wenn sie damit psychologisch nicht so ganz auf dem Holzweg waren, wie wir unterdessen wissen – Geisteswissenschaften wie Philosophie, Psychologie, Soziologie, Recht und Ethik sind wichtiger denn je –, konnte solches spiritistisch angeregte Denken zum Ausgang des fortschrittsgläubigen 19. Jahrhunderts nicht mehr überzeugen.

Wie nie zuvor hatte sich die Entwicklung der Naturwissenschaften beschleunigt. Was lange Zeit ein für alle Mal festzustehen schien, wurde plötzlich in Frage gestellt. Experimentell ließ sich jetzt vieles überprüfen, bestätigen oder widerlegen, was man bis dahin nur annehmen oder glauben konnte. Fortan sollte, wo es um die Natur, also auch um den menschlichen Körper ging, nur noch das naturwissenschaftlich Beweisbare gelten. Leben, so konstatierte Rudolf Virchow, unterliege im Wesentlichen physikalischen und chemischen Gesetzen. Es sei eine Aktivität der Zellen, was wiederum hieß, dass auch die Ursachen jeglicher Erkrankung anatomisch bzw. pathologisch eindeutig bestimmbar sein müssten. Allein auf dieser Grundlage sollte die Therapie deshalb ansetzen. Tatsächlich ist dieses Prinzip in den meisten Fällen auch berechtigt und erfolgreich, aber eben nicht in allen. Dessen war sich Rudolf Virchow durchaus bewusst. Dass Krankheiten, die man, waren sie eingetreten, ausschließlich nach den Gesetzen der Natur diagnostizieren und behandeln müsse, sie aber gleichwohl durch die Umstände des Lebens hervorgerufen sein konnten, stand für den politisch engagierten Forscher außer Frage. Als er beauftragt wurde, die Ursache für eine Flecktyphusepidemie in Oberschlesien zu identifizieren, zögerte er nicht, die preußische Regierung für die »grauenhaft-jammervollen«, krankheitsfördernden Lebensbedingungen der Notleidenden verantwortlich zu machen, ohne deshalb die Ärzte von ihrer humanitären Pflicht zu entbinden. Im Gegenteil: »Soll die Medizin«, schrieb er in seinem Bericht, »ihre große Aufgabe wirklich erfüllen, so muss sie in das große politische und soziale Leben eingreifen. … Sie muss die

Hemmnisse angehen, welche der normalen Erfüllung der Lebensvorgänge im Wege stehen, und ihre Beseitigung erwirken.«

»Halbgötter in Weiß«: Der Siegeszug der Chirurgie

Obwohl der Pathologe Rudolf Virchow den menschlichen Körper ausschließlich naturwissenschaftlich betrachtete, verstand der Anthropologe in ihm seinen Aufbau zugleich analog dem der menschlichen Gesellschaft. Das Zusammenwirken der Individuen verglich er mit dem der Zellen im Körper: Alle waren dieser Vorstellung gemäß gleichberechtigt, nicht aber gleich begabt. Demokratische Grundüberzeugungen und christliche Wertvorstellungen, denen zufolge alle gleich sind vor Gott, offenbaren sich in diesem Gesellschaftsbild ebenso wie erste Ansätze eines biologistischen Denkens. Noch nicht bei Virchow, aber durch die missbräuchliche Anwendung von »Körper-Staat-Analogien« lief ein solches Modell auf die Behauptung hinaus, dass den besseren, weil von Natur aus begabteren Menschen die weniger guten, weil minder begabten gegenüberstehen. Soziale Unterschiede wurden scheinbar naturwissenschaftlich gerechtfertigt. Wir wissen, wo das endete: in der Theorie vom »unwerten Leben« und in den ärztlichen Verbrechen der Euthanasie.

Das ist aber nun keinesfalls den Pionieren der Schulmedizin anzulasten. Keiner dieser frühen Wissenschaftler trägt Verantwortung für die perverse Ausbeutung seiner Arbeit durch nachfolgende Generationen, schon gar nicht, wenn er nach Lösungen suchte, die helfen sollten, menschliches Leiden zu überwinden und Krankheiten nach Möglichkeit vorzubeugen. Allein aus diesem Antrieb heraus ist die Schulmedizin in der zweiten Hälfte des 19. Jahrhunderts entstanden. Die Erfolge, die sie in immer kürzeren Abständen vorzuweisen hatte, führten dazu, dass man die Ärzte bald schon als die sprichwörtlichen »Halbgötter in Weiß« verehrte.

Alles, was wir heute leisten können, baut wesentlich auf den wissenschaftlichen Fundamenten auf, die damals gelegt wurden, auf Entdeckungen, die dann bislang undenkbare Behandlungen ermöglichten. Chirurgen waren damals die Stars der Medizin. Operationen, die um 1900 bereits zur alltäglichen Praxis gehörten, wären sechzig oder siebzig Jahre zuvor schon allein deshalb denkbar gewesen, weil es kaum Möglichkeiten der Anästhesie gab. Äthernarkosen oder Kokain zur Betäubung kamen erst ab Mitte des 19. Jahrhunderts langsam auf. Noch während der Napoleonischen Kriege musste man verletzte Soldaten mit viel Schnaps betäuben und ihnen einen Knebel zwischen die Zähne schieben, wenn es galt, ein zerschossenes Bein abzunehmen oder eine Kugel aus der Brust zu schneiden. Die meisten haben das nicht überlebt.

> **ÄTHERNARKOSE** Von einer »Lebensfrage der leidenden Menschheit« sprach der Berliner Chirurg Johann Friedrich Dieffenbach 1847 und meinte damit die ersten Operationen in Deutschland, die unter einer Äthernarkose durchgeführt wurden. In der ersten Hälfte des 19. Jahrhunderts nahm die Anästhesie einen großen Aufschwung durch die Einführung von vier betäubenden Substanzen: dem Morphin, dem Lachgas, dem Äther und dem Chloroform.

Vier betäubende Substanzen waren es, durch deren Einführung in die klinische Praxis die Anästhesie im 19. Jahrhundert einen großen Aufschwung erfahren hatte. Die Sterberate nach Operationen ließ allmählich nach. Außer dem Äther waren das Lachgas und Chloroform sowie Morphium, das aus dem schon länger bekannten Opium extrahiert wurde. Dessen berauschende Wirkung schätzten die Asiaten, insbesondere die Chinesen, zuerst. Seit den zwanziger Jahren des 19. Jahrhunderts wurde daraus Morphium zu medizinischen Zwecken von dem Darmstädter Pharma-Unternehmen Merck in größeren Mengen produziert und vertrieben. Eingesetzt wurde es vor allem als schmerzstillendes Mittel bei Neuralgien, Krebs und Rheumatismus sowie therapieunterstützend bei Herzerkrankungen, Verdauungsstörungen und neurologischen oder psychischen Leiden. Die Suchtgefahr, die das nach sich zog, blieb anfangs unbeachtet. Auf dieses Problem stießen die Ärzte erst mit den Erfahrungen, die sie im Laufe der Anwendung sammelten. Was zunächst und nahezu ausschließlich zählte, war die schmerzstillende Wirkung der Präparate.

Zur Anästhesie, das heißt als Anästhetikum, gebrauchten die Ärzte Morphium etwa ab 1860, wenn auch nicht so oft wie die bis dahin üblichen Äther- und die Lachgas-Masken. Wurden diese Substanzen inhaliert, entfalteten sie sehr schnell eine betäubende Wirkung.

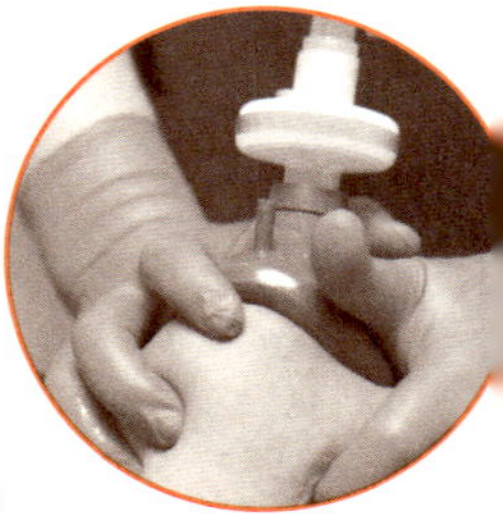

LACHGAS Das Lachgas, ein farbloses Stickoxid, verdankte seinen sprechenden Namen der Vorführung auf Jahrmärkten. Bei Menschen, die man den süßlichen Duft einatmen ließ, konnte er ein krampfartiges Lachen, Halluzinationen und Rauschzustände auslösen. Das Publikum, das dem zusah, amüsierte sich köstlich. Als der amerikanische Zahnarzt Horace Wells 1844 zufällig Zeuge eines solchen Spektakels wurde, fiel ihm, während sich die anderen noch vor Lachen krümmten, die narkotisierende Wirkung des Gases auf. Er war davon so beeindruckt, dass er sich tags darauf selbst einen Zahn unter Lachgas-Narkose ziehen ließ. Gute zwanzig Jahre darauf wurde das mittlerweile zum Medikament weiterentwickelte Stickoxid auch in Europa bei klinischen Operationen eingesetzt, vornehmlich in der Zahnmedizin.

Mit der Entdeckung der Narkosemittel erweiterten sich die Möglichkeiten der Chirurgie in einem bis dahin unvorstellbaren Maße. Umfangreichere chirurgische Eingriffe wie komplexe Magen-Darmoperationen wurden durch diese Form der Bewusstseinsausschaltung und des künstlichen Schlafes überhaupt erst möglich. Dabei stellte sich allerdings auch schnell heraus, dass die Vollnarkose für den Patienten stets mit dem Risiko verbunden war, nicht wieder zu erwachen. Doch selbst dieses Problem sollte die medizinische Forschung bald in den Griff bekommen. Noch vor der Wende zum 20. Jahrhundert wurden Kokainlösungen zur Regional- und Lokalanästhesie eingesetzt. Der bedrohliche Zustand totaler Bewusstlosigkeit musste sehr viel seltener herbeigeführt werden.

Die Anästhesie erlaubte nunmehr auch tiefere chirurgische Eingriffe, weil man durch die Narkosedauer Zeit für komplizierte Operationen gewann. Zugleich stiegen die Chancen postoperativen Überlebens nach aufwändigen Eingriffen mit der Einführung der Bluttransfusion. Voraussetzung dafür war die Entschlüsselung des Blutgruppensystems 1901 gewesen. Gut zwei Jahrzehnte später beherrschte man Verfahren zur Konservierung des Spenderblutes, so dass eine Bevorratung sowohl für Routine- als auch für Notfalloperationen möglich wurde, wodurch immer mehr Erkrankungen chirurgisch geheilt werden konnten.

Das radiologische Körperkino

Die weiteren Entdeckungen der medizinischen Wissenschaften folgten Schlag auf Schlag, eine zog die andere nach sich. Während die Naturheilkunde auf Erfahrungen aufbaute, die über Jahrhunderte, bisweilen über Jahrtausende empirisch gesammelt und häufig nur mündlich weitergegeben worden waren, wurde der Fortschritt der Schulmedizin nun durch gezielte Forschung und wissenschaftliche Erfolge vorangetrieben und mit steigendem Tempo beschleunigt.

Die Chance, ständig Neues in immer kürzeren Zeiträumen zu entwickeln, hat mich selbst schon sehr früh fasziniert. Das Vorbild des Vaters, der als Bergbauingenieur vielfach an technischen Entwicklungen teilhatte, mag dabei eine gewisse Rolle gespielt haben. Jedenfalls fühlte ich, seit ich mich für das Studium der Medizin entschieden hatte, zwei Herzen in meiner Brust schlagen. Das eine beseelte der Wunsch, den Menschen als Arzt zu helfen, Leid abzuwenden oder davor zu bewahren; Albert Schweitzer zählte zu den Helden meiner Jugend; sein Bild hatte ich mir, ich weiß nicht mehr wo, bereits als Teenager ausgeschnitten. Ebenso begeistert verfolgte ich aber auch, was die genialen Konstrukteure entwickelten. Für die Technik schlug und schlägt bis heute das zweite meiner beiden Herzen. So bedurfte es nach dem Abschluss des Medizinstudiums keiner langen Überlegung, mich für die Radiologie, die technischste aller medizinischen Fachrichtungen zu entscheiden.

Gleich der modernen Anästhesie geht sie zurück auf die naturwissenschaftliche Revolution der Medizin im 19. Jahrhundert. Sie ist ein weiterer bedeutender Grundpfeiler der Schulmedizin. Waren früher stets chirurgische oder sezierende Eingriffe nötig gewesen, um einen Blick in das Innere der Patienten werfen und krankhafte Veränderungen ausmachen zu können, so führten physikalische Experimente nun zur Entdeckung einer Strahlung, mit deren Hilfe das Innere des Körpers von außen durchleuchtet und sichtbar gemacht werden konnte. Eher zufällig war der Physiker Wilhelm Conrad Röntgen (1845–1923) hinter das Geheimnis der X-Strahlen, einer später nach ihm benannten Hochfrequenz-Strahlung gekommen. Als er am 8. November 1895 bei Experimenten mit einer Kathodenstrahlröhre die eigene Hand versehentlich in den Strahlungsbereich hielt, zeichnete sich auf einer dahinter liegenden fotografischen Platte die knöcherne Struktur der Hand als heller Schatten ab.

Das »Röntgen«, das erste bildgebende Verfahren, war entdeckt: ein Quantensprung in der Medizingeschichte, die technische Voraussetzung für ganz neue Diagnoseverfahren. Ohne erst zum Skalpell greifen zu müssen oder Vermutungen über die Krankheit als irgendein göttlich verhängtes Schicksal anstellen zu müssen, konnte man jetzt Frakturen, Gewebeveränderungen oder Wucherungen, bald auch, unter Verwendung von Kontrastmittel, die gestörte Funktion innerer Hohl-Organe erkennen – und sehr viel gezielter behandeln. Binnen weniger Jahre zählte die Röntgen-Untersuchung zu den Standardverfahren der Diagnostik.

Bereits zu Beginn des letzten Jahrhunderts führte das westliche Militärbündnis bei der Niederschlagung des »Boxeraufstandes« in China einen eigenen Röntgenzug im Tross mit. Welche ungeahnten Gefahren zugleich von der Strahlung ausgingen, bekamen die Forscher der ersten Generation schnell und schmerzlich zu spüren. Krebserkrankungen stellten sich bei Ihnen und ihren Mitarbeitern ein. Verstrahlte Gliedmaßen mussten nicht selten amputiert werden, auch Erkrankungen des blutbildenden Systems wie bei der Physikerin und zweifachen Nobelpreisträgerin Madame Curie (1867–1934) traten auf. Seit die krankheit- und todbringende Gefahr erkannt worden ist, wurde alles Mögliche unternommen, baulich sowie bei Patienten und Personal, um mit strahlenabsorbierenden Materialien wie Blei Schutz vor radioaktiver Strahlung zu bieten. Ganz gelingt das wohl nie – und wie schwer das Schützen und Abschirmen ist, wissen wir mittlerweile mindestens im Nachhinein aus den tragischen GAUs von Tschernobyl und Fukushima.

Zwar zählt das Röntgen nach wie vor zu den gängigen Verfahren der Diagnostik, doch gibt es inzwischen auch technische Diagnosemöglichkeiten, die erstens wesentlich weniger risikobehaftet sind und zweitens bessere Darstellungen liefern. So können wir in unserem Institut in Bochum mit einer sehr schnellen und strahlenarmen Computertomographie (CT), die auf Röntgentechnik beruht, Schnittbilder von Organen in Sekundenschnelle erstellen, beispielsweise das ganze Herz in 0,3 Sekunden und ohne Katheter. Heute sind dreidimensionale Darstellungen von Körperregionen, insbesondere von Knochen, Gefäßen und flüssigkeitsgefüllten Hohlräumen wie dem Herzen, möglich, wie man es sich noch vor zehn Jahren nicht hatte träumen lassen. Die CT-Navigations-Technik ist überdies eine der wichtigen Komponenten bei der präzisen Steuerung und Platzierung von Instrumenten in der Mikrotherapie, die ich vor über 30 Jahren eingeführt habe.

Minimalinvasive Interventionen mit dem Katheter oder mit Endoskopen reichen zurück bis in die Mitte des vorigen Jahrhunderts. Dabei erübrigen sich zunehmend größere chirurgische Öffnungen des Körpers. Stattdessen werden durch kleine Schnitte Instrumente eingeführt, die der Operateur von außen steuert. Was er tut, kann er auf einem Bildschirm verfolgen. Während er sie durchführt, sieht er den Verlauf der OP quasi wie im »Film«. So kann er mit dem Ballon eines Katheters etwa die Herzkranzgefäße erweitern, oder bei minimalinvasiver Therapie mit dem Endoskop – seinen verlängerten Augen – direkt den Meniskus im Knie oder die Gallenblase präzise und sicher behandeln.

Noch ein weiteres Verfahren hat die Möglichkeiten der Diagnostik um die Mitte des vorigen Jahrhunderts erweitert: die Sonographie, bekannt geworden als Ultraschalluntersuchung. Da sie mit keinerlei Strahlenbelastung verbunden ist, kam sie zunächst vor allem in der Geburtshilfe sowie generell in der Gynäkologie zum Einsatz. Die Chancen der Früherkennung drohender gesundheitlicher Probleme bei Neugeborenen haben sich damit erheblich verbessert. Die Rate der Mütter- und Säuglingssterblichkeit sank signifikant. Auch bei den bereits erwähnten minimalinvasiven Eingriffen wird die Sonographie zur Kontrolle und Führung der Instrumente verwendet. Für die Internisten, für Gynäkologen und Urologen ist sie eines der vorrangigen diagnostischen Hilfsmittel, besonders bei der Diagnose des Herzens und des Bauchraums. Faszinierend sind die Möglichkeiten der 4D-Diagnose am schlagenden Herzen und berührend beim Anblick des wachsenden Kindes im Mutterleib.

Weitere Verfahren der Hightech-Medizin sind hinzugekommen: die Positronen-Emissionstomographie (PET), mit der sich unter anderem sonst nicht erkennbare Tumoren und Metastasen diagnostizieren lassen, sowie die Kernspintomographie oder Magnetresonanztomographie, die bisher revolutionärste Technik der Radiologie, denn sie kommt sowohl ohne ionisierende Strahlung als auch ohne den Einsatz radioaktiver Kontrastmittel wie im PET aus. In der Gefäßdiagnostik kann die Kernspintomographie (MRT) diagnostische Katheter-Untersuchungen ersetzen. Mit Ausnahme der Untersuchung von Lunge und Knochen ist sie der Computertomographie deutlich überlegen. Erstens strahlt sie nicht. Und zweitens liefert sie uns unglaublich hilfreiche Informationen zu Tumoren und Entzündungen, zu Nerven und Gefäßen sowie zu den Funktionen von Gelenken und Organen ebenso wie zur Vorsorge und zur Therapie, zur Nachsorge und zur Rehabilitation.

Immunologie: Der Kampf gegen die Menschheitsgeißeln

Wollte ich die Möglichkeiten der Bildgebung detaillierter erläutern, würde dies den Rahmen meiner Zeitreise durch die Epochen und Kontinente der Weltmedizin sprengen. Einiges an weiterführenden Informationen ist deshalb in den Marginalien und dem angehängten Glossar zusammengestellt. Hier aber wird es Zeit, die Geschichte der naturwissenschaftlich begründeten Schulmedizin wieder als Ganzes ins Auge zu fassen. Und da ist nochmals ausdrücklich festzuhalten, was schon gelegentlich anklang: Für alles, was wir, Patienten wie Ärzte, uns heute von der Schulmedizin erwarten, wurden die erkenntnistheoretischen und praktischen Voraussetzungen mit der naturwissenschaftlichen Grundierung der Medizin zum Ausgang des 19. Jahrhunderts geschaffen. Und der manchmal aufkommende Überdruss an der Fortschrittsfixierung der modernen Leistungsgesellschaft sollte nicht dazu verführen, das geringzuschätzen. So hilfreich die Naturheilkunde war und nach wie vor ist, allein mit dem Festhalten an ihren Prinzipien wäre den einzelnen Menschen und der Menschheit auf Dauer nicht zu helfen gewesen – auch wenn das manche immer wieder einmal glauben wollen und lautstark äußern. Früher waren es die »Romantiker«, heute sind es die Dogmatiker eines nicht zu Ende gedachten ökologischen Ansatzes, die in Bausch und Bogen verwerfen, was die Industrie auf den Markt bringt oder Schulmediziner vollbringen. Ideologische Beschränkungen helfen nicht weiter und hemmen den Fortschritt auf der einen wie auf der anderen Seite. Mit keiner Aprikosenkerntherapie – wie ich es tragischerweise gerade im Bekanntenkreis erleben musste – ist dem Prostata-Krebs beizukommen, und mit »Globuli« oder »Hand auflegen« lassen sich weder Blasen- noch Brustkrebs oder Lungenentzündungen und Masern besiegen. Wer Menschen in

Not verführt, solchem Schwindel aufzusitzen, pfuscht der Schulmedizin verantwortungslos ins therapeutische Handwerk.

Durch den Erkenntnisdrang naturwissenschaftlich orientierter Ärzte und die daraus entwickelten Therapien ist es gelungen, Seuchen wie Typhus und Cholera oder Volkskrankheiten wie die Lungentuberkulose, die bis weit ins 20. Jahrhundert hinein gefürchtete »Schwindsucht«, zu besiegen, wenigstens radikal einzudämmen. Noch 1892 grassierte in Hamburg eine Cholera-Epidemie, und an Malaria konnte man auch in Deutschland erkranken. Einer der großen Romane von Thomas Mann, »Der Zauberberg«, spielt unmittelbar vor dem Ersten Weltkrieg in einem Schweizer Lungensanatorium; die Figuren der Handlung sind Tbc-Patienten.

Bis nahe an unsere Zeit heran sind ungezählte Menschen den verschiedensten Infektionskrankheiten zum Opfer gefallen. In manchen Regionen haben sie die Hälfte der Bevölkerung dahingerafft. Dass davon kaum noch die Rede sein kann, schon gar nicht in Europa, ist ein Verdienst der Schulmedizin. Die Pathogenese, also die Entstehung der ansteckenden Krankheiten war erst durchschaubar, nachdem der Franzose Louis Pasteur (1822–1895) und der Deutsche Robert Koch (1843–1910) unabhängig voneinander die Mikroben als Krankheitserreger entdeckt hatten. Auf ihren Erkenntnissen konnten dann wiederum andere aufbauen. So entwickelte der Immunologie Emil von Behring (1854–1917) einen Impfstoff gegen den meist tödlich verlaufenden Tetanus (Wundstarrkrampf) und, zusammen mit dem Arzt Paul Ehrlich (1854–1915), erstmals Therapeutika zur Schutzimpfung gegen die Diphtherie. Von Behring hatte im Tierversuch herausgefunden, dass sich im Blutserum Antitoxine gegen die krankheitsauslösenden Mikroorganismen bildeten, die zur Therapie und Impfung auf dem Wege der Immunisierung verwendet werden konnten. Die Ausrottung der Pocken, die wir Paul Jenners (1749–1823) Forschungen verdanken, und die weltweite Reduzierung der Kinderlähmung sind weitere Beispiele großer Impferfolge. Und Paul Ehrlich entwickelte später mit dem Medikament Salvarsan ein damals noch auf Arsenbasis wirksames Chemotherapeutikum gegen die Syphilis. Es war die Geburtsstunde der Chemotherapeutika. Weitere Medikamente, die damals auf den Markt kamen, halfen gegen Malaria oder die in Afrika wütende Schlafkrankheit.

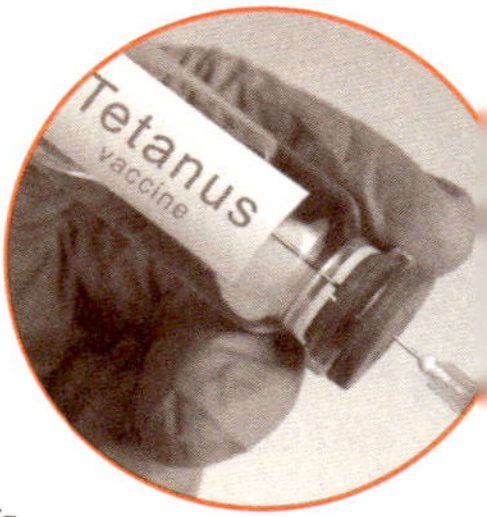

TETANUS Beim Wundstarrkrampf handelt es sich um eine schwere Infektionskrankheit durch das Toxin eines Erregers, der sich häufig in Gartenerde befindet. Über Wunden gelangt der Erreger in den Körper. Nach einer Inkubationszeit von bis zu drei Wochen verursacht er schwere Krämpfe im Kiefer-, Rücken- und Bauchbereich. Die Sterblichkeit bei dieser Erkrankung ist hoch (10 bis 25 Prozent trotz intensivmedizinischer Betreuung). Die Prävention durch Impfung gewährt einen Schutz vor Ausbruch der Erkrankung, die bisher nur symptomatisch behandelt werden kann.

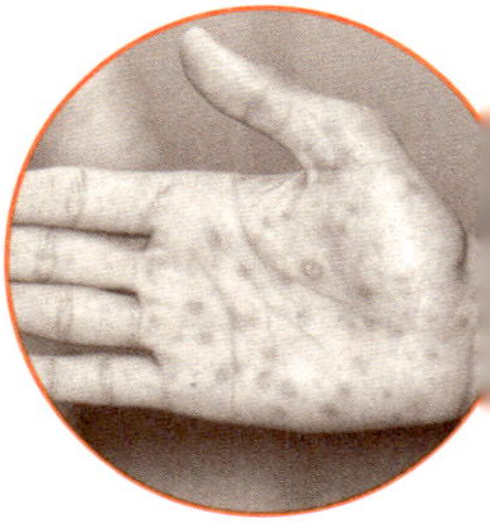

SYPHILIS Syphilis ist neben Tripper die bekannteste sexuell übertragbare Krankheit. Sie wird durch ein Bakterium (Treponema pallidum) zumeist beim Geschlechtsverkehr übertragen. Die Entzündungen und geschwollenen Lymphknoten im Intimbereich und das gefürchtete Endstadium der Progressiven Nerven-Paralyse zehn bis zwanzig Jahre später, das jahrhundertelang das Bild dieser Krankheit prägte, wird aufgrund der Möglichkeiten der Antibiotikatherapie in den Industrieländern nur noch selten beobachtet. Früher sind viele Menschen daran elendig zu Grunde gegangen. Leider nimmt Syphilis auch in Deutschland wieder zu, nicht selten unbemerkt.

Ein nächster bedeutender Fortschritt, der dazu beitrug, dass bakteriell verursachte Infektionskrankheiten behandelt werden konnten, ist der Entdeckung des Penicillins zu verdanken. Im Jahre 1928 hatte der schottische Mikrobiologe Alexander Fleming (1881–1955) bemerkt, dass in einer verschimmelten Kultur aus Staphylokokken um die Schimmelpilze Flächen entstanden waren, auf denen sich diese Bakterien nicht mehr fanden. Die Schimmelpilze hatten eine antibakteriell wirkende Substanz produziert. Flemming benannte sie, angelehnt an den lateinischen Namen des Pilzes (Penicillium notatum), Penicillin. Klinische Relevanz erlangten Flemings Forschungen allerdings erst, nachdem es dem Pathologen Howard W. Florey (1898–1968) und dem Biochemiker Ernst Boris Chain (1906–1979) – beide wie Fleming, Ehrlich und von Bering spätere Nobelpreisträger – in Oxford gelungen war, die in der Nährlösung wirksame Substanz zu einem Präparat zu verarbeiten, das sich injizieren ließ. Versuchsweise behandelten sie damit zunächst infizierte Tiere. Erste klinische Tests mit Patienten fanden 1940 in den USA statt. Der große Erfolg dieser Tests führte dann im Rahmen eines landesweiten Penicillin-Programms zur Massenproduktion des neuen Medikamentes. Später erweiterte sich das Angebot der Antibiotika von Jahr zu Jahr, inzwischen kennen wir über 100. Nicht übersehen werden sollte dabei allerdings, dass es heutzutage durch zum Teil übermäßige oder wahllose Verordnungen und den Einsatz von Antbiotika sogar in Tierfutter und Aquakulturen weltweit zu einer zunehmenden Entwicklung von bakteriellen Resistenzen kommt, die ein Wiederaufleben bereits besiegter Infektionskrankheiten möglich macht – sozusagen eine Schubumkehr des medizinischen Fortschritts.

PENICILLIN Nachdem Alexander Fleming 1928 die antibakterielle Wirkung des Schimmelpilzes entdeckt hatte, dauerte es bis in die 1940er Jahre, bis der Wirkstoff zur Bekämpfung von Infektionskrankheiten klinisch eingesetzt wurde, zunächst in den USA. In Kontinentaleuropa wurde Penicillin erst nach Ende des 2. Weltkrieges in großen Mengen hergestellt und verordnet. Zur Erhöhung der Wirksamkeit und zur Vermeidung von Resistenzen wurde es bald mit dem Streptomycin kombiniert, dem antibakteriellen Wirkstoff eines anderen Pilzes. Antibiotika haben heutzutage unterschiedliche Wirkungsspektren und liegen in großer Zahl vor. Die Zunahme von Resistenzen erfordert jedoch ein Umdenken, neue integrative Konzepte und neue Antibiotika.

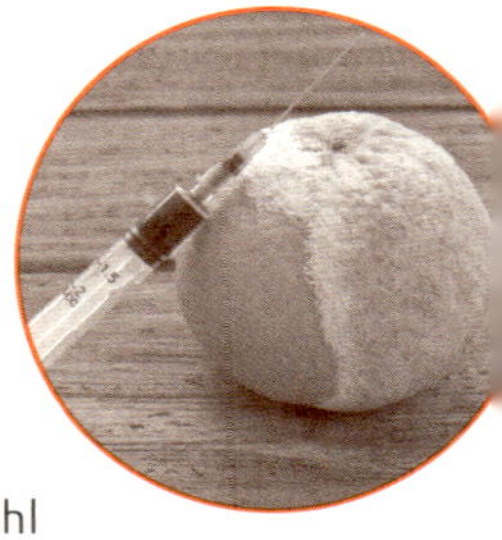

RESISTENZEN Resistenzen entwickelt ein Erreger gegen Antibiotika. Die Wirksamkeit dieser Medikamente nimmt dann ab oder geht völlig verloren. Infektionen lassen sich dann nicht mehr mit dem Medikament behandeln, gegen das sich eine Resistenz entwickelt hat. Ein Wechsel der Medikation ist dann angezeigt, vorausgesetzt, ein Alternativmedikament steht zur Verfügung. Bei der großen Anzahl an Antibiotika ist diese Möglichkeit zumeist – noch! – gegeben.

Für ein Umdenken und neue Behandlungskonsequenzen bestehen beste Voraussetzungen: Impfen, Hygienemaßnahmen, Überwachung von Wasser, Luft und Böden, Stärkung des Immunsystems durch Nahrung, Sport, Bewegung und mentale Stärkung. Auch viele wieder zu entdeckende naturheilkundliche und schulmedizinische Vorsorge- und Therapieansätze der Kulturen ermöglichen es immer besser, Erkrankungen präventiv zu begegnen oder sie nicht zum Ausbruch kommen zu lassen. All dies zu einem Gesamtansatz zu verknüpfen und Aufklärung konsequenter zu verfolgen als bisher, steht an. Überall auf der Welt.

Zucker ist nicht nur süß: Volksseuche Diabetes

Noch in der Jugendzeit meiner Großeltern wusste kaum jemand, dass es so etwas wie eine »Zuckerkrankheit« gibt. Manches Leiden und manch früher Tod, die darauf zurückzuführen gewesen wären, blieben schlichtweg unerklärlich. Erst 1889 war der Internist und Physiologe Oskar Minkowski (1858–1931) bei Tierversuchen darauf gekommen, dass nach der Entfernung des Pankreas, der Insulin produzierenden Bauchspeicheldrüse, ein Diabetes mellitus, die große Volksseuche der Gegenwart, auftrat. Er vermutete eine innere Sekretion dieser Drüse in den Blutkreislauf neben der bereits bekannten Abgabe eines Verdauungssekretes in den Darm. Bis es schließlich gelang, ein brauchbares, das heißt vor allem ebenso wirksames wie verträgliches Insulin-Präparat herzustellen, sollten nochmals drei Jahrzehnte vergehen. Versuche einer muskulären Injektion bei Diabetes-Patienten verliefen bis 1922 in Amerika zunächst enttäuschend. Die verwendete Lösung verursachte Abszesse an den Injektionsstellen, der Blutzuckerspiegel sank bedrohlich. Erst als es gelang, Insulin aus der Bauchspeicheldrüse von Hunden zu extrahieren und zur Injektion am Menschen aufzubereiten, stellte sich auch der medizinische Erfolg ein. Alle Welt verlangte jetzt nach Insulin. In kurzer Zeit überstieg die Nachfrage nach dem lebensrettenden Hormon die Möglichkeiten der Produktion, da es noch nicht synthetisch hergestellt werden konnte, sondern aus der Bauchspeicheldrüse von Tieren – von Rindern und Schweinen – gewonnen wurde. Unter dessen ist das Problem gelöst, Insulin wird jetzt gentechnisch hergestellt.

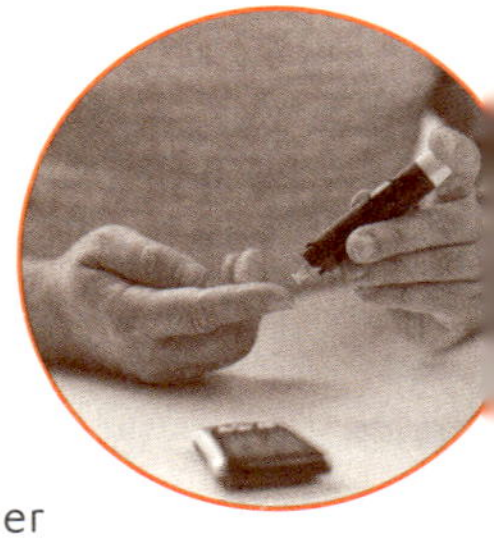

DIABETES Nach den Daten der International Diabetes Federation (IDF) aus dem Jahre 2017 sind weltweit gegenwärtig 425 Millionen Menschen an Diabetes erkrankt. Ein Drittel davon sind über 60 Jahre alt. Die Anzahl der Erkrankten unter 20 Jahren mit dem insulinpflichtigen Diabetes Typ I liegt bei einer Million. Schätzungen gehen von einem Anstieg der Erkrankungen auf 629 Millionen Menschen im Jahre 2045 aus. Der Diabetes Typ II, auch Altersdiabetes genannt, nimmt bei Kindern zu.

Welch ein Segen für die Menschheit, zumal die größte Volksseuche der Welt leider rasante Zuwächse verzeichnet – gerade auch bei Kindern. Millionen wären ohne Insulin bereits gestorben oder würden demnächst sterben. Und inzwischen ist diese typische Erkrankung westlicher Zivilisation und industriellen Ernährungsstils auch im Urwald Südamerikas angekommen, wie ich es in Brasilien erleben musste. Ein Urwalddoktor, den ich dort aufsuchte, um mehr über die traditionelle Heilkunde zu erfahren, teilte mir mit, dass sein Haupttherapiefeld die Vorsorge und Behandlung des Diabetes mellitus sei und nicht Infektionen oder Wurmbehandlungen, wie ich vermutet hatte. Limos, Colas und die kohlenhydratreichen Angebote der Supermärkte würden das traditionelle Leben und damit die gewachsenen Kulturen zerstören, so seine dramatische und desillusionierende Aussage. Sein Konzept: Aufklärung, Lebensstiländerungen, zurück zu heimischer Nahrung, zeitweiliges Abschalten von TV, Computer und Smartphones, um Menschen wieder in Bewegung zu bringen, Familientherapie und unterstützende Behandlung mit Heilpflanzen wie Zimt. Eines seiner größten Probleme dabei ist aber ein soziales, nämlich die Arbeitslosigkeit, vor allem von Jugendlichen, und ein damit verbundener zunehmender Drogenmissbrauch.

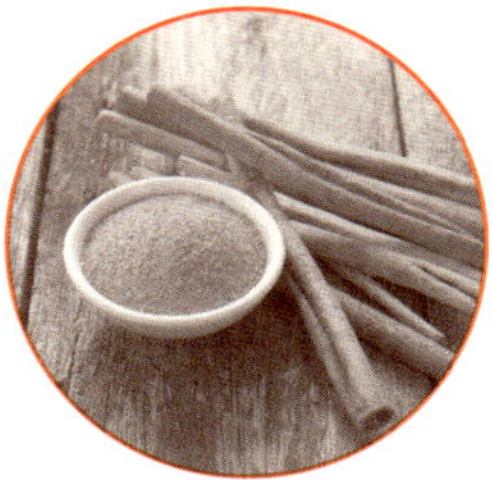

ZIMT Schon 2000 Jahre vor unserer Zeitrechnung wurde die Rinde des Zimtbaumes in China und Indien zu einem Gewürz verarbeitet und zunächst vor allem als Heilmittel und Aphrodisiakum genutzt. Im Mittelalter war Zimt in Europa als Heilmittel gegen Gicht bekannt, gehörte zu den teuersten und kostbarsten Gewürzen überhaupt und wurde von Heilkundigen auch gegen Erkältung, Verstopfung und zur Blutstillung eingesetzt. Auch auf eine blutzucker- und blutfettsenkende Wirkung weisen Studien zunehmend hin.

Das Herz: Unser geliebter und gefährdeter Mittelpunkt

Wie man zuvor ohne Insulin auskam, ist für uns längst in den Bereich des Unvorstellbaren gerückt. Gleiches gilt für die beinahe schon unüberschaubare Vielzahl der Behandlungsmöglichkeiten von Herzkreislauferkrankungen, angefangen von der Einnahme blutdrucksenkender Mittel bis hin zur Herztransplantation. Und dennoch sind beispielsweise 2015 in Deutschland immer noch 365 000 Menschen an den Folgen eines Herz- oder Kreislaufleidens gestorben. Das waren erschreckende 39 Prozent aller Todesfälle jenes Jahres. Wie das aussehen würde, wenn die kardiologischen Praxen und die über das ganze Land verteilten Herzzentren technisch nicht so ausgestattet wären, wie sie es inzwischen sind, wage ich mir nicht vorzustellen.

HERZKREISLAUFLEIDEN Nach Daten der Weltgesundheitsorganisation (WHO), bezogen auf das Jahr 2016, sind an Herzkreislauferkrankungen über neun Millionen Menschen weltweit gestorben. Nach OECD-Zahlen aus dem Jahre 2013 kommen in Deutschland auf 100 000 Einwohner 624 Herzkatheter-Eingriffe. Im OECD-Durchschnitt sind es 177 Eingriffe auf 100 000 Einwohner.

Um das Herz kreisen die Gedanken der Menschen seit jeher mehr als um alle anderen Organe. Es gilt als Quelle der Lebenskraft und der Liebe, als Sitz der Seele, des Gemüts, auch des Verstandes, und es steht noch für vieles mehr, das über seine biologische Funktion hinausreicht. Diese Betrachtungsweise zieht sich wie ein roter Faden durch die Kulturgeschichte der Menschheit. Was indes die Kardiologie, die medizinisch-wissenschaftliche Lehre vom Herzen angeht, so datieren wir ihren Beginn heute auf die Entdeckung des Blutkreislaufes durch den englischen Arzt und Anatom William Harvey (1578–1657) in der ersten Hälfte des 17. Jahrhunderts. Die weitere Entwicklung verlief nachher eher stetig als sprunghaft. Etwas vereinfacht könnte man sagen, dass es gerade auch in dieser Fachrichtung die entstehende Schulmedizin war, die dem Fortschritt Beine machte, und Harvey war sein wichtigster Antreiber.

Einen weiteren Meilenstein setzte der englische Physiologe Augustus Desiré Waller (1856–1922) mit der Konstruktion des Kapillarelektrometers, das es ihm 1887 erstmals ermöglichte, elektrische Herzerregungen aufzuzeichnen, die später mit der Verbesserung der Geräte durch den Arzt und Nobelpreisträger Willem Einthoven (1860–1927) als Elektro-Kardio-Graphie ihren Siegeszug in der Medizin fortsetzte. Die EKG-Technologie, die sich daraus entwickelte, kennt heute jeder. Längst gehören neben dem einfachen Ruhe-EKG das Belastungs- und das Langzeit-EKG zur ärztlichen Praxis. Sogar über einen Zeitraum von bis zu zwei Jahren können inzwischen die wechselnden Erregungszustände des Herzens mit implantierten Geräten und telemetrischen Übermittlungswegen aufgezeichnet werden. Auch seltener auftretende Funktionsstörungen lassen sich so zuverlässig diagnostizieren, vermutlich demnächst sogar in Kombination mit Smartphones.

Schon aufgrund der besonderen Bedeutung, die wir dem Herzen als unserem zentralen Organ beimessen, nehmen die Kardiologie und die Herzchirurgie einen besonderen Platz im Spektrum der schulmedizinische Disziplinen ein. Vielen Patienten gelten sie als die hohe Schule moderner Heilkunst. Und auch wenn da Hierarchien vermutet werden, auf die kein Arzt etwas gibt oder geben sollte, steht doch außer Frage, dass sich auf diesem Gebiet am leichtesten erkennen lässt, auf welch phänomenale Leistungen die Schulmedizin verweisen kann, und das innerhalb kürzester Zeit.

Vor gerade mal knapp hundert Jahren, in den Zwanzigern des vorigen Jahrhunderts, wurde mit der ersten Herzoperation, der Vernähung einer Stichverletzung, die Herzchirurgie begründet. Eröffnungen des Herzbeutels und Herzklappensprengungen folgten, doch viele Operationsversuche waren noch weitgehend erfolglos. Besser verliefen bereits Ende der 1930er Jahre die operativen Behandlungen angeborener Herzfehler. 1958 gelang es dann, den ersten Herzschrittmacher zu implantieren. Waren die Geräte in den Anfangsjahren noch sehr störanfällig und nicht frequenzstabil, werden heutige Herzschrittmacher über viele Jahre im Körper getragen, nicht selten bis zum Lebensende, und automatisch gesteuert. Mittlerweile sind immer mehr Geräte sogar mit einem »Elektroschock«-system ausgestattet, einem Defibrillator, der einen nachlassenden Herzschlag reaktiviert.

Eine Herausforderung blieb noch lange der partielle oder gar totale Organersatz. Ernsthafter daran zu denken war überhaupt erst, als es zuverlässige Herz-Lungen-Maschinen gab, die bei großen Operationen lebenswichtige Funktionen vorübergehend übernehmen konnten. Bei einer Herz-OP kam ein solches Gerät erstmals 1953 in Amerika zum Einsatz: 26 Minuten lang übernahm die Maschine die Herz- und

Lungenfunktion einer Patientin. Während der 1960er Jahre schließlich kulminierten die technischen Entwicklungen in der Konstruktion von Kunstherzen. Bis heute handelt sich dabei aber um keinen wirklichen Ersatz des natürlichen Organs, von dem man sich dauerhaft eine lebenswerte Fortsetzung des Lebens erwarten dürfte. Zum einen sind die mechanischen Belastungen durch das Kunstherz beträchtlich; der Druck auf das Gefäßsystem und die Organe ist ein anderer, so dass der Körper sich mühsam anpassen muss. Zum anderen sollte die psychische Belastung des Patienten nicht unterschätzt werden, da er nun statt des fühlenden, von Stimmungen bewegten Organs eine stets gleich schlagende Maschine in der Brust trägt. Was das bedeutet, können wir kaum ermessen. Es stellt sich immer erst dann heraus, wenn die eine oder der andere in die Lage kommt, es am, besser gesagt: im eigenen Leib erleben zu müssen. Dennoch, für viele sind (vorübergehend) tragbare Herzen ein Segen, vor allem wegen nur selten zur Verfügung stehender Spenderorgane und der entsprechend langen Wartezeiten. Ein solcher Segen ist beispielsweise Elmar Sprink zuteil geworden, dem Marathonläufer mit dem 2. Herzen, der damit sogar den »Iron Man« in Hawaii mitgelaufen ist. Ziemlich schnell sogar. Er musste vorübergehend vor der Transplantation mit einem Kunstherz am Leben gehalten werden, wie 2018 in meiner Veranstaltungsreihe »Mensch Bleiben« im Düsseldorfer Wirtschaftsclub erzählte. Sein Glück lässt sich kaum ermessen – ebenso wenig wie das Glück eines meiner Patienten, der mittlerweile rund acht Jahre mit einem künstlichen Herzen sein Leben auf Erden genießen kann, dank Prof. Dr. Reiner Körfer aus Duisburg.

Das Gehirn als letzte Bastion: »Menschendesign« durch Transplantation?

Zwar wird auch die Transplantationschirurgie allemal mit psychischen Problemen verbunden bleiben. Auch der dadurch Gerettete muss zunächst damit fertig werden, den Erhalt seines Lebens einem Verstorbenen zu verdanken. Doch wenigstens handelt es sich um eine Organübertragung von Mensch zu Mensch. In der Brust des Empfängers schlägt weiterhin etwas Lebendiges, die Spende eines anderen Menschen. Im Tierversuch hatte es bereits während der 1950er Jahre kurzeitige Erfolge bei der Übertragung eines Spenderherzens gegeben. Die Abstoßungsreaktionen des Immunsystems ließen sich dann ab 1959 medikamentös halbwegs eindämmen. Spenderherzen konnten außerdem über einen längeren Zeitraum konserviert werden. Die Überlebenszeit erhöhte sich – noch immer im Tierversuch – auf mehrere Monate. 1967 fand dann schließlich die erste Transplantation eines menschlichen Herzens statt. Der südafrikanische Herzchirurg Christiaan Barnard (1922–2001) übertrug dem Lebensmittelhändler Louis Washkansky das Herz einer Spenderin. Die bis dahin größte Sensation der Medizingeschichte. Die Welt hielt den Atem an, der Patient überlebte die Operation 18 Tage. Dauerhaftere Erfolge stellten sich mit der Entwicklung wirksamerer Medikamente gegen die Abstoßungsreaktionen ein. Im Jahre 1985 lag die Jahresüberlebensrate bei 85 Prozent. Auf diesem Niveau verharrt sie bis heute. Nach fünf Jahren aber leben unterdessen noch 60 bis 70 Prozent, nach zehn Jahren immerhin noch 40 bis 50 Prozent der Patienten.

Die Transplantationschirurgie hat sich etabliert. Sorgen bereiten jetzt weniger die operativen Verfahren als vielmehr der Mangel an Spenderorganen. Rein technisch betrachtet, ist das Problem der Organverpflanzung weitestgehend gelöst, gleich, ob es sich um eine Herz-, eine Leber- oder eine Nierentransplantation handeln mag. In der Zeit von 1963 bis zum Jahr 2017 wurden allein in Deutschland 82389 Nieren, 23738 Lebern, 12515 Herzen und 3761 Bauchspeicheldrüsen transplantiert.

Wen würde diese Erfolgsbilanz nicht beeindrucken. Die Schulmediziner haben allen Grund, stolz zu sein auf das, was sie in der historisch knappen Spanne von rund 150 Jahren erreichen konnten. Auf die Geschichte der Menschheit bezogen, entspricht die Zeit der Dauer eines Wimpernschlages. Die organbezogene Sichtweise der modernen Medizin, ihre fachärztliche Aufspaltung und Konzentration haben die Entwicklung entscheidend befeuert. Dass dabei das ganzheitliche Verständnis des Menschen als Einheit von Körper, Geist und Seele in den Hintergrund rückte, ist die schon mehrfach angesprochene Kehrseite des faszinierenden Fortschritts. Wie schwer es oft fällt, die notwendige Weiterentwicklung medizinischer Verfahren, die längst unabdingbare Nutzung sämtlicher Möglichkeiten moderner Technik mit dem anderen, dem Respekt vor einer Schöpfung zu verbinden, die den Menschen eben nicht als reparable Maschine erschaffen hat, weiß ich als forschender Radiologe und Mikrotherapeut nur zu gut.

Alles zu machen, mit allem zu experimentieren, nur weil es möglich ist, ist eine Versuchung, der wir als Ärzte ebenso widerstehen müssen wie die Physiker in der Atomforschung, mit deren Ergebnissen der Menschheit ebenso geholfen wie geschadet werden kann. Nicht immer ist von vornherein abzusehen, welche bösen Folgen aus dem erwachsen können, was mit den besten Absichten in Angriff genommen wird. Eine Binsenweisheit, gewiss, aber auch eine, die die Nachgeborenen bei ihrer moralisierenden Kritik an den Vätern gern außer Acht lassen. Sicher wurde viel menschliches Leid angerichtet, zum Beispiel weil Ärzte, begeistert vom Know-how der Chirurgie, gegen Ende des 19. Jahrhunderts annahmen, dass »Geisteskrankheiten«, Psychosen und Neurosen, nichts anderes seien als Erkrankungen des Gehirns, die sie operativ behandeln müssten. Doch dürfen wir deshalb die Entwicklung der Hirnchirurgie grundsätzlich in Zweifel ziehen? Wo wären wir ohne sie bei der Behandlung von Tumoren oder durch Unfälle verursachten Hirnverletzungen?

Nein, generelle Denkverbote, religiös oder sonst irgendwie begründet, sind mit dem Hippokratischen Eid so unvereinbar wie ein Ehrgeiz, der den Menschen zum Objekt wissenschaftlicher Experimente degradiert. Es gibt in der Medizin keinen Status quo, auf dem wir fortdauernd verharren könnten. Wo stünden wir in der Krebstherapie ohne die pharmakologischen Fortschritte der letzten Jahrzehnte? Obwohl das Wundermittel gegen diese Geißel der Menschheit noch nicht gefunden ist, vielleicht auch nie gefunden wird, haben sich die Aussichten der Patienten doch deutlich verbessert. Vor 1980 starben in Deutschland mehr als zwei Drittel aller Menschen, die an einer der vielen Krebsarten erkrankt waren. Heute geht man davon aus, dass über die Hälfte der Patienten dauerhaft geheilt werden kann – sei es durch einen chirurgischen Eingriff, durch Bestrahlungen, eine Chemo- oder Hormontherapie, sei es durch eine individuelle Schmerz- und Psychotherapie sowie durch naturheilkundliche Komplementärbehandlungen. Um die mit nahezu jeder ärztlichen Intervention verbundenen Nebenwirkungen zu reduzieren, bedarf es immer neuer Forschungen und Anstrengungen. Das führt dann unter Umständen erst Jahrzehnte später zum Erfolg, aber immerhin! So konnte etwa durch die Hartnäckigkeit von Naturheilkundlern und auch Onkologen der Hanf, etwa zur Reduzierung der Übelkeit bei Chemotherapien, jetzt endlich Einzug halten in den schulmedizinischen Alltag. Dazu hatte mich auch mein so früh an Krebs verstorbener Bruder Wilhelm bereits vor 20 Jahren motiviert. Er bat mich, die enorme mentale und körperliche Heilkraft des Cannabis, die er erlebt und für sich genutzt hat, für Krebspatienten öffentlich zu proklamieren. Was ich hiermit zum wiederholten Male tue!

HANF Cannabis-Präparate werden in der Onkologie vor allem zur Linderung der mit einer Chemotherapie oft einhergehenden Übelkeit verordnet. Zur Wirksamkeit liegen einschlägige Studiendaten vor. Zu anderen Indikationsfeldern wie Schmerzlinderung und Verbesserung des Allgemeinbefindens bei Krebspatienten werden gegenwärtig Studien durchgeführt.

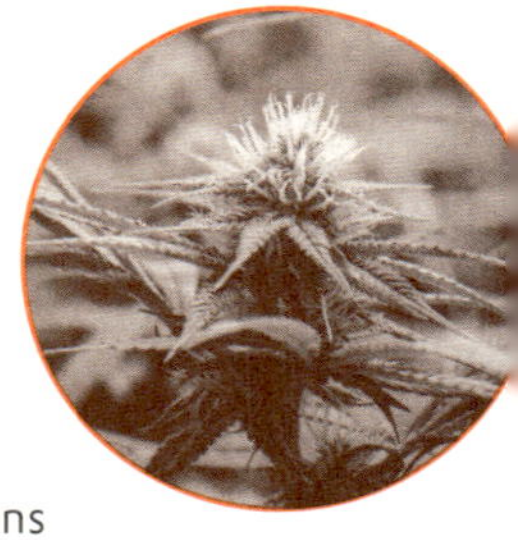

Aber dadurch, dass man die fraglos belastenden Krebs-Behandlungen rundweg ablehnt, wozu »Heildogmatiker« bisweilen neigen, ist keinem geholfen, eher schon damit, dass sich Ärzte und Patienten gemeinsam noch mehr als bislang um die Früherkennung drohender Gefahren bemühen. Dieses »Screening«, die umfängliche und kontinuierlich wiederholte Vorsorgeuntersuchung, macht es immerhin möglich, bösartige Erkrankungen in einem frühen Stadium zu entdecken, mitunter noch bevor erste Symptome auftreten. Die Möglichkeiten der Diagnostik erweitern sich ständig.

Seit der Entschlüsselung des menschlichen Genoms im Jahr 2003 kann sogar die Veranlagung zu dieser oder jener Krankheit ins Kalkül gezogen werden. Die Identifikation des Trägers aller menschlichen Erbinformationen war der bis dato größte Erfolg der molekularen Genetik, einer vergleichsweise jungen Wissenschaft, die erst in den 1950er Jahren auf den Plan trat. Vereinfacht gesagt, geht sie davon aus, dass all unsere Lebensvorgänge, also auch die Disposition für Gesundheit und Krankheit, festgeschrieben sind in den Erbinformationen, die uns bei der Geburt mitgegeben werden. Mithin besteht die Hoffnung der Molekulargenetik und -medizin vorerst darin, genetisch bedingte Erkrankungen vorhersagen zu können. Später sollen – das ist das eigentliche Ziel – Gendefekte so »repariert« werden, dass bestimmte, womöglich therapieresistente Krankheiten gar nicht mehr auftreten. Dies kann aber in gewissem Umfang auch durch die natürlichen Reparaturmechanismen in jedem von uns geleistet werden, je nachdem wie wir leben und uns verhalten – nicht nur durch medizinische Intervention. Wenn unsere Körper nicht selbst zur Reparatur in der Lage wären, wie könnten wir dann heute überhaupt überleben bei all den Belastungen chemischer, biologischer oder physikalischer Art, mit denen wir uns täglich unbemerkt auseinandersetzen müssen?

Ob die gentechnische Rechnung zu einer individuell verordneten Therapie aufgehen wird, bleibt abzuwarten. Jedenfalls verfiele man einer Illusion, würde man annehmen, der molekulargenetischen Medizin könne es dereinst gelingen, uns den Traum von der ewigen Gesundheit zu erfüllen. Viele Krankheiten, wie etwa die Hypertonie, der Diabetes mellitus, die Arteriosklerose, die Epilepsie, Allergien oder Störungen der seelisch geistigen Verfassung, können eben durch dreierlei, durch einen Gendefekt, durch den persönlichen Lebensstil sowie durch Umweltfaktoren ausgelöst werden.

Hier bedarf es nicht bloß einer medizinischen, sondern auch einer moralischen Abwägung, die den Arzt schnell an die Grenzen des Verantwortbaren führt. Wie soll er sich gegenüber einem Patienten verhalten, von dem er weiß, dass er genetisch für eine bestimmte, womöglich lebensbedrohliche Krankheit disponiert ist, obwohl er sich noch bei bester Gesundheit befindet, das Leiden unter Umständen nie erleben wird, weil es die Wechselfälle des Lebens mit sich bringen, dass er vorher umkommt? Soll der Arzt eine Frau oder einen Mann in Angst und Schrecken versetzen, zu einem Leben veranlassen, das in Erwartung der Krankheit fortan eingeschränkt und freudlos verläuft? Ich weiß es nicht und gelange da an einen Punkt, wo mir die Konzentration auf eine ausschließlich naturwissenschaftlich denkende und agierende Medizin unheimlich wird. Würde doch die Fixierung auf den genetischen Determinismus einen Fatalismus nach sich ziehen, der unter Umständen nicht weniger lebensbedrohlich wäre als etwa das theoretisch vorhergesagte Krebsleiden.

Wer das nicht sehen will, weil er glaubt, dass sich alles im Leben irgendwie technisch richten ließe, erliegt den Phantasien der Allmacht und erhebt sich über die Menschen. Ich kann einem solchen Denken nichts abgewinnen. Was, frag ich mich, mag in dem Kopf eines Ray Kurzweil, dem Leiter der technischen Entwicklungsabteilung bei Google, vorgehen, wenn er die Paarung von Mensch und Maschine für das hält, das es zu erreichen gilt. Vom Homo sapiens zur Mensch-Maschine, vom »Homo affectus« zum »Homo digitalis«, vom fühlenden zum digitalen Individuum? Wie soll das gehen? Wer hätte dann das Sagen, die Maschine, weil sie störungsfreier und allemal berechenbar arbeitet? Dabei bin ich gewiss dafür, die Technik zu nutzen, mehr noch als bisher – zur Optimierung der Vorsorge, Therapie und Nachsorge. Nur sollte es bei dem bleiben, was sich für die Heiler seit jeher verstand: Der Mensch muss die Mittel beherrschen. Von einer Partnerschaft, einem gleichberechtigten Zusammenwirken mit der Maschine, kann da keine Rede sein, mitnichten, auch nicht von einer Symbiose oder »Transmutation«.

Entmündigung durch Technik?

Wer sich solcher Begriffe wie »Menschmaschine« oder »Transmutation« bedient, verschleiert, worauf es tatsächlich hinausläuft: auf die Entmündigung des Menschen durch die Technik. Da aber auch der beste PC nur kompilieren kann, was ihm eingegeben wurde, wäre es am Ende nicht die Maschine, die uns beherrschen würde, sondern eine Elite von Technokraten, die sich zur Herrschaft über das Leben berufen fühlt. Ob solche Visionen mit kommerziellen Interessen oder mit machtpolitischer Absicht verfolgt werden, oder ob sie dem Größenwahn Einzelner geschuldet sind, ist für mich ohne Belang.

Denn käme es dereinst so weit, dass derartige Phantasien die Welt auf den Kopf stellen, wäre es so oder so um die humanitäre Gesinnung geschehen.

Da es nur die subjektiv fassbare Würde ist, die den Menschen von der Maschine, dem Roboter unterscheidet, sollten wir uns hüten, der Faszination des technisch Machbaren vorbehaltlos zu erliegen. Vielmehr müssen wir von Fall zu Fall ethisch fundiert entscheiden, uns fragen, wie weit können wir als Therapeuten beim Einsatz technischer Hilfsmittel gehen, ohne den Menschen zum Untertan der Maschine zu machen. Ebenso unverantwortlich wäre es freilich, würden wir die Hightech-Medizin an sich, sozusagen pauschal ablehnen. Verfügen wir doch heute über Geräte, die es uns als Schulmediziner erlauben, Leid und Tod abzuwenden wie nie zuvor. Mechanische und digitale Technik sowie Informations- und Wissenssysteme können uns Ärzten und Therapeuten jeglicher Couleur dabei helfen. Nicht mehr und nicht weniger!

Bereits seit Jahrzehnten werden psycho-operative Verfahren im Gehirn mit Erfolg durchgeführt. So können beispielsweise die Schüttelbewegungen eines Menschen, der an Parkinson erkrankt ist, mit einem stereotaktischen, also bildgesteuerten und Computer-assistierten Eingriff beruhigt werden. Prostataoperationen werden mittlerweile weltweit zunehmend von Robotern durchgeführt, auch Operationen am Herzen. Hier wie in ähnlichen Fällen wirkt der Fortschritt segensreich. Das begeistert, einerseits. Andererseits rückt die Herstellung einer Mensch-Maschine, eines »Cyborg«, inzwischen gefährlich nahe an den Bereich des Vorstellbaren heran. Sind wir doch schon jetzt in der Lage, einen Menschen mit gespendeten Organen, mit Haut und Haar und künstlichen Gelenken nahezu von Kopf bis Fuß neu zusammenzusetzen. Gottlob, will ich hier gleich sagen. Schließlich gelingt es in vielen Situationen nur so, das Leben zu retten oder wieder lebenswert zu machen. Wie aber verhält es sich, wenn, wie kürzlich von einem italienischen Arzt geplant, ein Kopf samt Gehirn »verpflanzt« werden soll? Darf man da noch von »Heilkunst« sprechen? Oder geht es da bloß noch um ein aufsehenerregendes Experiment, das dann umgehend durch das nächste übertroffen werden muss, vielleicht dadurch, dass man versuchsweise ein lebendes Gehirn entnimmt, um Platz für den Einbau eines PC zu schaffen? Schrecklich eine solche Perspektive! Am liebsten möchte man sich abwenden. Doch was wäre so gewonnen? Vielmehr müssen wir uns drängender denn je mit diesem Wahnsinn auseinandersetzen, um der menschlichen Hybris noch rechtzeitig Einhalt zu gebieten. Hierzu benötigen wir eine Wiederbelebung der Geisteswissenschaften an den Universitäten. Der kritische Diskurs, die Stärkung ethischer und philosophischer Reflexion stehen an, mehr denn je.

Noch einmal: Maschinen können phantastische Hilfsmittel sein. Auch für jeden von uns, der seine Gesundheit erhalten oder wieder gesund werden möchte. Und ja, es ist gut, als Arzt auch auf digitale Möglichkeiten zurückgreifen und Daten sammeln zu können für die Erstellung eines Krankheits- und Behandlungs-Profils: zum Beispiel auf die Vitaldatenerfassung durch Apps und gekoppelte Techniksysteme oder Sensoren jeglicher Art. Dies sind oder werden hervorragende »Unterstützerlein« einer zukünftigen Medizin für die Diagnostik und Therapie sein, für Prävention und Prädiktion – also einer vorausschauenden Medizin, und für jeden Einzelnen von uns. Dazu ist aber eine (automatische) Analyse riesiger Datenmengen jedes Einzelnen erforderlich, die bereits heute – auch ohne Wissen oder Zustimmung eines Nutzers – in dem einen oder anderen Fall vermutlich stattfindet.

GESUNDHEITS-APPS Zur sogenannten mHealth (Mobile Health) rechnet man Smartphones, Tablets, Smartwatches und Fitnessarmbänder, die mit einschlägigen Apps gesundheitsrelevante Daten erheben können. Rossmann und Krömer (in Fischer, Krämer, 2016) zählen folgende Verwendungszwecke auf: Prävention und Gesundheitsförderung, Unterstützung von Diagnostik und

Therapie, Kommunikation und Training für Gesundheitsberufe, Nachverfolgung von Infektionsverläufen, Fernüberwachung, Kontrolle und Erinnerung an Medikamenteneinnahme sowie die Datenerfassung per Fernabfrage. Schätzungen zufolge soll das Marktvolumen von mHealth bis 2020 auf knapp 60 Milliarden US-Dollar angewachsen sein.

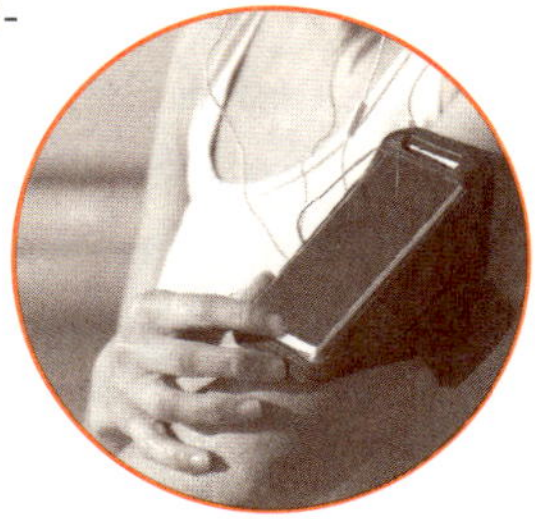

Aber Vorsicht! Der Computer denkt nicht. Würde er zum Beispiel gefragt, ob ein Mensch, den er beobachtet, laufen kann, könnte er nur mit ja oder nein antworten, kaum differenzierter. Wie sollte er auch feststellen, was seine Objektive nicht zu erfassen vermögen, den Schmerz oder das psychische Leiden zum Beispiel und die genaue Zuordnung des Schmerzes zur Körperregion, die Haut- und Muskelbeschaffenheit, die eingeschränkte Funktion in Bezug auf umliegende Strukturen, die Fernwirkungen, Temperaturänderungen, die sinnliche Erfassung von psychosomatischen Reaktionen wie Schmerzverzerrungen des Gesichts oder diskretes Wegziehen von Zehen und so weiter und so fort. Wie dann handeln? Hier stößt man schnell an die Grenzen des digitalisierten technischen Systems. Die individuellen Gegebenheiten der komplexen Wirklichkeit eines Patienten kann es nicht wahrnehmen. Der Computer kann nur in einem vorab genau bestimmten Rahmen Daten erfassen. Menschlich verstehen kann er uns nicht. Sinnlich und körperlich fühlen und Krankheitszeichen erfassen kann jeder Mensch allemal besser, ausgebildete noch viel mehr. Der Computer kann eine Hilfe sein, aber man darf nicht zu viel von ihm erwarten. Und als Arzt oder Schwester muss ich individuell eingreifen können, um den Patienten angemessen zu behandeln. Für den Einsatz von Pflegerobotern, wie ihn die Japaner erproben, mag es ökonomische Gründe geben, zu hohe Personalkosten oder einen eklatanten Mangel an Fachkräften, aber ist das noch humanitär vertretbar?

Die Vision des medizinischen Supercomputers verlagert das Heilsversprechen in die Maschine. Wer der Vorstellung traut, erliegt dem Irrglauben, dass Heilen unabhängig von Werten und Emotionen auf eine ganz objektive Weise »funktioniert«. Das ist nicht bloß eine im wahrsten Sinne des Wortes unmenschliche, sondern auch eine äußerst gefährliche Illusion. Bereits bei der Diagnose würde letztendlich alles außer Acht gelassen, was die Geräte nicht erfassen, Angst, depressive Zustände, Stress, Überreizung, Frust, Aggression in ihren tausendfachen Erscheinungsformen. Zum ersten Mal in der vieltausendjährigen Geschichte der Weltmedizin würde die Persönlichkeit keine Rolle mehr spielen.

Ein zivilisatorischer Rückfall ohnegleichen. Haben doch nicht einmal die Heilkundigen in mythischer Vorzeit, Medizinmänner und Schamanen, geglaubt, dass die höheren Mächte, die sie beschworen, den Menschen ohne Ansehen der Person hätten heilen können. Im Gegenteil, sie ließen sich ihren Vorstellungen nach ja gerade als Mittler zwischen den Welten und menschlich auf ihre Patienten ein.

Am Scheideweg der Medizingeschichte

Sollten wir das heute nicht mehr nötig haben? Sind wir von den grandiosen Erfolgen der Schulmedizin so berauscht, dass wir bisweilen meinen, wir täten genug, wenn wir die Patienten in den Genuss unserer technischen Möglichkeiten kommen lassen? Wie müssen wir die Zukunft der medizinischen Forschung und Entwicklung gestalten? Fragen über Fragen, die umso mehr auf Antworten drängen, als wir schon demnächst imstande sein könnten, entstehendes Leben nach Belieben zu manipulieren, den Menschen dieses oder jenes Design zu verpassen. Der Biochemiker Erwin Chargaff (1902–2002) meinte bereits vor Jahren, dass wir in der Wissenschaft den Rubikon überschritten hätten. Als Forscher beteiligt an der Entschlüsselung der DNA, dem Träger der Erbinformationen, wusste er, dass alles, was einmal gedacht wurde, nicht wieder aus der Welt zu schaffen ist. So wie die technische Entwicklung uns weiter voran bringen kann, kann sie zum Fluch der Menschheit werden. Wir stehen an einem Scheideweg.

Gerade weil es sich bei der Schulmedizin um das vorerst letzte Stadium in der Geschichte der Weltmedizin handelt, kommt es darauf an, die richtige Richtung einzuschlagen. Nichts wäre verhängnisvoller, als wenn wir im Rausch des Fortschritts vom Pfad der humanen Humanmedizin abkämen, als Ärzte zu Reparateuren des Organismus – gedacht als bloße Biomasse – mutierten. Wir müssten uns den Ausstieg aus der Geschichte der Heilkunst vorhalten lassen. Weil es so weit nicht kommen darf, ist es heute wichtiger denn je, vorurteilslos alles zusammenzunehmen, was richtig ist, weil es heilt. Um der Zukunft willen sind wir gehalten, das Alte mit dem Neuen zu verbinden. Was wir brauchen, ist ein besseres, sich ergänzendes Miteinander von wissenschaftlich hochentwickelter Schulmedizin und komplementären Behandlungsmethoden. Aus den verschiedenen Teilgebieten der Naturheilkunde und der traditionellen wie alternativen Heilverfahren können wir wesentliche, auch kostenersparende Elemente für eine zukünftige ganzheitliche Medizin übernehmen.

Die Voraussetzungen für solchen ärztlichen Schulterschluss über Epochen und Kulturen hinweg sind derzeit die denkbar günstigsten. Da die Schulmedizin bislang kein in sich geschlossenes medizintheoretisches System darstellt, besteht unter den Bedingungen der vielfach vernetzten Wissensgesellschaft die große Chance, eine integrative, kulturübergreifende Medizin zu schaffen. Ob chinesische Medizin oder Ayurveda, ob Heilkräutertherapie oder schulmedizinische Pharmazie, ob Muskel-, Bindegewebs- oder Fußsohlenreflexmassagen, ob Osteopathie oder körperliche Untersuchung, Operation und Labormedizin, ob radiologische Diagnostik, Umwelt- oder Sozialmedizin, Psychologie oder Psychiatrie: Bei allem geht es doch darum, Menschen zu unterstützen, Wohlbefinden zu erzeugen, zu therapieren und zu heilen. Eine rein evidenzbasierte Medizin, der es vor allem um den Nachweis ihrer eigenen Exzellenz ginge, könnte da letztendlich blockierend wirken.

Noch für einen meiner persönlichen Ahnen, für den Arzt Carl Abraham Hunnius, von dem ich am Anfang dieses Buches erzählt habe, wäre es undenkbar gewesen, sich im Elfenbeinturm seiner schulmedizinischen Ausbildung vor allem Fremden zu verschließen. Es war keineswegs unter seiner beruflichen Würde, sich von den Fischern am Ostseestrand Methoden der Naturheilkunde abzuschauen. Mit der von ihm entwickelten Schlammtherapie hatte er Anteil an der Begründung der medizinischen Wasser-Behandlung, einer alternativen Heilmethode, der vor allem das Wirken von Sebastian Kneipp zu schulmedizinischer Anerkennung verhalf. Unterdessen gehört die Balneologie, die Bäderheilkunde, längst zum Spektrum fachärztlicher Ausbildung. Ein, wie ich finde, schönes Beispiel dafür, dass es sehr wohl möglich ist, Elemente traditioneller Heilverfahren und der Naturheilkunde in die medizinische Fakultät aufzunehmen. Wieso also sollte das in Zukunft nicht noch in einem sehr viel größeren Umfang gelingen?

Die Voraussetzungen sind hervorragend. Die Salutogenese als Modell, das uns Menschen als ein auf Sinnhaftigkeit ausgelegtes Lebewesen begreift, kommt meiner Meinung nach am nächsten heran an die Ganzheitlichkeit zukünftiger Medizin durch die Überwindung rein biologistischer und naturwissenschaftlicher Sichtweisen. Die Logik von Defekt und Reparatur ist mit der Heilkunst unvereinbar. Hier wird neben der naturwissenschaftlichen Dimension das objektive und subjektive Befinden einer Person im Einklang mit den eigenen Möglichkeiten und Zielvorstellungen sowie in Bezug auf die äußeren, sozialen, kulturellen, ökonomischen und ökologischen Lebensbedingungen begriffen: Prävention und Gesunderhaltung, Aktivierung des Patienten unter Berücksichtigung des individuell Machbaren, sprechende Medizin und vorsichtige Beseitigung krankmachender Faktoren. Wohlbefinden, Kompetenz und Selbständigkeit in allen Aktivitäten des Lebens, wozu für mich auch die spirituelle Dimension dazugehört, sind das Ziel, das in einem endlichen Sinne nicht zu erreichen ist. Wir befinden uns stattdessen in einem ständigen und dynamischen Übergang von körperlicher und psychischer Gesundheit und Krankheit, in einem kontinuierlichen, mehr oder weniger ausgeprägten Zwischenzustand von Nichtkrank und gleichzeitig Nichtgesund. Dieser Übergang ist am einfachsten und einprägsamsten für mich im Yin-Yang-Symbol der Chinesen dargestellt. Denn darum geht es, um das Wohlbefinden des individuellen Lebens vom Anfang bis zum Ende des Lebens, in allen Lebensphasen.

SALUTOGENESE Salutogenese, vom Lateinischen *salus*, »Gesundheit«, und *genese*, »Entstehung«, ist gewissermaßen die Komplementärdisziplin zur Pathogenese, fragt also danach, welche Bedingungen erfüllt sein müssen, damit Gesundheit empfunden oder erhalten wird. Geprägt wurde der Begriff in den späten 1970er Jahren von dem amerikanischen Medizinsoziologen Aaron Antonofsky. Gesundheit, davon war er überzeugt – und befand sich damit im Einklang mit den Heilern aller traditionellen Heilsysteme – ist kein Zustand, sondern ein Prozess, der im Wesentlichen von drei Faktoren abhängt: 1. dem Gefühl, mein Leben gestalten zu können, 2. eine Sinnhaftigkeit in meinem Leben zu erkennen und 3. die Zusammenhänge meines Lebens zu verstehen. Jeder Mensch bewegt sich dabei stets auf einem Kontinuum zwischen gesund und krank und ist niemals weder ganz das Eine noch ganz das Andere.

Unsere Schulmedizin hat durch die hervorragenden Ergebnisse der Einzelwissenschaften bis hin zur Mikrobiologie, Immunologie und Genetik, zur Psychosomatik, den Neurowissenschaften, der Chirurgie wie auch in der Augen- und Zahnheilkunde alle Voraussetzungen geschaffen für die Synthese der verschiedensten Heilweisen. Wir sollten das nicht länger aufschieben und täten gut daran, endlich die Sprache und Inhalte des jeweils anderen Heilsystems zu verstehen und ideologischen Ballast abzuwerfen. Wenn uns das gelingt, sollte einer Weltmedizin als Ganzem nichts mehr im Wege stehen. Der Aufbruch zu einer ganzheitlichen Medizintheorie, die die Erkenntnisse und das medizinische Wissen der Kulturen, das Alte und das Neue, zu einer humanen Medizin der Zukunft vereint. Das ist mein Anliegen seit langem!

Hippokratischer Eid

(in der Genfer Deklaration von 1948)

Bei meiner Aufnahme in den ärztlichen Berufsstand gelobe ich feierlich:

- mein Leben in den Dienst der Menschlichkeit zu stellen.
- Ich werde meinen Lehrern die schuldige Achtung und Dankbarkeit erweisen.
- Ich werde meinen Beruf mit Gewissenhaftigkeit und Würde ausüben.
- Die Gesundheit meines Patienten soll oberstes Gebot meines Handelns werden.
- Ich werde alle mir anvertrauten Geheimnisse auch über den Tod des Patienten hinaus wahren.
- Ich werde mit allen meinen Kräften die Ehre und die edle Überlieferung des ärztlichen Berufes aufrechterhalten.
- Meine Kolleginnen und Kollegen sollen meine Schwestern und Brüder sein.
- Ich werde mich in meinen ärztlichen Pflichten meinen Patienten gegenüber nicht beeindrucken lassen durch Alter, Krankheit oder Behinderung, Konfession, ethnische Herkunft, Geschlecht, Staatsangehörigkeit, politische Zugehörigkeit, Rasse, sexuelle Orientierung oder soziale Stellung.

- Ich werde jedem Menschenleben von seinem Beginn an Ehrfurcht entgegenbringen und selbst unter Bedrohung meine ärztliche Kunst nicht in Widerspruch zu den Geboten der Menschlichkeit anwenden.

Dies verspreche ich feierlich und frei auf meine Ehre.

Vom Alpha bis zum Omega der Medizin: Ein kleiner Wegweiser

Medizinischer Pfadfinder 1
Von A bis Z:
Traditionelle und alternative Heilweisen der Welt

Die traditionellen oder alternativen Heilverfahren sind Behandlungsmethoden, die nicht zur konventionellen Schulmedizin gehören und sich außerhalb, parallel und teilweise lange vor der Schulmedizin entwickelt haben. Da sie meistens neben der schulmedizinischen Behandlung zum Einsatz kommen, werden sie auch als »komplementär« bezeichnet. Das Argument, dass diese Heilweisen keinen Nachweis für ihre Wirksamkeit hätten, ist inzwischen durch zahlreiche Studien und nicht zuletzt durch die Erfahrungswerte von unzähligen Patientinnen und Patienten weltweit widerlegt. Allerdings fehlen für viele Methoden noch überzeugende wissenschaftliche Ergebnisse.

Allen traditionellen und alternativen Heilweisen liegt, unabhängig von allen Unterschieden, ein ganzheitlicher Ansatz zugrunde. Zur Vorsorge, bei Erkrankungen und zur Nachsorge ist medizinisch nicht nur der Körper, sondern sind auch Geist und Seele zu berücksichtigen und zu behandeln. Erst wenn sich alle Elemente – Körper, Geist, Seele und soziales Umfeld – in einer guten Balance befinden, kann sich mentales und damit auch körperliches Wohlbefinden einstellen.

Aderlass

Der Aderlass oder die Phlebotomie ist eine der bedeutsamen Therapieformen des Mittelalters. Mit spätantik-byzantinischen Quellen liegen bereits in der Zeit vor der Medizinschule von Salerno (10.–13. Jhd.) mehrere Schriften über den Aderlass vor. Die bekannteste ist die Phlebotomia Hippocratis, eine pseudo-hippokratische Schrift, vermutlich aus dem 8. Jhd. Im 14. Jahrhundert liegt eine Unmenge von Veröffentlichungen vor, deren Inhalt in die Aderlassbüchlein einging, die der Praktiker auf seine Krankenbesuche mitnahm. Der Aderlass als Therapieform unterlag einer komplexen Theorie zur Therapie. Blut-Entnahmestellen wurden als Lass-Stellen definiert. Sogenannte Lass-Männchen erleichterten dem Praktiker das Auffinden der richtigen Stellen, die auf Organe und Regionen bezogen waren. Grundlegend-systemische Theorie war Galens Humoralpathologie. Es gab Listen mit sogenannten »Verworfenen Tagen«, an denen kein Aderlass durchgeführt werden durfte. Die Indikationsstellung war breit. Besondere negative Bedeutung erhielt der Aderlass im Rahmen der mittelalterlichen Pestepidemien, da die Menschen körperlich und abwehrmäßig noch mehr geschwächt wurden. Der Verdienst und geschichtliche Erfolg von Samuel Hahnemann mit seinem homöopathischen Ansatz wird u. a. auf sein Engagement gegen den Aderlass zurückgeführt. In der modernen Medizin wird der Aderlass nur bei wenigen Erkrankungen durchgeführt, wie bei der Eisenspeicherkrankheit (Hämochromatose), bei Wasser in der Lunge (beginnendes Lungenödem) oder bei einer drohenden Harnvergiftung (Urämie).

Akupunktur

Die Akupunktur – von lateinisch acus, »Nadel«, und punctura, »Stechen« –, also die Nadelung von therapeutisch wirksamen Hautarealen, ist eine seit mehr als 2000 Jahren praktizierte Behandlungsmethode der traditionellen chinesischen Medizin. Ausgegangen wird dabei von der Annahme, dass die Lebensenergie Qi, die auf definierten Leitbahnen, den Meridianen, im Körper zirkuliert. Störungen dieses Energieflusses verursachen Erkrankungen und sollen durch gezielte Nadelungen aufgelöst werden können. Nach wie vor ist unklar, wie die Akupunktur wirkt, aber dass sie wirkt, lehrt nicht nur die jahrtausendealte Erfahrung, sondern konnte mittlerweile auch in klinischen Studien nachgewiesen werden, so dass einige Krankenkassen die Behandlungskosten heute übernehmen.

Aku-Taping

Aku-Taping ist ein in Japan entwickeltes Verfahren, das auf dem Wissen der chinesischen Medizin aufbaut. Es handelt sich um eine Art Bindegewebsmassage mit dehnbaren Klebestreifen, die entlang den Meridianen, den – bisher nicht nachgewiesenen – Verbindungen zwischen definierten Akupunkturpunkten, aufgeklebt werden. Bei Bewegung senden die klebenden Verbände dann therapeutische Reize über die Haut an Muskeln, Faszien und Bänder in der Tiefe und regen zudem den Lymphfluss an. Ein- bis zweimal in der Woche wird das Tape gewechselt, Baden und Schwimmen sind möglich. Das Aku-Taping zeigt gute Erfolge in der Rückenschmerztherapie und kommt auch bei der Behandlung von Kopf-, Nacken- und Gelenkschmerzen zum Einsatz.

Amulett

Amulette sind Gegenstände, denen eine unglücksabwehrende Wirkung zugeschrieben wird. Sie sind weltweit verbreitet. Neben anderen mannigfachen Funktionen sollen Amulette in der Medizin der Naturvölker präventive und krankheitsabwehrende Funktionen ausüben. Auch die Heilung einer vorliegenden Erkrankung wird bisweilen an die Amulette delegiert. So nutzen die Ayoré-Stämme in Südamerika krankheitsabwehrende Pfähle. Der Schamane der Njanomada in Australien verwendet sogenannte transzendente Schnüre zur Abwehr von Epidemien.

Anthroposophische Medizin

Die anthroposophische Medizin geht u. a. auf den Begründer der Anthroposophie Rudolf Steiner (1861–1925) zurück. In dem 1925 erschienenen, zusammen mit der holländischen Ärztin Ita Wegmann verfassten Buch »Erweiterung der Heilkunst« legt Steiner die Prinzipien der anthroposophischen Medizin dar. Die medizinisch relevante Wirklichkeit gliedert sich nach dieser Lehre in vier Ebenen: den physischen Leib, der physikalisch beschrieben werden kann, den ätherischen Leib, der den belebten Körper darstellt, den astralischen Leib, den Mensch und Tier besitzen, und das Ich, der unvergängliche Teil des Menschen. Neben der naturwissenschaftlichen Beschreibung des physischen Leibes kommen den anderen Ebenen des menschlichen Seins spezielle Erkenntnisformen zu (Imagination, Inspiration und Intuition). Gesundheit und Krankheit bestimmen sich nach einer adäquaten oder gestörten Wechselwirkung zwischen den vier Ebenen. Aufgabe der anthroposophischen Medizin ist die Wiederherstellung einer adäquaten Korrespondenz der vier Ebenen. Zu den therapeutischen Methoden gehört die Anwendung verdünnter pflanzlicher, mineralischer und tierischer Pharmaka wie in der Homöopathie, wobei allerdings nicht nur der Verdünnungsgrad und die Art des Schüttelns entscheidend sind, sondern auch Aspekte der Sternenkonstellation und Tageszeit bei der Herstellung der Substanzen berücksichtigt werden. Weitere Therapieformen sind Eurhythmie (eine spezielle Bewegungstherapie), Diätetik, rhythmische Massage, Atemübungen, Singen, Märchenlektüre und Heilbäder. Die künstlerischen Anteile der Therapie sollen insbesondere der fehlenden Selbstregulation des Patienten wieder aufhelfen. Im Sinne evidenzbasierter Medizin ist bisher der Nachweis für die Wirksamkeit der anthroposophischen Medizin nicht erbracht.

Aroma-Therapie

Der Begriff Aroma-Therapie geht auf den französischen Chemiker und Duftforscher René-Maurice Gattefosseé (1881–1950) zurück, der durch Zufall bei einem Unfall die Wirkung ätherischer Öle erkannte. Er hatte sich massiv verbrannt und die Verbrennungen mit Lavendelöl schnell lindern können. Das führte in Folge zur Herstellung desinfizierender Seifen, Eaux de Toilettes und Aroma-Ölen. Die heilende und antiseptische Wirkung von duftenden Heilpflanzen, Harzen und Ölen, war schon in Ägypten, Mesopotamien und im alten Rom bekannt. In vielen Kulturen wurden Pflanzendüfte und Aroma-Essenzen zur Körperpflege und Inhalation, zu Massagen, in Wannenbädern oder in der Sauna, zur Desinfektion oder wie Weihrauch oder Myrrhe bei religiösen Ritualen genutzt. Duftstoffe wirken über einen der ältesten Teile unseres Gehirns, das Riechzentrum, welches, wie wir heute wissen, im Limbischen System, unserem »Gefühlszentrum« liegt. Von hier werden unbewusst Reaktionen im Körper ausgelöst und Botenstoffe gesteuert. Emotionen und Stimmungen, aber auch die Atmung oder Herzaktionen können durch Düfte beeinflusst werden.

Atemtechniken

Atmen ist ein körperlicher Reflex und geschieht automatisch. Es ist jedoch möglich, bewusst Einfluss darauf zu nehmen, den Atem also kontrolliert zu steuern. So kann auf den Körper und das Nervensystem eingewirkt werden. Nicht von ungefähr nutzen alle großen meditativen Lehren – vor allem aus dem asiatischen Raum – den Atem als wesentliches Instrument (Pranayama). Und auch bei modernen Entspannungstechniken, wie progressiver Muskelentspannung, autogenem Training oder Biofeedback, nimmt der Atem eine zentrale Rolle ein. Ihn zu kontrollieren, entspannt den Muskeltonus, beruhigt das vegetative Nervensystem, wirkt Stress entgegen und stärkt das Immunsystem.

Ayurveda

Ayurveda – ins Deutsche übersetzt: das »Wissen vom Leben« – ist die traditionelle indische Heilkunst, deren Wurzeln bis ins 2. Jahrtauend v. Chr. zurückreichen und die bis heute vor allem in Indien, Sri Lanka und Nepal ein zentrales Element der dortigen Gesundheitssysteme geblieben ist. Ayurveda ist eine Kombination aus Erfahrungswissen und Philosophie und verfolgt einen konsequent ganzheitlichen Ansatz, wonach das Leben durch das Zusammenwirken von Körper, Seele, Geist und Umwelt bestimmt wird. Der therapeutische Ansatz geht davon aus, dass im Menschen drei energetische Grundkräfte wirken. Gerät deren individuelles Zusammenspiel aus der Balance, entstehen Krankheiten. Alle Ayurveda-Behandlungen – dazu zählen eine gesunde Ernährung, Pflanzenheilmittel, Massagen, Dampfbäder, Einläufe und andere Ausleitungsverfahren, Yoga und Meditation – zielen auf eine selbstbewusste, ethisch verantwortungsvolle Lebensführung ab. Als medizinisches Naturheilverfahren liegt die Stärke des Ayurveda in der frühen Behandlung von Befindlichkeitsstörungen sowie der Besserung chronischer Leiden.

Beten

Auch das Gebet ist eine in allen Religionen sowohl individuell als auch gemeinschaftlich praktizierte Form der Meditation (siehe dort). Neben der spirituellen Ebene, der Zwiesprache mit Gott oder den Göttern, und der sozialen, Gemeinschaft stärkenden Komponente hat es ähnliche, den Körper entspannende Wirkungen wie andere Meditationsformen.

Bindegewebsmassage

Die Bindegewebsmassage beruht, wie auch die Reflexzonenmassage, auf der Überzeugung, dass alle Organe, Muskeln und Gefäße mit bestimmten Regionen der Hautoberfläche und des Unterhautbereichs, den Bindegewebszonen, verbunden sind. Durch manuelle Stimulation (Druckbehandlung) dieser Regionen, die durchaus schmerzhaft sein kann, werden Reaktionen auf die entsprechenden inneren Organe ausgelöst, die eine entspannende, schmerzlindernde oder durchblutungsfördernde Wirkung entfalten. Die Parallelen zur ayurvedischen Massagetradition, zur Thai-Massage und zur chinesischen Medizin (etwa Tuina) sind unverkennbar.

Blutegeltherapie

Die Behandlung mit Blutegeln gehört zu den ältesten Heilmethoden der Medizingeschichte und reicht bis ins 4. vorchristliche Jahrtausend zurück. Aus vielen Weltgegenden – Mesopotamien, Indien, China, Europa – ist der therapeutische Einsatz von Blutegeln überliefert. Durch im Speichel der Egel enthaltene, gerinnungshemmende und gefäßerweiternde Substanzen sowie durch den »Aderlass« können beispielsweise Arthrose-Erkrankungen oder chronische Rückenschmerzen erfolgreich gelindert werden. Auch in der Schulmedizin, vor allem im Bereich der plastischen Chirurgie, kommen Blutegel zum Einsatz, um etwa bei Transplantationen (Finger, Zehen) oder Hautverpflanzungen die Wundheilung zu verbessern und eine Abstoßung von Implantaten zu verhindern. Übrigens kommen Blutegel heute, nach einer streng kontrollierten Züchtung, nur einmal zum Einsatz und werden danach entweder getötet oder in einem Teich ausgesetzt.

Chakren

Bei den Chakren (Sanskrit für Kreis) handelt es sich nach hinduistischer Lehre um Energiezentren des Körpers. Meist wird von sieben Chakren gesprochen, die entlang der Körperachse lokalisiert werden. Ihr Wirken und vor allem Zusammenwirken hat Einfluss auf die psychische Konstitution des Menschen. (Alternativ-)Medizinisch relevant ist die Störung eines geordneten Zusammenwirkens der Chakren. Eines der Ziele des Yoga und verschiedener Meditationstechniken ist die Harmonisierung der Chakren und daher eine optimale Abstimmung von Körper, Seele und Geist.

Curry als vorbeugende Heilnahrung

Curry ist kein Gewürz an sich, sondern eine Gewürzmischung. Sie stammt ursprünglich aus Indien und besteht aus vielen verschiedenen, oft bis zu 30 Einzelgewürzen. Dementsprechend groß ist die Zahl der unterschiedlichen Curry-Rezepturen. Zu den Hauptbestandteilen von Curry gehören Kurkuma – in Deutschland bekannt als Gelbwurz –, schwarzer Pfeffer, Cayennepfeffer (Chili), Koriander, Cumin (Kreuzkümmel) und der Bockshornklee. Weitere Gewürze, die in geringeren Mengen beigemischt werden, sind beispielsweise Gewürznelke, Zimt, Muskatnuss, Knoblauch, Ingwer, Senf, Kardamom und Paprikapulver. Einige südostasiatische Kulturen würzen ihre Speisen schon seit Jahrhunderten mit vielen verschiedenen Gewürzen, um den Gerichten den gewünschten Geschmack zu verleihen. Curry, so haben Studien herausgefunden, kann Zivilisationskrankheiten vorbeugen, Entzündungen hemmen, den Cholesterinspiegel stabilisieren und einen positiven Effekt auf Diabetes haben. Selbst bei Krebs soll Curry eine heilbringende Wirkung entfalten. Die gesundheitlichen Aspekte hängen von den jeweiligen Bestandteilen des Currypulvers ab.

Eiskammer

Die therapeutische Wirkung von Kälte ist schon lange bekannt. Die Methode kommt ursprünglich aus dem alten Japan und hat sich von dort aus verbreitet. Bei Kälte verengen sich die Blutgefäße, die Blutversorgung im äußeren Körperbereich wird reduziert. Bei der anschließenden Erwärmung weiten sich die Gefäße wieder und Abfallstoffe werden vermehrt abtransportiert. Ein vermehrter Zustrom an Sauerstoff sorgt zugleich für eine bessere Durchblutung und eine Leistungssteigerung. Darüber hinaus wirkt die Kälte- oder Eiskammer schmerzlindernd und entzündungshemmend. Ziel der Behandlung ist außerdem die Beschleunigung von Regenerations- und Heilprozessen. Der Spannungszustand, die Durchblutung und der Stoffwechsel der Skelettmuskulatur werden beeinflusst. Eingesetzt wird die Kältetherapie bei Rheumapatienten, auch für Menschen mit Schlafstörungen, Depressionen oder Hauterkrankungen soll sie geeignet sein.

Fango

Fango ist die italienische Übersetzung von Schlamm oder Schlick. Italien gilt als Ursprungsland der medizinischen Anwendung. Schon im Altertum wurden die Heilkräfte zur Behandlung von Muskelverspannungen, Rückenschmerzen, Verrenkungen und lokalen Schmerzen wie auch zur allgemeinen Regeneration in Fango-Thermalbädern genutzt. Berühmte Kurorte wie Abano entstanden. Den Fango-Heilschlamm vulkanischen Ursprungs kennen wir aber auch in Deutschland, z.B. vom Kaiserstuhl oder aus der Eifel, sowie auch aus der Steiermark in Österreich. Heilschlämme enthalten u.a. Magnesium, Kieselsäure und Tonerde. Je nach Region wird der Fango auch mit Sole, Schwefel, Radon, Algen oder anderen Bestandteilen, wie Mikroorganismen, angereichert. Fango speichert Wärme sehr lange und gibt diese wie das Moor sehr langsam ab. Aus Kostengründen werden in der Medizin Parafinpackungen mit Fango versetzt. Diese können im Ofen erwärmt werden. Naturfango ist dem Paraffinfango jedoch überlegen.

FX Mayr

Bei der Mayr-Kur, benannt nach dem österreichischen Kurarzt Franz Xaver Mayr (1876–1965), steht die Darm-Sanierung im Vordergrund. Hintergrund ist die Annahme, dass eine enge Verbindung zwischen Verdauung und allgemeiner Gesundheit besteht, chronische Verdauungsschäden machen demnach krank und lassen vorzeitig altern. So muss bei einer Mayr-Diät zunächst der Darm entlastet werden, um ihm Zeit zur Reinigung und Regeneration zu geben. Das kann z. B. durch Fasten oder durch eine Brötchen-Milch/Quark-Kur nach FX Mayr geschehen. Die FX-Mayr-Kur basiert auf den drei Prinzipien Schonung, Säuberung und Schulung (»3 S«). Zu den Bestandteilen einer solchen Kur gehört auch, genügend Zeit für die Mahlzeiten einzuplanen. Vor dem Schlucken sollte jeder Bissen bis zur ausreichenden Zerkleinerung gekaut und mit Speichel vermengt werden – nur dadurch ist eine vollständige Verdauung möglich. Eine Kur nach FX Mayr kann bei Magen-Darm-Störungen, zur Ernährungsumstellung und Stoffwechselveränderungen durch hohe Fett- bzw. Cholesterin-Werte im Blut sinnvoll sein. Da Lunge und Darm aus naturheilkundlicher Sicht eng verbunden sind, kann eine Darmentlastung nach FX Mayr auch bei verschiedenen Atemwegserkrankungen zu einer Verbesserung führen.

Geistheilung

Geistheilung ist ein Sammelbegriff, unter den verschiedene Formen der Therapie gefasst werden, die durch geistigen, religiösen oder psychologischen Einfluss praktiziert werden. Die Heilkraft soll aber auch durch Handauflegen, Gebetsheilung, Exorzismus, Schamanismus oder Benutzung von Amuletten und Reliquien vermittelt werden. Im Zuge des Aufblühens der naturwissenschaftlichen Medizin wurde der Begriff der Geistheilung aus dem leitenden Medizinparadigma verbannt. Elemente der Geistheilung finden sich in der Parapsychologie und der sogenannten Volksmedizin. In wissenschaftlichen Zusammenhängen wird die Geistheilung in der Suggestionsforschung thematisiert.

Hamam

Die Jahrhunderte alte Hamam-Kultur entstand zur Zeit des Osmanischen Reichs und hat ihren Ursprung in Mittelanatolien und Istanbul. Das arabische Wort Hamam heißt »wärmen, baden« und steht für Entspannung Wohlbefinden und Sauberkeit. Das türkische Dampfbad folgt einem festen Ritual. Mehrmals seift der Masseur den Körper ein, reibt ihn mit einem Handschuh ab und wäscht ihn. Neben Schwitzen und erfrischenden warmen Wassergüssen zwischendurch steht im Hamam die Arbeit des Tellak (Bademeister/Masseur) oder der Natir (Bademeisterin/Masseurin) im Vordergrund. Die Hamam-Waschung ist eine Mischung aus einer Behandlung mit Kernseife, einem Peeling mit einem Handschuh aus Wildseide (Kese) und einer Massage. Nach dem Besuch des warmen Dampfbads folgt eine Phase der Erholung und Erfrischung in einem kühleren Raum. Hierzu können auch Tee und frisches Obst zur Beendigung der Zeremonie gereicht werden. Der Besuch eines türkischen Dampfbads kann das allgemeine Wohlbefinden erhöhen, Muskelverspannungen entgegenwirken und die Durchblutung der Haut anregen. Menschen mit Entzündungen, akuten Infektionskrankheiten oder bestimmten Herzkreislaufleiden sollten von einem Besuch im Hamam jedoch absehen.

Hawaiianische Medizin

Im Mittelpunkt der hawaiianischen Medizin (Ho'omana) steht nicht die Krankheit, sondern die Förderung der Gesundheit, wobei Körper und Geist eine gleich wichtige Rolle spielen. Negative Handlungen oder Gedanken führen dazu, dass sich im Körper Spannungen bilden. Nur durch eine bewusste Auseinandersetzung damit kann die Harmonie wieder hergestellt werden. Dies wird beispielsweise deutlich in dem Vergebungsritual Ho-oponopono, einer Methode psychosomatischer Medizin zur Konfliktlösung. Im Streit- oder Krankheitsfall setzen sich Kontrahenten mit Dritten oder Familienmitgliedern zusammen, um herauszufinden, wodurch ein Problem verursacht worden sein könnte. Die vermittelnde Rolle kommt dabei den Kahunas zu, das sind Heiler und Weise, die – ähnlich wie die Schamanen indigener Völker – mit einer spirituellen Ebene in Verbindung stehen sollen. Zur Tradition der hawaiianischen Medizin gehören die Pflanzenheilkunde ebenso wie meditative Elemente, Musiktherapie und Massageanwendungen – zum Beispiel »Lomi Lomi«.

Heilerde

Die medizinische Wirkung der Heilerde war bereits in der Antike bekannt. Bereits etwa 2000 Jahre vor Christus nutzten die Ägypter den Schlamm, der nach den Überschwemmungen des Nils an den Ufern zurückblieb. Sie rieben sich damit ein und linderten so Rheuma und Hautentzündungen. Bei uns waren es später, im ausgehenden 19. Jahrhundert, vor allem Sebastian Kneipp, Emanuel Felke und Adolf Just, die die Heilkraft der Erde bekannt machten. Die klassische Heilerde ist getrockneter und gemahlener Lehm, der aus eiszeitlichen Ablagerungen abgebaut wird. Durch Reibung, Zertrümmerung und Verwitterung verwandelte sich das Gestein in feines Pulver. Es wird getrocknet, gemahlen, gesiebt und ansonsten nicht weiter bearbeitet. Heilerde kann äußerlich bei Hautproblemen und Hauterkrankungen und innerlich bei Magen-Darm-Beschwerden angewendet werden. Heilerde hat keine eindeutig definierte Zusammensetzung. Je nach Herkunft kann sie unterschiedliche Anteile an Mineralien wie beispielsweise Kieselsäure, Kalzium-, Aluminium-, Magnesium- und Natriumsalzen, Silizium, Eisenoxid, Manganverbindungen und Phosphaten aufweisen. Durch ihre sehr große innere Oberfläche und hohe Absorptionsfähigkeit kann Heilerde viele Substanzen aufnehmen und binden.

Heiße Bäder

Wärmeanwendungen, besonders heiße Bäder, haben eine lange Tradition in allen Kulturen. Besonders ausgeprägt war das Badewesen im alten Rom. Von da aus hat es sich über Europa verbreitet. Auch in Japan, in Island und an ungezählten anderen Orten der Welt weiß man die heilende Wirkung der Thermen seit altersher zu schätzen. Bei einer Wärmeanwendung erhöht sich die gesamte Körpertemperatur, so dass der Stoffwechsel angekurbelt, der Körper besser durchblutet und das Gewebe besser versorgt wird. Das soll zu einer Stärkung des Immunsystems führen. Generell wirkt sich die Wärme positiv auf das Wohlbefinden des Menschen aus, sie hilft auch gegen Stress und Verspannung. Im Speziellen empfehlen sich heiße Bäder bei rheumatischen Erkrankungen und Arthrose und zur Vorbeugung von Erkältungen, Grippe oder Durchblutungsstörungen. Menschen mit Entzündungen, mit akuten Infektionskrankheiten, mit Herzkreislaufkrankheiten, mit Venenthrombosen oder Krampfaderleiden sollten indes auf heiße Bäder verzichten.

Hildegard-Medizin

Der eigenen Erzählung nach hat die spätere Äbtissin Hildegard von Bingen um das Jahr 1100 die europäische Naturheilkunde im göttlichen Auftrag begründet. So berichtet sie es in ihrem Grundlagenwerk über »Die Ursachen und die Behandlung der Krankheiten«. Es entsteht ein Heilansatz in christlich abendländischer Tradition, der den Menschen in seiner Ganzheit erfasst: Körper, Geist und Seele eingebunden in einen religiös-christlichen Kontext mit speziellen konkreten Handlungsanweisungen zur körperlichen, mentalen und spirituellen Heilung und Lebensberatung. Vier Hauptelemente gehören zur Hildegard-Medizin: Ernährungsheilkunde, Pflanzenheilkunde, Ausleitungsverfahren und christliche Psychotherapie. Die Pflanzenheilkunde umfasst 1800 Rezepturen. Zu den Ausleitungsverfahren gehören regelmäßiges Fasten und Schwitzen, Schröpfen und Aderlass zu bestimmten Mondphasen mit anschließender Spezialdiät. Als eine Art Psychotherapie ist ihre Typenlehre zu begreifen: 35 Tugenden und Laster seien für Glück und Gesundheit verantwortlich. Krankheit entstehe durch zu wenig Liebe, Hoffnung, Barmherzigkeit und Tapferkeit. Der Mangel daran, an lebensbejahender Kraft würde das seelische Gleichgewicht und das körperliche Abwehrsystem schwächen.

Homöopathie

In der Homöopathie, hergeleitet von homoios, »gleichartig«, werden hochverdünnte pflanzliche und mineralische Substanzen eingesetzt, deren Inhaltsstoffe unverdünnt bei gesunden Menschen ähnliche Symptome hervorrufen wie die, an denen der Kranke leidet. Der Heilansatz beruht auf der am Ende des 18. Jahrhunderts entstandenen Lehre des deutschen Arztes Samuel Hahnemann – »Ähnliches möge durch Ähnliches geheilt werden« – und hatte sich schon Ende des 19. Jahrhunderts weltweit verbreitet. Ein wissenschaftlicher Nachweis steht aus.

Hot Stone-Massage

Eine Druckbehandlung mit warmen Steinen ist im asiatischen, pazifischen und amerikanischen Raum seit Urzeiten bekannt. Die Steine, zumeist aus Basalt, werden auf etwa 60 Grad erwärmt und sowohl auf den Körper bzw. auf Akupunkturpunkte und Schmerzzonen gelegt als auch aktiv zur Massage verwendet. Die Kombination von Wärme und manuellem Druck sorgt für eine angenehme Entspannung der Muskeln.

Hypnose

Die Hypnose ist ein suggestives Verfahren, sie wurde und wird in vielen Kulturen praktiziert, in traditionellen Kulturen als spirituelle oder religiöse Erfahrung, im Schamanismus verbunden mit (meditativen) Heilungsvisualisierungen und therapeutischen Maßnahmen. Im westlichen Schulsystem wurde die Hypnose von dem Arzt Anton Mesmer (1734–1815) entwickelt, bekannt ist der nach ihm benannte Begriff »Mesmerismus«. In der heutigen klinischen Form geht die Hypnose auf den amerikanischen Psychotherapeuten Milton Erickson (1901–1981) zurück. Bei der Hypnose wird der Patient von einem Arzt oder Therapeuten in einen Zustand extremer körperlicher Entspannung versetzt. In diesem tranceartigen Zustand wird unter Einfluss des Therapeuten ein bestimmtes Thema in den Focus gerückt, das bearbeitet werden soll. Dabei wird die Aufmerksamkeit gezielt gelenkt. Verdrängte Gefühle sollen so entdeckt und durch positive Gefühle oder Bilder ersetzt werden. Psychotherapeutische und medizinische Einsatzgebiete sind etwa akute oder chronische Erkrankungen, Schmerztherapie, Suchtprobleme (Rauchen), Schlaf- und Sexualstörungen. Auch in der Zahnmedizin wird Hypnose zur Bewältigung der Angst vor der Behandlung erfolgreich angewendet.

Indianische Medizin

Wie bei den traditionellen asiatischen Heilsystemen ist auch für die indianische Medizin die Harmonie von Körper, Geist und Seele prägend. Ist etwa das Gleichgewicht zwischen der natürlichen und sozialen Umwelt gestört, wird der Mensch krank. Zur Heilung muss dann die Harmonie wieder hergestellt werden. Dabei genügt es nicht, allein den Körper zu behandeln, vielmehr müssen alle Lebensbereiche in die Heilung einbezogen werden. Dies wird vor allem durch den Einsatz bestimmter Rituale erreicht, die den Zusammenhalt der Gemeinschaft stärken und die Selbstheilungskräfte des Einzelnen anregen.

Jin Shin Jyutsu

Das ist eine alte chinesische Heilkunst, die zu Beginn des vorigen Jahrhunderts von dem Japaner Jiro Murai (1886–1960) wiederbelebt und mit ihrem heutigen Namen belegt wurde (übersetzt: »Die Kunst des liebenden Schöpfers durch den verstehenden, mitfühlenden Menschen«). Durch bestimmte Fingerhaltungen und das Berühren von 26 sogenannten Energiezentren sollen – ähnlich wie bei der Akupunktur und Akupressur – Energieblockaden gelöst werden, um die Lebensenergie Qi zu harmonisieren und die Selbstheilungskräfte des Körpers zu aktivieren. Zum Einsatz kommen dabei auch so genannte Mudras, bestimmte Hand- und Fingerpositionen. Durch das Beugen, Dehnen und Aneinanderlegen einzelner Finger soll die Energie zu bestimmten Teilen des Körpers geleitet und zugleich das Denken und Bewusstsein beeinflusst werden. Eine wichtige Rolle spielt ebenso das bewusste Atmen, insbesondere das Ausatmen.

Kampfsport

Bei den verschiedenen Kampfstilen vor allem der asiatischen Tradition steht nicht der sportliche Wettbewerb im Vordergrund, sondern eine gesunde, bewusste Lebensführung, eine Stärkung von Körper und Geist. Konzentration, Meditation und Selbstdisziplin sind dabei ebenso wichtig wie Kraft und Schnelligkeit.

Kampo-Medizin

Kampo ist eine japanische Pflanzenheilkunde, die sich ab dem 1. Jahrhundert zu einer eigenständigen Variante der traditionellen chinesischen Medizin entwickelt hat und heute in Japan nur von Ärzten angewendet werden darf. Die nach einer Zungen-, Puls- und/oder Bauchdeckendiagnose verabreichten pflanzlichen Kombinationspräparate unterliegen starken Kontrollen und sind seit den 1960er Jahren von der Staatlichen Krankenversicherung in Japan als Heilmittel anerkannt.

Klimatherapie

Ausgangspunkt der Klimatherapie sind die Auswirkungen eines zeitlich begrenzten Klimawechsels auf den Menschen. Der Körper muss sich an neue Bedingungen wie Sonne und Wind anpassen, dadurch wird beispielsweise das Immunsystem effektiv gestärkt. Positiv auf die Entwicklung der Gesundheit und des Wohlbefindens wirkt sich der Wechsel von Luftfeuchtigkeit, Temperatur, Windstärke, UV-Strahlung und das Einatmen von bestimmten Mini-Teilchen in unserer Luft (Aerosole beispielsweise bei der Aerosoltherapie durch Einatmen von salzhaltiger Meeresluft) aus. Besonders geeignet sind für diese Art von Therapie das Küsten- und Seeklima oder das Klima im Mittel- und Hochgebirge. Besonders häufig kommt eine Klimatherapie bei Erkrankungen zum Einsatz, die Auswirkungen auf Haut und Atemwege haben. Früher wurde die Klimatherapie vor allem zur Behandlung der Tuberkulose eingesetzt, heute erfolgt ihre Anwendung überwiegend in Verbindung mit anderen Therapieverfahren während eines Kur- oder Reha-Aufenthalts.

Kneippgüsse

Wie in der indischen Heilkunde Ayurveda spielt das Zusammenwirken von Körper und Geist auch in der Lehre des Allgäuer Pfarrers Sebastian Kneipp (1821–1897) eine wichtige Rolle. Seine Hydrotherapie beruht im Wesentlichen auf Temperaturreizen: Durch kalte, warme und wechselnde Anwendungen werden die Durchblutung der entsprechenden Körperteile verbessert und Stoffwechselprozesse angeregt.

Lomi-Lomi-Massage

Lomi-Lomi ist die traditionelle hawaiianische Massage und wichtiger Bestandteil der dortigen, von schamanischen Heilern ausgeübten Naturheilkunde. »Lomi« bedeutet übersetzt »reiben«, »kneten« oder »drücken«; die Verdoppelung des Wortes signalisiert eine höhere Intensität. Häufig im Takt von Gitarrenmusik streichen Masseure oft stundenlang mit den Unterarmen über den Körper und dehnen mit Wiegegriffen Wirbel und Gelenke.

Lymphmassage

Die Lymphe ist ein zentrales Element unseres Immunsystems. Sie besteht zum größten Teil aus Gewebewasser, mit dem der Organismus vor allem Stoffwechselgifte und abgetötete Krankheitserreger entsorgt. Ist der Lymphfluss gestört, kommt es zu einem Stau der Flüssigkeit (»Lymph-Ödeme«), der durch gezielte sanfte Massagegriffe – Kreisbewegungen, Pump- und Drehgriffe – gelöst werden kann. Solche manuelle, »entgiftende« Lymphdrainage wirkt lindernd etwa bei Migräne, Arthrose, Gicht oder rheumatischen Leiden und kann auch unterstützend vor und nach Krebsoperationen angewendet werden, um einen Lymphstau zu verhindern bzw. zu beheben. Heutzutage gibt es technische Lymphdrainagegeräte, die gegen Adipositas und Cellulitis ihren Einsatz finden.

Makrobiotik

Der in der griechischen Antike entstandene Begriff (makros = groß, biotikos = das Leben betreffend) wurde schon von Herodot und Hippokrates verwendet und bezeichnet im Wesentlichen eine Ernährungsweise, die ein gesundes und langes Leben gewährleisten soll. Im deutschen Sprachraum ist die Bezeichnung von Christoph Wilhelm Hufeland Ende des 18. Jahrhunderts eingeführt worden und hat später, insbesondere durch die sich auf Hufeland berufende Lehre des Japaners Georges Ohsawa, in ganz Europa, in Asien und den USA einige Anhänger gefunden. Im Zentrum einer makrobiotischen Lebensweise steht eine weitgehend vegetarische Ernährung. Empfohlen werden die Verwendung unverarbeiteten Getreides (Vollkorn und Reis) sowie ein Verzicht auf tierische Produkte. Die westliche, lediglich Symptom-kurierende Medizin wird abgelehnt. Schulmediziner wiederum warnen vor einer rein makrobiotischen Ernährung, weil sie zu schweren Mangelerscheinungen führen kann.

Meditation

Vielerlei Formen von Meditation haben sich im Laufe der Jahrtausende entwickelt. Grob unterschieden wird zwischen »östlichen Meditationsformen« und »westlichen Meditationsformen«. Zu den östlichen Meditationsformen gehören die Zen-Meditation und die Vipassana-Meditation, beides passive buddhistische Achtsamkeitsmeditationen, und die in den westlichen Ländern bekannteste Bewegungs-Meditationsform, das Yoga. Das Ziel aller Meditationsformen ist die Konzentration, das Loslassen aller Gedanken und Gefühle, die Versenkung in sich selbst, wodurch sich muskuläre Spannungen lösen und die Organe besser durchblutet werden. Es erfordert allerdings viel Übung, sich selbst auch von schmerzhaften Empfindungen zu lösen, weshalb Meditationen wie das Yoga zunächst unter Anleitung durchgeführt werden sollten.

Mineralien/Kristalle

Edelsteine haben nicht nur wegen ihrer äußeren Schönheit einen besonderen Wert, ihnen werden auch heilende Kräfte zugesprochen. In der Lithotherapie, auch Steinheilkunde oder Kristallmedizin genannt, werden Edelsteine und Halbedelsteine zum Heilen von Krankheiten eingesetzt. Die Heilkraft der Steine soll aus ihrer Kristallstruktur mit einer bestimmten Anordnung der einzelnen Atome bestehen, von denen Schwingungen ausgehen. In der Lithotherapie geht man davon aus, dass die verschiedenen Edelsteinarten sich in ihrer Wirkung durch unterschiedliche, den Steinen eigene Schwingungsmuster unterscheiden. Diese Schwingungen der Edelsteine liegen im Frequenzbereich unserer Körperzellen und sollen einen positiven Einfluss auf die Zellfunktion und damit auf Gesundheit und Wohlbefinden ausüben. Einen wissenschaftlichen Beleg gibt es dafür allerdings nicht. Der Einsatz von Heilsteinen hat eine lange Tradition. So gab es schon in der Antike Niederschriften über die Kräfte und Anwendungen von Steinen. Auch die Chinesen entdeckten die heilenden Fähigkeiten von Steinen und behandelten Menschen damit durch Auflegen auf bestimmte Körperstellen. In Europa beschäftigte sich Hildegard von Bingen ausgiebig mit der Wirkung der Heilsteine. Im vierten Buch ihrer um 1150 verfassten »Physika« beschreibt sie die Wirkungsweise einer möglichen Heilung durch Steine.

Moorbäder

Schon Paracelsus hat die Kraft der Mooranwendung erkannt (genauer »Heiltorf-Anwendung«, weil der Begriff »Moor« nur das Biotop beschreibt). Moorbäder sind ein Wärmespeicher, der die Wärme sehr lange hält. 20 Minuten im Moorbad lassen die Körpertemperatur um etwa zwei Grad ansteigen. Dieses künstliche Fieber wirkt sich positiv auf das Immunsystem aus, regt den Stoffwechsel an und wirkt ausgleichend auf das vegetative Nervensystem. Außerdem entspannt sich durch die Wärme die Muskulatur. Zur therapeutischen Anwendung kommen Moorbäder bei Krankheiten und Beschwerden wie Rheuma, Arthrose, Osteoporose, gynäkologischen Erkrankungen, entzündlichen Gelenkerkrankungen sowie bei Beschwerden in den Wechseljahren. Die Mooranwendung wirkt beruhigend und stimulierend. Zudem enthält der Torf entzündungshemmende Substanzen, etwa Huminsäure. Auch Packungen mit warmem – bei Rückenschmerzen – oder gekühltem »Moor« – bei akuten Gelenkschmerzen – weisen überraschend gute Erfolge auf. Gebrauchter Torf ist kompostierbar und kann in den ökologischen Kreislauf zurückgeführt werden.

Musiktherapie

Musikhören, Musikmachen: Solche kreativen Bewältigungsstrategien werden als ergänzende Maßnahmen neben der medikamentösen Therapie bei der Behandlung von Schmerzen immer wichtiger. Musikhören oder lautes Singen kann in Stresssituationen den Schmerz verdrängen und trägt so zur Linderung des Leidensdrucks bei. Untersuchungen haben gezeigt, dass Patienten, die vor einer Operation Musik gehört hatten, danach bessere Atem- und Herzkreislaufwerte aufwiesen. Auch der Stresshormonspiegel lag niedriger. Deshalb wird die Musiktherapie in Krankenhäusern oder Altersheimen mehr und mehr eingesetzt. Zu unterscheiden ist die aktive Musiktherapie, also das Spielen von Instrumenten oder der Gesang, von der rezeptiven Musiktherapie, dem konzentrierten Zuhören. Auch bei dementen Patienten zeigen beide Formen der Musiktherapie Erfolge.

Muskelentspannung nach Jacobson

Die Progressive Muskelentspannung wurde von dem amerikanischen Arzt Edmund Jacobson (1885–1976) in den 1940er Jahren entwickelt und beruht auf seiner Entdeckung, dass eine Verspannung der Muskulatur oft in Angst- oder Stresszuständen begründet ist. Bei der von ihm daraufhin empfohlenen Entspannungstechnik werden systematisch bestimmte Muskelpartien zuerst kurz angespannt und dann wieder entspannt: Arme, Beine, Bauchmuskulatur, Oberkörper, Ober- und Unterschenkel, Füße. Dieser Wechsel führt zu einer innerlichen Lösung. Die Wirksamkeit der Methode ist in vielen Studien untersucht und mittlerweile anerkannt. Das Verfahren besticht unter anderem durch schnelle Erfolge, auch kann es leicht erlernt werden.

Neuraltherapie

Ziel der Neuraltherapie ist es, den menschlichen Körper durch Injektion eines lokalen Betäubungsmittels zur Selbstheilung anzuregen. So sollen Schmerzen, organische Störungen und chronische Entzündungen gelindert werden. Die Neuraltherapie stützt sich auf zwei Therapiezweige: die Segmenttherapie und die Störfeldtherapie. Die Segmenttherapie geht vom Ort des Schmerzes aus. Es wird angenommen, dass ein injiziertes Betäubungsmittel eine Fernwirkung auf ein bestimmtes Organ hat. Nach Injektion in die Haut erreicht es über den Nerv das entsprechende Organ. Dabei bilden sich häufig kleine Erhebungen (Quaddeln), weswegen man auch von Quaddeltherapie spricht. Reicht dies zur Linderung nicht aus, wird bei der erweiterten Segmenttherapie das Betäubungsmittel in die sogenannten Grenzstränge gespritzt, die parallel zur Wirbelsäule verlaufen. Darin befinden sich Schaltstellen (Ganglien) des vegetativen Nervensystems. So sollen größere Körperareale therapiert werden. Bei der Störfeldtherapie wird davon ausgegangen, dass es bestimmte Gewebeformen gibt, die als Störfeld auf den menschlichen Körper wirken und die dementsprechend den Körper energetisch schwächen. Entstört man diese Felder, soll der Körper wieder gesunden können.

Ohrakupunktur

Grundlage der Ohrakupunktur ist die Annahme, dass vom Ohr aus gesundheitliche Probleme des gesamten Körpers behandelt werden können. Einzelnen Körperpartien werden bestimmte Stellen an der Ohrmuschel zugeordnet, die Ohroberfläche bildet eine Reflexzone, auf der alle Organe des Körpers abgebildet sind. Daraus entsteht ein System von 108 Akupunkturpunkten. Im Gegensatz zur Akupunktur, die sich auf den kompletten Körper bezieht, sollen bei der Ohrakupunktur die ausgesendeten Signale direkt über eine kleinere Anzahl von Nervenschaltungen die zentralen Gehirnstrukturen erreichen. Damit erzielt die Ohrakupunktur sehr schnell eine Wirkung. In China wurde diese Form der Akupunktur spätestens ab 100 v. Chr. angewandt, wissenschaftlich erforscht wurde sie erst nach 1950. Als erster beschäftigte sich der französische Arzt Paul Nogier damit. Er entwickelte eine Variante der Ohrakupunktur, die Aurikulotherapie. Es gibt eine chinesische, eine französische und eine Wiener Schule der Ohrakupunktur.

Osteopathie

Die Osteopathie geht davon aus, dass die Gesundheit jedes Körperteils, jedes Organs von seiner Bewegungsfreiheit und seiner Verbindung zu anderen Körperregionen abhängt. Ist diese Freiheit durch »Blockaden« der Muskulatur, der Faszien, Sehnen und Bindegewebe eingeschränkt, entstehen Beschwerden. Entsprechend versucht der Osteopath, durch ausschließlich vorsichtige manuelle Therapie, solche Blockaden – etwa verspannte Muskeln und Faszien – zu lösen und dadurch die Selbstheilungskräfte des Körpers zu unterstützen. Eine Verbindung von den äußeren Strukturen zu den inneren Organen und umgekehrt wird (wie u. a. in der chinesischen Medizin) angenommen und therapeutisch genutzt. Auch das enge Zusammenwirken von Halswirbelsäule und Becken ist bekannt. Bei Schmerzen in der oberen oder unteren Wirbelsäulenregion können diese mit der sogenannten cranio-sakralen Therapie behandelt werden.

Psychosomatik

Die Psychosomatik befasst sich, als ganzheitlicher Therapieansatz, mit den psychischen und sozialen Ursachen von Krankheiten. Solche körperlich-seelischen Wechselwirkungen sind aus dem Alltagsleben hinlänglich bekannt – Angstschweiß, erhöhter Blutdruck bei Stress u. v. m. – und auch in der Schulmedizin unbestritten.

Pulsdiagnose

Die Pulsdiagnose ist eine der ältesten diagnostischen Methoden überhaupt und spielt sowohl in der antiken Medizin wie auch in der Traditionellen Chinesischen Medizin, im indischen Ayurveda und in der graeco-arabischen Medizin (Unani) eine tragende Rolle. Worüber der Puls jeweils Aufschluss gibt – etwa über die »Lebensenergie« oder den Zustand bestimmter Organe bzw. über Erkrankungen, lässt sich bisher bis auf die schulmedizinische Anwendung der Rhythmusanalyse nicht wissenschaftlich belegen. Neue Perspektiven zur Erklärung von Pulsqualitäten könnten die Forschungen zur Herzfrequenzvariabilität ergeben.

Reflexzonenmassage

Diese Behandlungsform geht davon aus, das bestimmte Zonen der Körperoberfläche mit Organen und Muskelgruppen »wechselwirken«, so dass ihre manuelle Stimulierung therapeutisch – etwa in der Schmerztherapie oder bei Durchblutungsstörungen – nutzbar gemacht werden kann. Am bekanntesten ist die Fußreflexzonenmassage, die in der ayurvedischen Massagetradition ebenso Anwendung findet wie bei der Thai-Massage und dem chinesischen Tuina. Mittlerweile gehört sie auch in Europa zur Ausbildung von Heilpraktikern und Masseuren. Es gibt viele Hinweise, dass bereits die Ärzte im alten Ägypten und in China die Fußsohlen ihrer Patienten mit sanften Druck- und Streichelmassagen behandelten, um die entsprechenden Organe zu stimulieren. Anfang des 20. Jahrhunderts machte der amerikanischen Arzt William Fitzgerald, der sich intensiv mit den Heilmethoden amerikanischer Ureinwohner beschäftigte, die Fußreflexzonenmassage auch im Westen bekannt. Er entwickelte ein System, das den Körper in zehn senkrecht verlaufende Zonen unterteilt, die jeweils in den Fingerkuppen und Zehenspitzen enden. Die Wirksamkeit dieser Behandlung ist subjektiv evident, einen wissenschaftlichen Nachweis dafür gibt es nicht.

Sauna

Die historischen Ursprünge der Sauna lassen sich weit zurückverfolgen. Bereits in der Steinzeit wusste man die wohltuende Wirkung einer Sauna zu schätzen, damals allerdings noch in Erdlöchern, die mit heißen Steinen versehen waren. Der Wortursprung ist auf die finnische Sprache zurückzuführen, nicht jedoch die Sauna selbst. Alte Funde belegen, dass sie dem ostasiatischen Raum entstammt. Von dort verbreitete sie sich nach Mittel- und Südamerika und später nach Europa. Das Prinzip der trockenen finnischen Sauna ist einfach: Nach jedem Schwitzgang zieht kaltes Wasser unter einer Dusche, durch Schlauchabwaschungen oder Eintauchen in ein Kältebecken die Gefäße abrupt zusammen. Regelmäßige Sauna-Besuche trainieren mithin das Herzkreislauf wie das Immunsystem und sind förderlich für die Bronchien. Bei Erkältungen und Entzündungen sollte man auf den Besuch einer Sauna verzichten. Wer an chronischen Krankheiten wie Venenleiden, Asthma, Herzschwäche, Bluthochdruck, Rheuma oder Nierenschäden leidet, sollte mit seinem Arzt klären, ob er in die Sauna gehen darf.

Schamanismus

Eine einheitliche Definition des Schamanismus ist kaum möglich, weil die Rolle des Schamanen in allen Kulturen stets mehrschichtig war und ist. So waren und sind Schamanen zuständig für: Heilung, Opfergaben, Erhaltung der Tradition durch Geschichtenerzählen und Lieder, Wahrsagen und Seelenbegleitung. Die Stellung des Schamanen beruht auf der Vorstellung, dass der Mensch ein Teil des Kosmos ist und dass die uns bekannte Welt mit einer uns unbekannten – von Dämonen und Geistern bevölkerten – Welt in Wechselwirkung steht. Zu der letztgenannten Welt soll der Schamane sich – etwa durch Trance – Zugang verschaffen und dort seine heilende Wirkung entfalten können, indem er die Ursachen von Krankheiten erkennt und gezielte Gegenmaßnahmen ergreifen kann – häufig in Zusammenarbeit mit Pflanzenheilkundigen.

Schlaftherapie/Powernap

Was früher das Mittagsschläfchen war, heißt heute Powernapping. An der wohltuenden Wirkung hat sich aber nichts geändert. Ein paar Minuten Schlaf – allerdings nicht länger als 20 bis 30 Minuten, weil sonst die Tiefschlafphase beginnt – sind nützlich, um das Großhirn zu regenerieren. Die Gedächtnisleistung wird gesteigert, durch den kurzen Tagschlaf erhöht sich ebenso die Konzentrations-, Leistungs- und Reaktionsfähigkeit. Gesenkt wird hingegen das Risiko für Herzkrankheiten deutlich. Forscher vermuten, dass das Nickerchen eine blutdrucksenkende Wirkung hat. In anderen Kulturen ist der Tagesschlaf verbreiteter als bei uns. Das Nickerchen in der Öffentlichkeit wird in Japan als Inemuri bezeichnet. Kurze regenerative Pausen sind auch im Süden verbreitet, beispielsweise die spanische und lateinamerikanische Siesta.

Schröpfen

Mit Hilfe der Schröpftherapie sollen Blockaden im Körper gelöst und der Energiefluss angeregt werden. Das Schröpfen hat seinen Ursprung in der Traditionellen Chinesischen Medizin und ist ein klassisches Ausleitungsverfahren. Kugelförmige Schröpfgläser mit einer kreisrunden Öffnung kommen bei dieser Therapie zum Einsatz. Sie werden auf die Haut – hauptsächlich am Rücken – aufgesetzt und erzeugen einen Unterdruck. Auf diese Weise sollen Reflexzonen aktiviert werden, die in enger Beziehung zu inneren Organen stehen und auf diese einwirken. Durch den ausgelösten Reiz wird das Bindegewebe verstärkt durchblutet und die Organtätigkeit der in Verbindung stehenden Organe stimuliert. Diese Methode wird als trockenes Schröpfen bezeichnet. Beim blutigen Schröpfen werden die Schröpfgläser an zuvor mit einem Messer eingeritzte Stellen angesetzt. So tritt das gestaute Blut aus, dadurch können Schadstoffe ausgeleitet werden. Zudem wird das Blut verdünnt, seine Fließfähigkeit erhöht. Bei der Schröpfmassage wiederum wird die Haut zuvor eingeölt, dann wird das Schröpfglas über die Haut gezogen. Ziel dieser Massage ist es, die Durchblutung im Körper anzuregen.

Schwedische Massage

Das ist die bei uns als »klassisch« bekannte Massageform. Sie geht auf den schwedischen Gymnastiklehrer Pehr Henrik Ling (1776–1839) zurück und dient der direkten Beeinflussung bestimmter Haut- und Muskelregionen durch manuelle Druck- und Dehnungsreize. Die Grifftechniken werden in einer staatlich anerkannten Ausbildung gelehrt und von Masseuren/innen und Physiotherapeuten/innen eingesetzt, etwa um muskuläre Verspannungen und Verhärtungen, Erkrankungen des Bewegungsapparates oder stressbedingte psychosomatische Krankheitsbilder zu kurieren. Die medizinisch anerkannten Wirkungen einer Massage sind vielfältig und reichen von einer lokalen Verbesserung der Durchblutung und des Zellstoffwechsels im Gewebe über eine muskuläre und psychische Entspannung bis hin zu Schmerzlinderung. Als medizinische Therapie wird zumeist eine Teilkörpermassage verschrieben, während die Ganzkörpermassage eher dem Wellness-Bereich zuzuordnen ist.

Schwitzhütte

Das Schwitzhütten-Ritual war besonders in den alten Kulturen der Indianerstämme Nordamerikas verbreitet, fand aber auch in anderen Kulturkreisen seine Anwendung. Es dient nicht nur der körperlichen Reinigung (wie die Sauna), sondern hat zudem noch einen spirituellen Aspekt. Es zielt auf die ganzheitliche Reinigung ab, Schwitzen und Beten sollen eine äußere und innere Reinigung und die Wiedervereinigung mit dem Geist bewirken. In der Mitte der Schwitzhütte wird ein Loch ausgehoben, dort finden während der Zeremonie die heißen Steine ihren Platz. In dieser Feuerstelle werden dicke Äste in mehreren Lagen aufgeschichtet und die Steine erhitzt, bis sie rot glühen. Auf die Steine werden zudem Kräuter gestreut und während des Rituals mit Wasser übergossen. Das Schwitzhütten-Ritual, das von Gebeten, teilweise auch von Trommeln und Gesang begleitet und von einem Schamanen geleitet wird, wird in mehreren Durchgängen durchgeführt. Nach jeder Etappe wird die Schwitzhütte geöffnet, damit frische und kühle Luft einströmen kann.

Shiatsu

Shiatsu (übersetzt »Fingerdruck«) ist eine in Japan entwickelte Körpertherapie, die aus der traditionellen chinesischen Medizin, insbesondere der Tuina-Massage, hervorgegangen ist. Der Therapeut arbeitet dabei aber nicht nur mit den Fingern, sondern setzt seinen ganzen Körper ein, um eine energetische Beziehung zum Behandelnden herzustellen. Es gibt verschiedene Schulen des Shiatsu – etwa Zen Shiatsu, Shinto-Shiatsu oder Ohashiatsu –, die inzwischen von der Europäischen Union als komplementärmedizinische Verfahren anerkannt sind. Die Behandlung erfolgt zumeist auf einer Matte oder einem speziellen Massagestuhl, wobei der Therapeut für seine Druck-, Dehn- und Rotationstechniken weniger seine Muskelkraft als vielmehr sein eigenes Körpergewicht einsetzt.

Stangerbad

Nachdem der Gerbermeister Heinrich Stanger in der zweiten Hälfte des 19. Jahrhunderts durch Experimente herausgefunden hatte, dass sich das Gerbeverfahren durch den Einsatz elektrischen Stroms verbessern ließ, richtete er in Ulm eine elektrische Gerberei ein. Durch die Arbeit in den neuen Gerbgruben linderte sich wundersamerweise die Gicht seines Vaters Johann, woraufhin Heinrich Stanger auch andere an Gicht und Rheumatismus Leidende seinem mit Gleichstrom durchfluteten Wasser aussetzte. Nachdem sich auch bei denen erkennbare Erfolge einstellten, eröffnete er, gemeinsam mit dem Arzt Emil Hartmann, 1899 ein erstes »Stangerbad« in Ulm. Die Wirkung eines solchen »hydroelektrischen« Bades beruht auf einer deutlich verbesserten Durchblutung von Haut und Muskeln, wodurch der Stoffwechsel angeregt, der Muskeltonus gesenkt und Schmerzen gelindert werden. Bei Durchblutungsstörungen, Rheuma oder Ischias-Beschwerden zeigt die Behandlung gute Wirkung. Für Patienten mit akuten Herzbeschwerden oder fiebrigen Erkrankungen ist das Stangerbad, wegen seiner Kombination aus Wärme und Elektrizität, nicht ratsam.

Tai Chi und Qi Gong

Tai Chi und Qi Gong sind meditative Bewegungsübungen. Chi oder Qi bezeichnet in der traditionellen chinesischen Medizin die Lebensenergie, die durch einzelne Bewegungen, Stand- und Atemübungen gestärkt werden soll; Qi Gong lässt sich mit »Arbeiten am Qi« übersetzen. Im Zentrum des Tai Chi stehen klar umschriebene, aufeinander folgende und fließend ineinander übergehende Bewegungen. Die Übungen werden vor allem vorbeugend, die Gesundheit erhaltend, eingesetzt, sie dienen weniger zur Behandlung bestimmter Beschwerden, haben aber, abgesehen von einer verbesserten Körperkontrolle, nachweislich positive Auswirkungen etwa auf das Herzkreislauf- und das Immunsystem.

Tanztherapie

Tanzen ist ein Stimulus, der hilft, sich emotional wie körperlich zu entspannen. Musik berührt die Seele und löst mentale Spannungen. Die Tanztherapie entstand in den 1940er Jahren in Amerika und kam in den 1980er Jahren nach Europa. In der Tanztherapie geht es nicht um Tanzkenntnisse oder professionellen Tanz, sondern darum, durch Tanzen verdrängte, unbewusste Gefühle ins Bewusstsein zu rufen und so zu bearbeiten. Im Vordergrund stehen Bewegung und Bewegungserfahrungen. Der Therapeut kann von den individuellen Bewegungsmustern seiner Patienten und ihren Körperhaltungen auf ihre psychische Situation rückschließen, beispielsweise auf Aggression, Angst, Zuneigung, Verzweiflung, Erstarrung. Tanztherapie wird sowohl als Einzel- als auch als Gruppentherapie angeboten, je nach individueller Situation des Patienten und der Therapieziele. Bei Patienten mit negativen Körpererfahrungen, etwa aufgrund sexueller Übergriffe, oder auch bei Menschen mit psychischen Problemen, bei denen bestimmte Bewegungsformen negative Gefühle verstärken könnten, sollte von einer Tanztherapie abgesehen werden.

Tapen

Lange Zeit sollte ein Tape allein dafür sorgen, dass Gelenke nach einer Verletzung ruhig gehalten und stabilisiert werden. Anfang der 1970er Jahre entwickelte der japanische Arzt und Chirotherapeut Dr. Kenzo Kase das Kinesio-Taping. Die Neuheit: Er setzte dehnbare Verbände ein. Im Gegensatz zum starren Verband werden die Kinesio-Tapes (Der Begriff setzt sich zusammen aus »Kinesis« = griechisch für »Bewegung« und »Taping« = englisch für »mit einem Band befestigen«) über vorgedehnte Muskel- oder Gelenkzonen geklebt. Wird der Muskel oder das Gelenk bewegt, bleibt die Haut am Tape haften, und es kommt zu einer permanenten Verschiebung der Haut gegen die Unterhaut. Auf diese Weise werden Muskel-, Bänder- oder Gelenkareale stimuliert, und zusätzlich wird der Lymphfluss angeregt, was den positiven therapeutischen Effekt bewirkt. Da der Schmerz oft sofort nachlässt, werden Schonhaltungen und Folgeprobleme wie Verspannungen vermieden.

Tee

Tee gehört zu den beliebtesten Getränken der Welt. Seinen Ursprung hat er in China, wo er, der Überlieferung nach, eher zufällig entdeckt wurde. Ein Windstoß wehte einige Teeblätter in einen Kessel mit kochendem Wasser. So konnte der chinesische Kaiser Shen Nung zum ersten Mal den angenehmen Geschmack und die wohltuende Wirkung von Tee kosten. Mittlerweile gibt es unzählige Teesorten und Methoden zur Herstellung. Die älteste Form ist die Gewinnung aus der ursprünglichen Teepflanze. In China trinkt man seit Jahrtausenden meist grünen Tee, der nur mit Wasser zubereitet wurde. Bei ihm sorgt der Bitterstoff Catechin, der antibakteriell und entzündungshemmend wirkt, für eine positive gesundheitliche Wirkung. Der antioxidative Effekt des grünen Tees wurde in Studien nachgewiesen und soll sowohl die Sterblichkeit durch Herzkreislauferkrankungen reduzieren als auch Krebs vorbeugen. Darüber hinaus sind in Tees, die sich positiv auf das Herzkreislaufsystem auswirken, viele weitere wichtige und gesundheitsfördernde Stoffe enthalten. Dazu zählen unter anderem Kalium, diverse Vitamine oder Zink. Die im Tee enthaltenen Gerbstoffe können sich positiv auf den Magen-Darm-Bereich, zum Beispiel bei Durchfallerkrankungen, auswirken. Schwarzer und grüner Tee enthalten zudem Teein, das je nach Ziehdauer eine anregende oder weniger anregende Wirkung erzielt. Neben den Tees aus der Teepflanze gibt es noch solche, die ausschließlich Kräuter oder andere Rohstoffe beinhalten. Kräutertees nutzen die heilenden Stoffe, die in den Kräutern stecken. Bekannte Beispiele sind die Kamille, der Fenchel oder die Minze, etwa bei Magen-Darm-Verstimmungen.

Thai-Massage

Die traditionelle Thai-Massage ist indischen Ursprungs und hat ihre Wurzeln im Buddhismus sowie in der ayurvedischen Lehre vom durch Energielinien durchzogenen Körper. Sie umfasst die aus dem Yoga übernommenen Dehn- und Streckübungen sowie Druckbehandlungen mit Handballen, Daumen, Ellenbogen, Knien und Füßen. Die Kombination aus Entspannung, Dehnung und Druckpunktmassagen regt nachweislich den Stoffwechsel an, fördert Atmung und Durchblutung und kann zahlreiche Leiden sowie Rücken- und Gelenkschmerzen lindern helfen.

Thalasso-Therapie

Der Begriff setzt sich aus den griechischen Worten »thalassa«, deutsch »das Meer«, und »therapeia«, deutsch »die Pflege«, zusammen, verweist also darauf, dass diese Therapie alle Heilfaktoren des Meeres nutzt: Wasser, Klima und Schlick. Die Therapie verbindet innerliche und äußerliche Anwendungen. Meerwasser-Trinkkuren – bei Magen-Darm-Erkrankungen oder Gallenbeschwerden –, Schlick- und Algenpackungen – bei Akne und Schuppenflechte –, Hydrotherapie, Unterwassermassagen, Elektrophysiotherapie, Bäder, Vichydusche, Jetdusche, Inhalationen mit Aerosol und Wassergymnastik sind bewährte Anwendungen der Thalasso-Therapie.

Tollkirsche

Die Tollkirsche gehört zur Familie der Nachtschattengewächse. Ihre Blätter und Wurzeln enthalten Alkaloide, die eine krampflösende und entspannende Wirkung auf Teile des Organismus ausüben. So kommt das Tollkirschenextrakt (Atropin) insbesondere bei Spasmen und kolikartigen Schmerzen des Magen-Darm-Trakts oder der Gallenwege zum Einsatz. Die Wirkung der Tollkirsche war schon pharaonischen Ärzten in Ägypten bekannt. Besonders zur Pupillenerweiterung wurde Atropin in der Kosmetik zur Erzeugung großer schwarzer Augen von Frauen genutzt, heute zur Vorbereitung einer Augenhintergrundspiegelung. Die Tollkirsche ist giftig.

Traditionelle Chinesische Medizin (TCM)

Die traditionelle chinesische Medizin ist eine philosophisch grundierte Heilkunde, deren Entwicklungsgeschichte bereits mehrere Jahrtausende andauert und deren Verbreitungsgebiet den gesamten ostasiatischen Raum umfasst, mit zum Teil speziellen Varianten in verschiedenen Ländern. Im Zentrum steht die Lebensenergie Qi, deren Gleichgewicht und »freies Fließen« von einem Ausgleich der gegensätzlichen Kräfte Yin und Yang abhängt. Die therapeutischen Hauptverfahren – fünf Säulen – sind die pflanzenkundliche Arzneimitteltherapie, die Akupunktur, Massagetechniken wie Tuina oder Shiatsu, Bewegungsübungen wie Tai Chi und Qi Gong und eine individuell verordnete Diätetik.

Traditionelle Tibetische Medizin (TTM)

Die Tibetische Medizin ist rund 3000 Jahre alt und ähnelt in vielerlei Hinsicht der Traditionellen Chinesischen Medizin und dem indischen Ayurveda. Im Mittelpunkt steht die Erhaltung oder Wiederherstellung des Gleichgewichts von Körper, Seele und Geist, sei es präventiv durch die richtige Ernährung und das richtige (gesellschaftliche) Verhalten, sei es therapeutisch durch die Gabe von Heilmitteln und äußerliche Anwendungen wie Massagen, Schröpfen oder Bäder. Ein zentrales diagnostisches Instrument ist die Pulsdiagnose.

Trance

Mit dem Begriff Trance (vom lateinischen Wort »transire«: hinübergehen, überschreiten) werden Bewusstseinszustände bezeichnet, die sich dem logisch-reflektierenden Verstand entziehen. Dabei sind körperliche Veränderungen, wie eine veränderte Schmerz- oder Empfindungswahrnehmung, zu beobachten, aber auch eine veränderte Muskelaktivität, die sich in Unter- oder Übererregbarkeit manifestiert. Ausgelöst werden können Trancezustände unter anderem durch Musik, Gesang, Tanz oder Trommeln, auch durch immer wiederkehrende Rhythmen oder Wiederholungen wie beim Aufsagen von Mantren – und nicht zuletzt durch den Einsatz von halluzinogenen Drogen wie etwa Mescalin. Auch Maschinengeräusche, Technomusik, Lichteffekte wie in Discotheken können tranceähnliche Zustände erzeugen. Therapeutische Trancezustände, beispielsweise durch Hypnose ausgelöst, werden etwa in der Schmerztherapie eingesetzt, um Tiefenentspannung zu erzeugen. In den meisten Weltkulturen gehörten Tranceerfahrungen von altersher zu den religiösen und therapeutischen Ritualen.

Trinkkuren

Das Prinzip der Trinkkuren basiert auf einer einfachen Logik: Wasser ist die Grundlage zum Entgiften und Entschlacken des menschlichen Körpers. Bei Trinkkuren wird zumeist Heilwasser, das in unterirdischen Quellen in tiefen Gesteinsschichten entsteht, verwendet. Es ist je nach Gesteinsart durch verschiedene Mineralstoffe wie Kalium, Natrium oder Magnesium in unterschiedlichen Konzentrationen angereichert. Heilwasser wirkt, indem es die Stoffwechsel-Funktionen unterstützt. Es wirkt vorbeugend oder heilend bei Problemen mit Magen, Darm, Herz, Kreislauf und Nieren. Bei Trinkkuren wird das Wasser nicht als Durstlöscher, sondern schluckweise und regelmäßig zu festen

Tageszeiten getrunken. In welcher Form es getrunken wird (morgens oder abends, kalt oder warm, mit oder ohne Kohlensäure) hängt von der beabsichtigten Wirkung ab. Die Geschichte der Trinkkuren begann im 16. Jahrhundert in Karlsbad. Dort stand zwar noch lange weniger das Trinken, sondern das Baden im Vordergrund, doch mit dem 18. Jahrhundert kehrte sich der Trend mehr und mehr um. In dieser Zeit entwickelten sich Trinkkuren insbesondere in der Oberschicht zu einem gesellschaftlichen Ereignis und wurde in Bäderorten wie Baden-Baden oder Bad Driburg in die medizinischen Kurkonzepte integriert.

Tuina

Der Begriff setzt sich zusammen aus den chinesischen Wörtern tui (dt.: schieben, drücken) und na (dt.: greifen, ziehen) und benennt damit zugleich die wesentlichen manuellen Techniken dieser eigenständigen chinesischen Massageform. Tuina ist ein zentrales Element der traditionellen chinesischen Medizin, mit dessen Hilfe Energieblockaden gelöst, die Harmonie von Yin und Yang wiederhergestellt und zahlreiche Beschwerden – von Asthma über Gastritis bis zu Migräne und Schlafstörungen – gelindert werden können. Die Behandlung umfasst Pressen, Ziehen, Schieben, Klopfen, Kneten, Reiben und »greifendes Kneifen« sowie Dehntechniken der Gelenke und Muskeln – und kann durchaus schmerzhaft sein.

Unani-Medizin

Unani ist der in Indien gebräuchliche Begriff für die graeco-arabische Medizin. Diese Kombination verschiedener Medizinsysteme beruht auf der Rezeption und Weiterentwicklung der antiken griechischen Medizin durch arabische Ärzte und Gelehrte, deren Lehren dann wiederum auf dem indischen Subkontinent durch ayurvedische Elemente ergänzt wurden. Die Unani-Medizin als ganzheitlicher, auf der Elementen-Lehre fußender Ansatz wird bis heute an Universitäten in Indien, Pakistan und Afghanistan gelehrt.

Vegane Ernährung

Der Veganismus ist die die radikalste Form der vegetarischen Lebensweise. Wer vegan lebt, verzichtet auf alle tierischen Produkte und Inhaltsstoffe – sowohl in der Ernährung als auch in der täglichen Lebensweise. Ausschlaggebend für den Verzicht auf tierische Produkte sind für die meisten Veganer ethische Motive, wie die Umstände in der Tierhaltung. Veganer machen darauf aufmerksam, dass auch bei vegetarischer Ernährung Tiere weiterhin für unsere Lebensweise ausgenutzt und getötet werden. Donald Watson, Gründer der englischen »Vegan Society«, und seine Verlobte Dorothy Morgan erfanden 1944 das Wort »vegan«. Es setzt sich aus den ersten und letzten Buchstaben des englischen Wortes »vegetarian« zusammen.

Einher mit der veganen Lebensweise geht aber auch die Diskussion über eine nicht komplette Ernährung. Wer auf tierische Produkte – auch auf Milch, Eier oder Honig – verzichtet, nimmt unter Umständen nicht genügend Eiweiß, Eisen, Kalzium, Jod und Vitamin B12 zu sich. Zudem nehmen Veganer oft zu wenig Vitamin D und Vitamin B2 zu sich.

Vegetarische Ernährung

Bekannt ist Pythagoras (um 570 bis 500 vor Christus) eher als Mathematiker und Gelehrter – doch der Grieche war auch der erste große Vegetarier. »Alles, was der Mensch den Tieren antut, kommt auf den Menschen zurück«, war seine Begründung für den Verzicht auf Fleisch. Seine Anhänger und er lehnten nicht nur religiöse Tieropfer ab, sie waren auch der Ansicht, der Fleischgenuss mache Menschen aggressiv und mordlüstern. Diese Einstellung fand prominente Nachahmer, Ovid und

Plutarch, auch der römische Philosoph Seneca gehörte dazu. Bis daraus allerdings bei uns eine Massenbewegung wurde, dauerte es noch einige Zeit. Erst im 19. Jahrhundert bildeten sich – auch in Deutschland – erste Vegetariervereine. Eine Hochphase erlebte die Bewegung hierzulande mit dem Aufkommen der Homöopathie nach dem Ersten Weltkrieg, später Anfang der 2000er Jahre mit Bekanntwerden der BSE-Fälle.

In anderen Kulturen war der Verzicht auf Fleisch prägender. Der Jainismus in Indien vermittelte Gewaltlosigkeit gegenüber allen Lebewesen, für die Ernährung sollten weder Tiere noch Pflanzen sterben. Auch im Hinduismus und Buddhismus spielt die fleischfreie Ernährung eine Rolle.

Neben ethischen und ökologischen Gründen sprechen auch medizinische für eine vegetarische Ernährung. Anfang der 1980er Jahre ermittelten die Universität Gießen, das Krebsforschungszentrum Heidelberg und das Bundesgesundheitsamt unabhängig voneinander in großen Studien, dass Vegetarier günstigere Blutdruckwerte, ein besseres Körpergewicht, eine höhere Lebenserwartung und eine geringere Anfälligkeit gegen Krebs und Herzkreislauferkrankungen haben.

Wickel

Wadenwickel bei Fieber sind die bekannteste Form der Wickel – aber nicht die einzige. Bei einfachen Erkrankungen wie leichten Erkältungen sind Wickel ein wirksames Mittel, um die körpereigenen Kräfte zu aktivieren. Unterschieden wird zwischen heißen und kalten Wickeln. Heiße Wickel fördern die Durchblutung und wirken krampflösend, kalte Wickel hingegen entziehen Wärme; dadurch senken sie Fieber und lindern Entzündungen. Wickel bestehen meistens aus einem Außen- und einem Innentuch. Naturstoffe wie Leinen, Baumwolle oder Wolle sind bestens für die Anwendung geeignet – synthetische Stoffe sollte man nicht verwenden, da sie Hitze und Feuchtigkeit stauen. Wadenwickel werden bei Fieber angewendet, um die Temperatur zu senken, Fußwickel bei Verstauchungen, Einschlafstörungen und Kopfweh. Auch bei Erkältungskrankheiten oder bei Gelenkbeschwerden (vermischt mit Heilerde, bei chronischen mit Senfmehl) können sie angewendet werden. Wickel gehören zu Urgroßmutters Hausmitteln. Vinzenz Prießnitz (1799–1851) und Sebastian Kneipp (1821–1897) haben Wickel in ihrer naturkundlichen Medizin erfolgreich eingesetzt. Zunehmend wird die heilsame Wirkung von Wickeln wiederentdeckt, zum Beispiel bei Bauch- und Unterleibsschmerzen sowie bei Hals- und Rückenschmerzen.

Yoga

Yoga hat seine Wurzeln im religiösen System des Hinduismus und ist eng mit dem Ayurveda verbunden. Es versteht sich als das »Zur-Ruhe-Kommen« aller Aktivitäten des Geistes. Denn nur der stille Geist, der Zustand der mentalen Ruhe, schafft Erkenntnis – über sich selbst ebenso wie über die Existenz allen Lebens. Solche »Beruhigung« und »Bewusstwerdung« wird durch verschiedene mentale und körperliche Übungen sowie durch bewusstes Atmen erreicht, wobei sich die Schwerpunkte der Übungspraxis – meditativ oder körperbezogen – in unterschiedlichen Yoga-Schulen ausdifferenziert haben.

Medizinischer Pfadfinder 2
Von A bis Z:
Schulmedizin

Antibiotika

Antibiotika sind Medikamente, die eine bakterienhemmende oder bakterienabtötende Wirkung haben. Ursprünglich sind damit Stoffwechselprodukte von Schimmelpilzen (Penicillin) und Bakterien gemeint. Im weiteren Sinne wird der Begriff Antibiotikum (Mehrzahl: Antibiotika) für auch semi-synthetische oder gänzlich synthetische Derivate genutzt, die die gleiche Wirkung haben und das Wachstum von Mikroorganismen schon in geringen Mengen hemmen. Den Antibiotika ist der Sieg über die Infektionskrankheiten zu verdanken, die durch Bakterien verursacht werden. Nachteil der Antibiotika ist, dass sich im Laufe einer Behandlung Erregerresistenzen entwickeln können. Es gibt daher mittlerweile Erreger und Krankenhausinfektionen, die Antibiotika-resistent sind. Zu unterscheiden sind Antimykotika, die gegen Pilze eingesetzt werden und Virostatika, die die Vermehrung von Viren hemmen. ACHTUNG: Antibiotika wirken nicht bei viralen Infekten wie einer Grippe oder einer Herpesinfektion.

Augenhintergrund

Beim Augenhintergrund handelt es sich um die innere Oberfläche des Augapfels. Im Rahmen einer Untersuchung (Ophthalmoskopie) können aus dem Zustand des Augenhintergrundes wichtige Informationen über den Verlauf eventuell vorliegender Allgemeinerkrankungen wie Diabetes mellitus, Arteriosklerose, Bluthochdruck gewonnen werden.

Auch Erkrankungen des Zentralnervensystems bilden sich symptomatisch im Augenhintergrund ab. Netzhautablösungen können dort mit einem Laser fixiert werden.

Biopsie

Die Biopsie ist eine Gewebeentnahme aus dem lebenden Körper zu diagnostischen Zwecken. Verwendet werden Hohlnadeln zur Punktion, Zangen und Stanzinstrumente. Biopsien werden auch im Rahmen von endoskopischen Untersuchungen, etwa bei der Darmspiegelung, und während operativer Eingriffe durchgeführt. Häufig werden zur Kontrolle der Position der Entnahmeinstrumente und des Entnahmefeldes bildgebende Verfahren wie die Computertomographie oder Ultraschall eingesetzt. Das Gewebematerial wird anschließend histologisch (siehe »Histologie«) untersucht.

Blutdruck

Der in den Blutgefäßen und Herzkammern vorhandene Druck wird als Blutdruck bezeichnet. Der Blutdruck steuert in Abhängigkeit von der Herzleistung und dem Gefäßwiderstand die Blutzirkulation. Unterschieden werden bei der Messung der systolische (höchster Punkt der Druckkurve) und der diastolische (niedrigster Punkt der Druckkurve) Blutdruck. Ein zu hoher oder zu niedriger Blutdruck kann Symptom einer Erkrankung des Herzkreislaufsystems sein oder Begleitsymptom einer anderen Krankheit. Die Messung des Blutdrucks gehört zu den ärztlichen Standarduntersuchungen. Die Normalwerte werden seit Jahrzehnten nach unten korrigiert. Ein chronischer Bluthochdruck kann zu Gefäßverkalkungen und Gefäßeinengungen sowie schlimmstenfalls zu einem Herzinfarkt oder Schlaganfall führen.

Chemotherapie

Die Chemotherapie ist eine medikamentöse Behandlung, bei der Chemotherapeutika zum Einsatz kommen. Auch bakterienhemmende oder -abtötende Medikamente wie die Antibiotika sind Chemotherapeutika. Häufig wird der Begriff der Chemotherapie aber für die kurative (heilende), adjuvante (unterstützende) und palliative (lindernde) Behandlung von Krebserkrankungen verwendet. Die bekannteste Medikamentenklasse in der onkologischen Chemotherapie machen die Zytostatika aus, die die Zellteilung in schnell wachsenden Tumoren verlangsamen oder verhindern sollen. Eine onkologische Chemotherapie kann auch schwerwiegende Nachteile haben, da schnell teilende gesunde Zellen ebenso geschädigt werden. Die unerwünschten Wirkungen auf das Allgemeinbefinden des Patienten hat man in den letzten Jahren zunehmend abmildern können. So gibt es mittlerweile hochwirksame Medikamente gegen die nicht selten im Rahmen einer onkologischen Chemotherapie auftretende Übelkeit. Hier wird gerade aktuell Cannabis mit Erfolg angewendet. Die Wirkung von Haschisch und Marihuana ist seit Jahrtausenden bekannt und wurde von Heilern und Schamanen anderer Kulturen bewusst genutzt.

Computertomographie (CT)

Die Computertomographie ist eine Schnittbildtechnik, die sich der Röntgenstrahlung bedient. Sie wurde in den 1970er Jahren in die klinische Praxis eingeführt. Durch senkrecht zur Längsachse des Patienten rotierende Röntgenstrahler und Detektoren werden transversale Schichtbilder erzeugt. Die Schichtbilder des Computertomographen zeichnen sich durch einen hohen Kontrast und Detaildarstellung der Gewebe aus. Daher sind innere Organe des Patienten und gegebenenfalls krankhafte Befunde besser zu erkennen als mit der konventionellen Röntgentechnik. Es können durch spezielle Methoden der

Bildverarbeitung dreidimensionale Rekonstruktionen von allen Körperabschnitten und Strukturen wie Knochen, Herz, Gefäßen und mit Kontrastmitteln gefüllten Hohlräumen erstellt werden. Besonders in der Lungendiagnostik, bei multiplen Knochenbrüchen, Knochenanalysen von Skelett, Gelenken und Hörknöchel im Ohr sowie zur schnellen Diagnostik bei Unfällen und von Kindern ist sie der Kernspintomographie überlegen.

EKG

Das Elektrokardiogramm misst das Aktionspotential des Herzens durch Aufzeichnung der Herzströme. Dies geschieht zumeist über Elektroden auf der Körperoberfläche. Die Daten werden in Form von Kurven dargestellt, wobei die Schwankungen in den Kurven den Phasen der Herztätigkeit entsprechen. Mit dem EKG können Aussagen über den Herzrhythmus und die Herzfrequenz, über den Lagetyp des Herzens und über Herzkrankheiten und indirekt auch über morphologische Veränderungen, zum Beispiel zur Diagnose eines Herzinfarktes, getroffen werden. Es gibt Langzeit-EKGs, die die Herzfunktion über einen längeren Zeitraum, meist 24 Stunden, aufzeichnen. Ganz neu sind aufklebbare EKGs für jedermann, die mit dem Handy gekoppelt werden und die Herzerregung über viele Tage registrieren.

EMG

Bei der Elektromyographie werden Aktionsströme im Muskelgewebe gemessen. Dabei werden das spontane und das durch elektrische Stimulation provozierte Potential ermittelt. Die Ableitung geschieht durch in das Muskelgewebe gestochene Mikro-Elektroden oder auf den Muskel gesetzte Oberflächenelektroden. Die Aktivität des untersuchten Muskelareals wird in einem Kurvendiagramm dargestellt. Normabweichungen in den Diagrammen können unter anderem zur

Diagnostizierung neurogener Schädigungen der Muskelfunktionalität beitragen.

Endoskopie

Mit einem schlauch- oder röhrenartigen optischen Instrument werden bei der Endoskopie Hohlorgane oder Körperhohlräume untersucht. Häufig dient das Endoskop auch zur Entnahme von Gewebeproben zur histologischen Untersuchung. Ebenso sind operative Eingriffe oder Fremdkörperentfernungen unter Sichtkontrolle möglich. Bekannte Arten der Endoskopie sind die Blasen-, Magen- und die Darmspiegelung, aber auch die Knie-, Schulter- und Hüftgelenksendoskopie sowie endoskopische Eingriffe in der Gynäkologie. CT- und MRT-gesteuert können auch Mikroendoskope zur Kontrolle eines Bandscheibeneingriffs oder zur Behandlung von kleinen Gelenken eingesetzt werden.

ENG

Die Elektroneurographie zeichnet die Nervenleitungsgeschwindigkeit peripherer Nerven nach elektrischer Stimulation auf. Dies geschieht durch auf die Haut platzierte Ableitungs- und Stimulationselektroden. Die ENG wird eingesetzt, um Nervenverletzungen und -schädigungen diagnostizieren zu können. Auch Aussagen über den Schädigungsgrad eines untersuchten Nervs und die Schwere eines Bandscheibenvorfalls sind möglich.

Histologie

In der Histologie wird das im Rahmen einer Biopsie (siehe dort) gewonnene Gewebe des menschlichen Körpers untersucht, um krankhafte Veränderungen zu erkennen (Histopathologie). Methodisch verwendet die Histologie zumeist ein Mikroskop (Licht- oder Elektronenmiskroskop) zur feinteiligen Betrachtung, wobei die Proben mit aufwendigen Färbetechniken präpariert werden. Zur Differenzierung von Zellen werden auch chemische Reaktionen im Präparat provoziert und ausgewertet.

Immuntherapeutika

Immuntherapeutika sind Medikamente, die das menschliche Immunsystem in unterschiedlicher Weise beeinflussen sollen. Klassisch ist die Impfung: Das Immunsystem wird durch einen abgeschwächten Erreger bzw. Erregerwirkstoff provoziert. Unter die Immuntherapie fällt aber auch die Verabreichung von Antikörpern beim rheumatischen Formenkreis oder in der Krebstherapie. Auch die Immunsuppression nach Transplantationen wird durch Immuntherapeutika bewirkt (Cyclosporin A).

Injektion und Infusion

Durch eine Injektion werden gelöste Medikamente oder diagnostische Hilfsmittel schnell in den Körper eingebracht. Dies geschieht am häufigsten auf intravenösem (meist Armvene), intramuskulärem (meist Oberarm- oder Gesäßmuskel) oder subkutanem (Unterhaut) Weg mit Hilfe eines Spritzenbestecks. Dagegen erfolgt die Einbringung von Flüssigkeiten in den Körper durch eine Infusion langsam, meistens auf intravenösem Wege, oft unter der Verwendung von Dosiergeräten (Infusionspumpe). Infusionen werden zur Kreislaufstabilisierung, zur Elektrolytzufuhr mit Mineralien, zur künstlichen Ernährung und auch zur Verabreichung von Medikamenten wie Schmerzmitteln, Antibiotika oder Blut bzw. Blutersatzmitteln bei und nach Operationen. Auch im Rahmen der Krebsbehandlung werden Chemotherapeutika per Infusion verabreicht.

Interventionelle Radiologie/Kardiologie

Die interventionelle Radiologie verbindet minimalinvasive Verfahren mit einer Bildgebung, meist Durchleuchtung und zunehmend CT- und MRT-Bildgebung. Einen Schwerpunkt der interventionellen Techniken bilden die Gefäß-Eingriffe an Arterien, Venen, Herzkranzgefäßen und Herzklappen. Hierzu werden, zumeist über die Leistenarterie oder Handarterie, feine Katheter und Instrumente zu diagnostischen und auch therapeutischen Zwecken in die Gefäße eingeführt. Es können auf diese Weise Verengungen in den Gefäßen diagnostiziert und durch erweiternde Maßnahmen unter Umständen beseitigt werden. Durch das Verfahren der Ballondilatation können verengte Gefäße geweitet und durch Stents (Gefäßtunnel) stabilisiert werden. Durch künstliche Herzklappen können Herzklappenschäden und mit einem Laser oder lokal eingebrachten Medikamenten Krampfadern beseitigt werden. Von Interventioneller Radiologie im Allgemeinen spricht man auch, wenn Biopsien oder Tumorbehandlungen mit radiologischen Methoden erfolgen.

Körperhaltung

Diagnostisch wird die Körperhaltung eines Menschen dann zu einem Faktor, wenn sichtbar Haltungsstörungen vorliegen wie bei der Haltungsschwäche, die auf eine muskuläre Insuffizienz hindeutet, die aber nicht selten durch gezieltes Training überwunden werden kann. Auch angeborene oder erworbene sowie chronisch gewordene Wirbelsäulendeformitäten äußern sich in Haltungsstörungen wie dem Rundrücken oder dem Hohlkreuz. Wie der Gesichtsausdruck gibt die Körperhaltung eines Menschen Hinweise auf sein Allgemeinbefinden. Die Körperhaltung wurde schon von altersher zur Krankheitsbestimmung herangezogen. Zum Beispiel unterscheidet die Ayurvedische Medizin drei Konstitutionstypen, Vata, Pita und Kapha, und die europäische

Medizin den langen Astheniker bzw. Leptosomen, den Athleten und den dicken pyknischen Typ.

Körperliche Untersuchung

Die körperliche Untersuchung ist Bestandteil der Diagnostik. Zu den elementaren Methoden gehören das Pulsfühlen, die Blutdruckmessung, die Erhebung des Reflexstatus wesentlicher Nerven, das Abhorchen von Körpergeräuschen (etwa Herztöne, Atmungsgeräusche), das Beklopfen und Abtasten der Körperoberfläche, die Funktionsüberprüfung der Gelenke und die Bestimmung der Körpertemperatur sowie die Gesamtinspektion der Haut. Auch bildgebende Verfahren, klinisch-chemische Analysen der Körperflüssigkeiten, elektrographische (EKG) oder schalldiagnostische Verfahren gehören zu den erweiterten körperlichen Untersuchungen. Bei Bedarf werden zudem auch Ergebnisse endoskopischer Untersuchungen oder der Molekulargenetik herangezogen.

Kortison

Kortison ist eines der Hormone, das in der Nebennierenrinde auf natürliche Weise produziert wird. Synthetisiert wird es aufgrund seiner entzündungshemmenden und antiallergischen Wirkung als Medikament angewendet, vor allem bei Erkrankungen des rheumatischen Formenkreises, bei Allergien (etwa bei allergischem Asthma, Urtikaria, dem sogenannten Nesselfieber) oder in der Schmerztherapie. Auch in der Krebstherapie findet es in Verbindung mit Zytostatika seine Anwendung. Aber Vorsicht: Hohe Dosen über einen längeren Zeitraum können Nebenwirkungen erzeugen.

Labor: Blut, Liquor und Urin

Bei einer ärztlichen Untersuchung werden auch chemische Analyseverfahren eingesetzt, um festzustellen, ob sich die Zusammensetzung vor allem von Blut und Urin in einem Normbereich bewegt. Abweichungen können auf eine beginnende oder vorliegende Erkrankung hindeuten bzw. deren Verlauf kontrollieren. Erhoben werden im Blutbild unter anderem die Entzündungs-, Leber- und Fettwerte, die Elektrolyte und harnpflichtigen Substanzen sowie die Zahl der roten (Erythrozyten) und weißen Blutkörperchen (Leukozyten) und der Blutplättchen (Thrombozyten). Auch die Konzentration des roten Blutfarbstoffs (Hämoglobin) wird standardmäßig ermittelt. Weist das Blutbild Auffälligkeiten auf, können im Rahmen weiterer Untersuchungen zusätzliche Informationen wie zum Beispiel Tumormarker, Rheumafaktoren, Antikörper, Immunstatus oder die Fraktion der weißen Blutkörperchen genauer untersucht werden. Viele relevante Werte erhält man durch die Analyse des Urins. Ein zu hoher Glukosewert in Blut und Urin kann auf eine Diabeteserkrankung hindeuten. Liegt der Verdacht auf eine Erkrankung des Zentralen Nervensystems vor, kann durch eine Punktion Liquor (Nervenwasser) entnommen und anschließend untersucht werden. Dies wird zum Beispiel bei Verdacht auf Hirnhautentzündung oder MS, der multiplen Sklerose, einer chronisch entzündlichen Nervenerkrankung praktiziert.

Laser

Die Lasertechnik (hochenergetische Lichtstrahlung) kommt in der Medizin zumeist in der Chirurgie zum Einsatz. Je nach verwendeter Lasertechnik kann eine gute Schnittwirkung oder eine gute Blutungsstillung erreicht werden. Letzteres ist insbesondere bei endoskopischen Eingriffen im Magen-Darm-Trakt von Bedeutung. Fachrichtungen, in denen der Laser häufig angewandt wird, sind die Neurologie, die Augenheilkunde, die plastische Chirurgie, die Dermatologie und die Urologie. Auch die Zahnmedizin verwendet zunehmend diese Technik zur schmerzlosen Behandlung von Karies und die Mikrotherapie zur CT- und MRT-gestützten Verdampfung von Bandscheibengewebe und zur lokalen Entfernung von kleinen Metastasen und Tumoren.

Laser in der Augenheilkunde

Die Lasertechnik wird in der Augenheilkunde zu diagnostischen und therapeutischen Zwecken eingesetzt. In der Augenchirurgie wird die Fähigkeit des Lasers zu präzisen Schnittführungen bei der Behandlung des Grauen und Grünen Stars, der Korrektur der Fehlsichtigkeit, der durch Diabetes verursachten Veränderungen der Netzhaut oder der Ablösung der Netzhaut vom Glaskörper genutzt.

Magnetresonanztomographie (MRT) oder Kernspintomographie

Bei der Magnetresonanztomographie, auch Kernspintomographie genannt, handelt es sich um ein strahlenloses Schnittbildverfahren. Es wurde in den 1980er Jahren in die medizinische Versorgung eingeführt. Die MRT beruht auf dem Effekt der magnetischen Kernresonanz. Mit Hilfe von starken Magnetfeldern werden vor allem die Wasserstoff-Protonen im Körper wie in einem Kompass ausgerichtet. Durch unterschiedliche Hochfrequenzsignale wird diese Ordnung gestört, die elektrischen Signale der Feldänderung werden durch bestimmte Verfahren ausgewertet und zu hochauflösenden und kontrastreichen Bildern mit Hilfe eines Computers umgerechnet. Ein großer Vorteil der MRT ist, dass dieses Schnittbildverfahren sehr flexibel ist und im Gegensatz zur Computertomographie viele unterschiedliche Schnittebenen und Gewebedarstellungen zulässt. So können auch Entzündungen, Temperaturänderungen oder sogar Stoffwechselaktivitäten sichtbar gemacht werden. Sehr gut lassen sich mit der Kernspintomographie unter anderem Nerven, Rückenmark und Gehirn darstellen, ebenso Knorpel und Gefäße, Leber, Milz, Nieren, Bauchspeicheldrüse sowie Eileiter, Prostata und Uterus. Die Darstellung aller Körperstrukturen kann mit Kontrastmittel zur genaueren Information etwa in der Krebsdiagnostik optimiert werden. Ein großer Vorteil besteht in der nach derzeitigem Wissen für den Patienten unschädlichen strahlenlosen Verwendung von Magnetfeldern.

Medikamentenpumpen

Durch eine Medikamentenpumpe werden dosiert Medikamente häufig auf intravenösem Wege verabreicht. Gerade nach Operationen oder bei der Behandlung chronischer Schmerzen ist es wichtig, dass die Konzentration der Medikamente im Blut konstant bleibt. Zunehmend kommen implantierbare Medikamentenpumpen zum Einsatz, um beispielsweise Schmerzmittel oder Insulin beim Diabetes kontinuierlich zu verabreichen. Die Pumpen werden regelmäßig von außen durch die Haut mittels Injektion aufgefüllt. Ein weiteres Feld der Anwendung ist der Morbus Parkinson, um den Wirkstoff L-Dopa regelmäßig in den Dünndarm abzugeben.

Mikrotherapie

Die Mikrotherapie ist ein medizinisches Diagnose- und Therapieverfahren. Es handelt sich dabei um eine Zusammenführung von interventioneller Radiologie, minimalinvasiver Chirurgie und Schmerztherapie. Das besondere Merkmal der Mikrotherapie ist die Benutzung von Instrumenten meist in Miniaturform, von 0,1 bis 2,5 Millimeter Durchmesser, die unter Schnittbildkontrolle eingebracht werden. Dies können Laser, Endoskope und Operationsinstrumente auch größerer Art sein. Dazu bedarf es höchster Präzision und klarer »Sicht«. Die transparente und hochauflösende Bildgebung tomographischer Systeme leistet dies in zwei-, aber auch in dreidimensionaler Darstellung. Mit der Computertomographie (CT) und Kernspintomographie (MRI) ist es möglich geworden, von der zu diagnostizierenden und behandelnden Körperregion qualitativ äußerst hochwertige, transparente Bilder herzustellen. Operationen und Medikamenteneinbringung sowie die Implantation von Zellen oder Instrumenten beispielsweise zur Schmerz- oder Parkinson-Therapie sind möglich. Das größte Behandlungsgebiet ist im Moment der Rücken mit verschiedenen schmerztherapeutischen Verfahren, mit Bandscheibenoperation, Nervenverödungen oder mikrooperativen Beckenfusionen, weiterhin die Hüftgelenks- und Krebstherapie bei kleinen Tumoren und Metastasen bis zu 2 cm Größe sowie Biopsien in allen Körperregionen.

Minimalinvasive Therapie

Die minimalinvasive Therapie hat in den letzten Jahrzehnten ihren Begriff gewandelt oder vielmehr ergänzt. Zunächst bezeichnete das Wort im Wesentlichen die laparoskopischen Untersuchungsmethoden (etwa Magen-Darmspiegelungen) mit mehr oder minder großen Endoskopen sowie in diesem Rahmen durchgeführte Eingriffe (etwa die Entfernung der Gallenblase). In der Gynäkologie und der Tumorchirurgie können größere Gewebevolumina endoskopisch entfernt werden. Mittlerweile gehören auch andere Operationen mit kleinen Instrumenten in Zentimeter- oder Millimetergröße, die nur mehr sehr kleine Schnitte mit sich bringen, zur minimalinvasiven Therapie. Mit kleinen Schnitten durchgeführte Gelenkarthrographien der Knie- und Schultergelenke gehören zu den häufigsten minimalinvasiven Eingriffen. Einzelne dieser Eingriffe erfolgen unter radiologischer Bildkontrolle. Neuerdings können sogar Hüftgelenke endoskopisch operiert werden.

Neurologische Untersuchung

Eine neurologische Untersuchung wird durchgeführt, um eine eventuelle Erkrankung des Nervensystems diagnostizieren zu können. Neben elektrografischen Untersuchungen der Nervenleitungen (ENG, siehe dort) und Muskelaktivitäten (EMG, siehe dort) sowie Untersuchungen der zwölf Gehirnnerven werden unter anderem ein Bild des Bewusstseinszustandes des Patienten erstellt, seine Nerven-Reflexe überprüft, die Koordinationsfähigkeiten ermittelt und sein Gang, Stand und der Zustand des Gleichgewichtsinnes untersucht.

Nuklearmedizin

Die Nuklearmedizin verwendet zur Diagnostik und Therapie meist kurzlebige Radionuklide. Vom Patienten meist venös aufgenommene radioaktive Substanzen werden in ihrer räumlichen und zeitlichen Verteilung im Körper durch spezielle Kamera- oder Scanner-Systeme verfolgt. Bekannte Diagnoseverfahren in der Nuklearmedizin sind die Knochen- und Schilddrüsenszintigraphie. Therapeutisch werden radioaktive Substanzen zur Tumor- und Schmerztherapie verwendet, etwa bei Knochenmetastasen oder Schilddrüsenkrebs. Ein modernes Verfahren zur Krebsdiagnose ist das PET, die Positronen-Emmissions-Tomographie. Hiermit können nuklearmedizinische Schnittbilder erzeugt und mit dem CT oder MRT (siehe jeweils dort) gekoppelt werden. Somit ist eine präzise Tumorlokalisation und Therapieüberwachung möglich.

Operation

In der Chirurgie ist die Operation der Eingriff in den lebenden menschlichen Körper zu diagnostischen und therapeutischen Zwecken. Man unterscheidet Notfall- und dringliche Operationen von sogenannten

Elektiv- und Intervalloperationen, deren Zeitpunkt nach der Entwicklung des Krankheitsbildes optimiert werden kann. Heute sind aufgrund der Fortschritte in der Hygiene, der Anästhesie und der Intensivmedizin, besonders auch seit der Einsatzmöglichkeit einer Herz-Lungenmaschine, mannigfache Arten von Operationen möglich, wie etwa Eingriffe in das Gehirn, den Brustkorb und das Herz. Die ambitioniertesten operativen Eingriffe fallen in den Bereich der Augenheilkunde mit der Laserchirurgie, Makulabehandlungen und Linsenoperationen sowie der prothetischen Chirurgie und der Transplantationsmedizin, besonders von Herz, Leber und Nieren. Mittlerweile gibt es sogar Multiorganverpflanzungen oder die mikrotherapeutische Transplantation von Zellen, beispielsweise Stammzellen zur regenerativen Medizin.

Pathologie

Die Pathologie befasst sich mit den Ursachen und der Entwicklung krankhafter Veränderungen des menschlichen Organismus. Untersucht werden die Veränderungen der Organe und Körperfunktionen, die eine Krankheit begleiten oder einen Tod ausgelöst haben. Die Pathologie klassifiziert überdies die Krankheiten und beschreibt ihren Verlauf. Pathologie in einem engeren Sinne stellt die Untersuchung von Gewebemerkmalen dar, die zu einer Erkennung von Tumoren oder Infektionen führen kann. Insofern ist die Pathologie Teilbereich der Diagnostik.

Pulsmessung

Beim Puls handelt es sich um eine tastbare Volumen- und Druckschwankung im Gefäßsystem. Die Pulswelle wird erzeugt durch den Herzschlag, der das Blut durch die Adern treibt. Durch Abtasten oberflächlicher Arterien können die Pulsqualitäten festgestellt werden, um den Zustand des Herzkreislaufsystems zu überprüfen: die Frequenz, der Rhythmus, die Stärke, der Druckanstieg und die Spannung. In den traditionellen Heilweisen etwa der Chinesen, Tibeter oder Inder spielt die Pulsdiagnose (siehe dort, Medizinischer Pfadfinder 1) eine zentrale Rolle bei der Diagnosefindung. Bis zu mehreren hundert Pulsqualitäten werden unterschieden, um Belastungen körperlicher Strukturen zu erfassen und Erkrankungen zu definieren.

Robotik & Navigation

Operationsroboter werden bei manchen Eingriffen bereits routinemäßig zur Assistenz verwendet wie bei Prostata- und Hüftgelenksoperationen. In der Gehirnchirurgie werden Navigationshilfen zunehmend eingesetzt, auch in der Herzchirurgie. Die mechanische Komponente im OP ist dabei computergestützt. Auch zur präoperativen Navigation wird die Robotik zunehmend im OP eingesetzt. Forschungsprojekte versuchen mittlerweile Verfahren der sogenannten Augmented Reality (erweiterte Realität) für die Medizin nutzbar zu machen. Bei schwierigen Operationen soll hierbei beispielsweise ein Diagnosebild in das natürliche Operationsfeld z. B. über Spezialbrillen projiziert werden, so dass der Chirurg auch bei einem verdeckten oder teilweise verdeckten Operationsfeld die genaue Lage eines zu entfernenden Tumors erkennen kann. Diese Form der erweiterten Realität ist z. B. von Fußballübertragungen bekannt, wie das Messen von Entfernungen bei Freistößen im Fernsehbild. Höchste Präzision in der CT-gesteuerten Mikrotherapie wird durch die Laser-assistierte Navigation der Behandlungssonden mit dem LNS-System (Laser-Navigations-System) zur millimetergenauen Behandlung erzielt.

Röntgen

Das Röntgen ist eines der bildgebenden Verfahren in der Medizin, das mit Hilfe ionisierender Strahlung arbeitet. Entdeckt wurde die durchleuchtende Eigenschaft dieser Strahlung 1895 durch Wilhelm Conrad Röntgen (1845–1923), nach dem das Verfahren auch benannt ist. Das Skelett, Knochenbrüche, Arthrosen, luftgefüllte Strukturen wie die Lunge und Fremdkörper sind meist gut darstellbar. Ein Röntgenbild kann direkt auf einem strahlungsempfindlichen Schirm sichtbar gemacht werden (Durchleuchtung) oder digital auf einem Computermonitor. Die klassische Methode des Röntgenfilms wird hierdurch zunehmend abgelöst. Zur genaueren Darstellung von Gefäßen und Magen-Darm-Trakt werden Kontrastmittel verwendet.

Sozialmedizin

Erst sehr spät im Laufe des 19. Jahrhunderts rückte in Deutschland der Gesundheitszustand der Bevölkerung und ihre soziale Lage in den Blick, es entwickelte sich die Disziplin der Sozialmedizin. Das gesellschaftliche Milieu, das Einkommen, die Wohnungssituation, die Arbeitsbedingungen, die Ernährung, Hygiene oder die Bekleidung von Bevölkerungsschichten wurden Thema. Im Deutschland der Nachkriegszeit etablierte sich die Sozialmedizin in den 1960er und 1970er Jahren auch unter Rezeption des angelsächsischen Begriffes der Public Health.

Spiroergometrie

Bei der Spiroergometrie handelt es sich um ein diagnostisches Verfahren. Während einer dosierten Belastung (etwa auf einem Ergometer) werden bestimmte Herzkreislaufwerte (EKG, Herzfrequenz, Blutdruck) und zusätzlich das Atemvolumen sowie Atemgase gemessen.

Dieses Verfahren kommt zum Einsatz in der Sportmedizin und Kardiologie zur Leistungskontrolle und präoperativ zur Funktionskontrolle des Herzens und der Lungen. Verlaufskontrollen bei Therapien von Lungenerkrankungen sind gleichfalls Einsatzgebiet der Spiroergometrie.

Staroperation und Linsenimplantat

Im Rahmen einer Staroperation wird die Linse, die durch den Grauen Star getrübt ist, vollständig oder teilweise entfernt. Dies geschieht durch verschiedene Techniken, wobei die Zertrümmerung des harten Kerns der Linse im Ultraschallverfahren und das Absaugen des weichen Teils der Rinde zum Standard gehören. Es folgt der Ersatz der entfernten natürlichen Linse durch eine künstliche Linse aus Kunststoff. Je nachdem, ob die Linse mit der Kapsel oder unter Belassung eines Teils der Kapsel entfernt wurde, werden Vorderkammer- bzw. Hinterkammerlinsen implantiert.

Telemedizin

Mit telemedizinischen Verfahren soll der Kontakt zwischen Arzt und Patient unter Verwendung audiovisueller Kommunikationstechniken trotz räumlicher Distanz ermöglicht werden, wie beispielsweise die Teleradiologie, die Übertragung von Röntgen, Ultraschall, CT, MRT sowie von Angiographie- und Endoskopiebildern und -videos. Weitere Anwendungsgebiete sind die Teleambulanz zwischen Arzt und Patient, die allerdings in Deutschland noch unter Vorbehalt einer gesetzlichen Regelung steht, die Telekonsultation von chronisch kranken Patienten (Informationen von Experten zum Krankheitsbild), das Telemonitoring (Überwachung von Vitalfunktionen durch spezielle telemedizinische Applikationen wie Blutzuckermessgeräte, deren Daten per PC oder Smartphone an den Arzt übertragen werden). Häufig werden

Telemonitoring-Verfahren mittlerweile in der Kardiologie angewendet (etwa zur Datenübermittlung von Herzschrittmachern). Auch die Telechirurgie, bei der sich Arzt und Patient nicht im gleichen Raum befinden und der Arzt einen Operationsroboter bedient, fällt unter den Telemedizinbegriff.

Thermoablation

Die Thermoablation wird im Wesentlichen bei der Entfernung von Schilddrüsenknoten eingesetzt. Im Rahmen dieser Therapie wird eine Sonde durch einen kleinen Einschnitt direkt in dem Knoten platziert, der dann durch kurzzeitige Erhitzung zerstört wird (Radiofrequenzablation). Allerdings kommen für diese Therapie nicht alle Arten von Knoten in Frage, insbesondere keine bösartigen Wucherungen in der Schilddrüse. Die Thermoablation wird ferner für die Zerstörung von Tumorgewebe in Leber, Lunge oder Nieren und zur Bekämpfung von Knochenmetastasen eingesetzt.

Transplantation

Durch eine Transplantation werden Organe von einem humanen Spender auf einen Empfänger übertragen. Erste Erfolge dieses Operationsverfahrens gab es in den 1950er Jahren durch den Austausch von Nieren, wodurch die Abhängigkeit nierenkranker Patienten von der Dialyse beseitigt wurde. Allerdings wurde die Nierentransplantation erst durch die Erforschung und Beeinflussbarkeit der Immunreaktion des Körpers auf fremdes Gewebe zu einem Standardverfahren. Die erste Herztransplantation fand 1967 statt. Bis in die 1980er Jahre waren die Erfolge verhalten, da erst durch die Entwicklung des Immunsuppressivums Cyclosporin A die gefürchtete Abstoßungsreaktion gut beeinflussbar wurde. Heute leben noch fünf Jahre nach der Transplantation 60 bis 70 Prozent, nach zehn Jahren 40 bis 50 Prozent der Herzpatienten. Leberverpflanzungen und Multiorganverpflanzungen gehören mittlerweile zum Repertoire der Chirurgie.

Ultraschall

Die Sonographie ist heute in allen medizinischen Fachgebieten das bevorzugte diagnostische bildgebende Verfahren. Das rücklaufende Echo eines am Gewebe reflektierten Ultraschalls wird auf elektronischem Wege zu einem Bild verarbeitet. Eine Ultraschalluntersuchung kann in Echtzeit das Körperinnere darstellen. Bevorzugte Einsatzgebiete sind die Innere Medizin, die Gynäkologie, die Geburtshilfe und die Urologie. Aber auch morphologische Veränderungen und funktionelle Störungen des Herzens können unter hoher Auflösung in Echtzeit, also am schlagenden Herzen, sichtbar gemacht werden. Nachteil gegenüber CT und MRT ist die geringere Auflösung, besonders bei tief gelegenen Körperstrukturen.

Urin-Diagnose

Wie keine andere Körperflüssigkeit kann der Urin zur visuellen Beurteilung herangezogen werden. Sein Aussehen gibt Hinweise auf krankhafte Veränderungen im Körper. So kann eine bräunliche Verfärbung auf eine Erkrankung der Leber hinweisen, ein milchig-trübes Aussehen auf eine Infektion. Stoffwechselprodukte von Nahrungsmitteln wie Rote Beete oder bestimmter Medikamente verfärben den Urin charakteristisch. Labortechnische Untersuchungen bestimmen etwa den pH-Wert oder den Anteil von roten und weißen Blutkörperchen oder Zucker (Glukose), um Krankheiten auszuschließen. Mit einer Urinkultur werden gezielt Bakterien oder Pilze bestimmt. Mit der Beurteilung der Urinfarbe, des Geruches, der Transparenz, der Konzentration oder Oberflächeneigenschaften wie Schaumbildung kann und konnte der Arzt oder eine Heilerin schon ohne chemische Analyse oder Mikroskop vor Jahrhunderten durch die »Urinschau« Rückschlüsse auf Krankheiten ziehen. Ob die darauf fußende Therapieempfehlung immer die richtige war, bleibt ungewiss.

Vitaldatenerfassung

Die lebenswichtigen Funktionen des menschlichen Körpers wie die Atmung und die Herzkreislauffunktion oder auch die Hirnfunktion werden in der Medizin mit unterschiedlichen Methoden erfasst. Die Herzfrequenz, die Atemfrequenz, der Blutdruck sowie die Körpertemperatur werden als Zustandswert erfasst. Das EKG (Elektrokardiogramm) und EEG (Elektroenzephalogramm) stellen den Verlauf von Herz- bzw. Hirnfunktion über einen Zeitraum dar. Zunehmend werden Vitaldaten persönlicher Tagesaktivitäten, wie Laufstrecke, Schlaf oder Stresslevel und psychosomatische Reaktionen mit tragbaren Geräten, Bändern oder Smartwatches erfasst und digital ausgewertet. Eine Änderung der ärztlichen Alltagsroutine bahnt sich an, da der Arzt zunehmend vom Patienten größere und kontinuierliche Datenmengen bekommen wird als bisher: der Arzt als Personal Coach, als Teledoc und virtueller Hausarzt.

Zahnmedizin

Schon in den frühen Hochkulturen an Euphrat und Tigris finden sich Schriftzeugnisse, die von Zahnkrankheiten und einer Therapie berichten. Zahnheilkundliches Handeln bis hin zur Prothetik zieht sich durch die Geschichte der Medizin. Von einer eigenständigen Etablierung einer Zahnmedizin kann man aber erst seit der Aufklärungsepoche und dem Aufstieg der Naturwissenschaften sprechen. Damit verlagerte sich die Zahnbehandlung von den Jahrmärkten zunächst in die Wohnungen der Patienten. Ein zahnärztlicher Stand entwickelte sich in allen großen europäischen Städten. Die USA sind das Land, in dem die Zahnmedizin im 19. Jahrhundert den größten Fortschritt machte, insbesondere im Bereich der Zahntechnik. Die zahnärztlichen Instrumente zur Behandlung der häufigsten Zahnerkrankung, der Karies, wurden weiterentwickelt. Ausgefeilte Plombierungsmethoden, v. a. mit Gold, dann mit dem billigeren Amalgam etablierten sich. Die Prothetik verwendete Porzellan als Material, später Kautschuk. Bohrer mit höheren Umdrehungsgeschwindigkeiten und v. a. die Fortschritte in der Anästhesie machten die Zahnbehandlung für den Patienten erträglicher und für den Zahnarzt praktischer. Die Anerkennung als akademisches Fach, das das gleiche wissenschaftliche Niveau wie die Humanmedizin hat, gewann die Zahnmedizin aber erst im Laufe des 20. Jahrhunderts. Heute gehört gerade die Zahnmedizin neben der Augenheilkunde zu den innovativsten High-Tech-Disziplinen der Medizin. Neueste Bohrtechniken, Laser, optimierte Sichtsysteme, Implantate, Navigationstechniken und modernste Füllmaterialien, aber auch psychosomatische und hypnotische Ansätze werden zur optimalen Versorgung der Patienten eingesetzt.

Zungendiagnose

Die Betrachtung des Aussehens der Zunge kann Hinweise auf das Vorliegen einer ernsthaften Erkrankung geben. So kann der Schwund der Zungenknospen (Papillen) auf eine perniziöse Anämie (Blutarmut durch Vitamin B12-Mangel), auf Magenerkrankungen oder Nahrungsaufnahmestörungen hindeuten. Die sogenannte Erdbeer- oder Himbeerzunge kann ein Symptom von Scharlach oder anderen akutfieberhaften Erkrankungen sein. Die Zungendiagnose nimmt neben der Pulsdiagnose in den traditionellen Heilweisen einen zentralen Platz ein. Auch die Geschmacksempfindungen süß, sauer, salzig, bitter, scharf – und im Ayurveda auch ein sechster Sinn: zusammenziehend – werden zur Beurteilung einer Erkrankung und Festlegung einer Therapie mit bestimmten Nahrungsmitteln und Heilpflanzen genutzt.

Anhang

Literatur

Alex, Gabriele: Medizinische Diversität im postkolonialen Indien. Dynamik und Perzeption von Gesundheitsangeboten in Tamil Nadu, Berlin 2010, 96, 99–102.

Allsop, M; Huxdorff, C; Johnston, P; Santillo, D; Thompson, K: Pestizide und unsere Gesundheit. Die Sorge wächst, hrsg. von den Greenpeace Research Laboratories, Exeter 2015.

Ammon HP, Safayhi H, Mack T, Sabieraj J: Mechanism of antiinflammatory actions of curcumine and boswellic acids.; J Ethnopharmacol. 1993 Mar; 38 (2–3):113–9.

Andree, Christian: Die Zellular-Pathologie als Basis der modernen Medizin. Rudolf Virchow – Leitbild einer Epoche, in: Schott (Hrsg.), a. O. 340–346.

Angaangaq; Babel, Angela: Schamanische Weisheit für ein glückliches Leben, München 2012.

Anwarul Hassan Gilani, Qaiser Jabeen, Arif-ullah Khan, Abdul Jabbar Shah. Gut modulatory, blood pressure lowering, diuretic and sedative activities of cardamom. Journal of Ethnopharmacology. Volume 115, Issue 3, 12 February 2008, 463–472.

Ayhan Baştürk, Mehmet Murat Ceylan, Mustafa Çavuş, Gökhan Boran, Issa Javidipour. Effects of some herbal extracts on oxidative stability of corn oil under accelerated oxidation conditions in comparison with some commonly used antioxidants. LWT Volume 89, March 2018, 358–364.

Bickel, Marcel H.: Antibiotika gegen bakterielle Infektionen. Alexander Fleming und das Penicillin, in: Schott (Hrsg.), a. O. 458–464.

Bishnu Joshi, Govind Prasad Sah, Buddha Bahadur Basnet, Megh Raj Bhatt, Dinita Sharma, Krishna Subedi, Janardhan Pandey, Rajani Malla. Phytochemical extraction and antimicrobial properties of different medicinal plants: Ocimum sanctum (Tulsi), Eugenia caryophyllata (Clove), Achyranthes bidentata (Datiwan) and Azadirachta indica (Neem). Journal of Microbiology and Antimicrobials. Vol.3(1), pp. 1–7, January 2011.

Blödt S, Pach D, von Eisenhart-Rothe S, Lotz F, Roll S, Icke K, Witt CM. Effectiveness of app-based self-acupressure for women with menstrual pain compared to usual care: a randomized pragmatic trial. American Journal of Obstetrics and Gynecology, 2018; 218 (2): 227.e1 DOI: 10.1016/j.ajog.2017.11.570.

Boschung, Urs: Neurophysiologische Grundlagenforschung. ›Irritabilität‹ und ›Sensibilität‹ bei Albrecht von Haller, in: Schott (Hrsg.), a. O. 242–249.

Briggs, J., Grönemeyer, D. H. W., Maratos, Y. K.: Komplementäre und alternative Heilmethoden, in: Suttorp et. al., Harrisons Innere Medizin (2016), 14e-5.

Buchinger d. J., Otto: Das Buchinger-Heilfasten, in: Forschungsinstitut Freie Berufe (Hrsg.): Dokumentation der besonderen Therapierichtungen und natürlichen Heilweisen in Europa, Bd. V/1, Essen 1992, 179–195.

Dieckhöfer, Klemens: Artikel Psychologie, in: Siefert, Helmut: Artikel Psychiatrie, in: Gerabek, Werner E.; Haage, Bernard D.; Keil, Gundolf; Wegner, Wolfgang (Hrsg.), Enzykl. Medizingeschichte, Bd. 3, a. O. 1195 f.

Dieckhöfer, Klemens: Artikel Psychosomatik, in: Siefert, Helmut: Artikel Psychiatrie, in: Gerabek, Werner E.; Haage, Bernard D.; Keil, Gundolf; Wegner, Wolfgang (Hrsg.), Enzykl. Medizingeschichte, Bd. 3, a. O. 1197 f.

Draczynski, Gisela: Einführung, in: Pischinger, Alfred: Das System der Grundregulation. Grundlagen einer ganzheitsbiologischen Medizin, neu bearbeitet und herausgegeben von Hartmut Heine, Stuttgart ^{11}2009, 11–14.

Eckart, Wolfgang U.: Artikel Sozialhygiene, Sozialmedizin, in: Gerabek, Werner E.; Haage, Bernard D.; Keil, Gundolf; Wegner, Wolfgang (Hrsg.), Enzykl. Medizingeschichte, Bd. 3, a. O. 1344–1346.

Eckart, Wolfgang U.: Geschichte der Medizin. Fakten, Konzepte, Haltungen, Heidelberg ^{6}2009, 205–207, 255–260, 284–288, 293, 300–306.

Elzayat, EM et al. Evaluation of wound healing activity of henna, pomegranate and myrrh herbal ointment blend. Saudi Pharmaceutical Journal 26 (2018) 733–738.

Ernst E, Schmidt K, Steuer-Vogt MK. Mistletoe for cancer? A systematic review of randomised clinical trials. Int J Cancer 107(2), 2003, 262–267.
Ernst, Edzard: The truth about homeopathy. In: Br J Clin Pharmacol. 65(2), Feb 2008, S. 163–164. Epub 2007 Sep 13. PMID 17875194.
Etzel R: Special extract of boswellia serrata (H 15) in the treatment of rheumatoid arthritis; Phytomedicine. 1996 May 3(1): 91–4. doi: 10.1016/S0944-7113(96)80019-5.
Fruck Lukmanul Hakkim. et al: GC-MS chemical profiling of heavy oil derived from commercial variety of oman's and their antimicrobial activity.; International Journal of Biological & Pharmaceutical Research. 2015; 6(7): 504–509.
Gadebusch Bondio, Mariacarla: Artikel Geistheilung, in: Gerabek, Werner E.; Haage, Bernard D.; Keil, Gundolf; Wegner, Wolfgang (Hrsg.): Enzykl. Medizingeschichte, Bd. 1, a. O. 467.
Gause, Ute: Paracelsus (1493–1541): Genese und Entfaltung seiner frühen Theologie, Tübingen 1993, 137–138.
Gerabek, Werner E.; Haage, Bernard D.; Keil, Gundolf; Wegner, Wolfgang (Hrsg.): Enzyklopädie Medizingeschichte, Bde. 1–3, Berlin, New York 2007.
Gray AM et al. The Traditional Plant Treatment, Sambucus nigra (elder), Exhibits Insulin-Like and Insulin-Releasing Actions In Vitro. The Journal of Nutrition, Volume 130, Issue 1, January 2000, Pages 15–20.
Grönemeyer, Dietrich et al: Interventionelle Computertomographie: Lehrbuch und Atlas zur interventionellen Operationstechnik und Schmerztherapie, Wien 1989.
Grönemeyer, Dietrich; Lufkin, Robert: Open Field Magnetic Resonance Imaging, New York 2000.
Grönemeyer, Dietrich; Kobusch, Theo; Schott, Heinz; Welt, Thomas (Hrsg.): Gesundheit im Spiegel der Disziplinen, Epochen, Kulturen, Tübingen 2008
Grönemeyer, Dietrich: Gesundheit als ein Ganzes – mehr als körperliches Wohlbefinden, in: Grönemeyer, Dietrich; Kobusch, Theo; Schott, Heinz; Welt, Thomas (Hrsg.) a. O 29–52.
Grönemeyer D. H. W., Zhang L., Schirp S., Baier J.: Localization of acupuncture points BL25 and BL 26 using computed tomography. Journal of alternitive and complementary medicine 15 (12):1285–91, 2009.
Haake M. et al: German Acupuncture Trials (GERAC) for chronic low

back pain: randomized, multicenter, blinded, parallel-group trial with 3 groups. Arch Intern Med 167(17):1892-8, 2007.
Hau, Friedrun R.: Die Begründung der arabischen Medizin in Bagdad. Die Isagoge Johannitii des Hunain ibn Ishâq, in: Schott (Hrsg.), a. O. 133–137.
Hau, Friedrun R.: Die Blüte der arabischen Chirurgie. Abulcasis (Abû l-Qâsim) und seine Wirkung, in: Schott (Hrsg.), a. O. 143–149.
Hau, Friedrun R.: Islamische Krankenhäuser als Zentren der Pflege und Lehre. Das Adudî-Krankenhaus in Bagdad, in: Schott (Hrsg.), a. O. 138–142.
Henrotin Y, Malaise M, Wittoek R, Devlam K, Brasseur JP, Luyten F, Jiangang Q., Van den Berghe M, Uhoda R, Bentin J, De Vroey T, Erpicum L, Dierckxsens Y. FRI0527 Efficacy of bio-optimised curcuma extract (FLEXOFYTOL®) for painful knee osteoarthritis: data from copra, a multicenter randomised controlled study. Annals of the Rheumatic Diseases, Volume 77, Issue Suppl 2 2018.
Hoefert, Hans-Wolfgang, Uehleke, Bernhard: Komplementäre Heilverfahren im Gesundheitswesen. Analyse und Bewertung, Bern 2009, 184–186.
Horneber MA, Bueschel G, Huber R, Linde K, Rostock M. Mistletoe therapy in oncology. Cochrane Rev 2, 2008, CD003297.
Ho-Yi Wong, Melody Yee-Man Wong, Bin Hu, Pui-Kin So, Chi-On Chan, Daniel Kam-Wah Mok, Zhong-Ping Yao. Rapid differentiation of Ganoderma species by direct ionization mass spectrometry. Analytica Chimica Acta, 2018; 999: 99 DOI: 10.1016/j.aca.2017.11.006.
http://nium.in/assets/pdf/Details%20of%20Reseach%20Paper%20 %20 Published.pdf.
https://de.statista.com/statistik/daten/studie/202037/umfrage/anzahl-der-organtransplantationen-in-deutschland/, abgerufen am 07.05.2018.
https://web.ornl.gov/sci/techresources/Human_Genome/index.shtml, abgerufen am 08.05.2018.
https://www.krebsinformationsdienst.de/grundlagen/krebsstatistiken.php, abgerufen am 08.05.2018.
Ibn Sinā: The canon of medicine (Hrsg. Bakhtiar, Laleh), Chicago 1999.
Jamal A, Javed K, Aslam M, Jafri MA.: Gastroprotective effect of cardamom, Elettaria cardamomum Maton. fruits in rats.; J Ethnopharmacol. 2006 Jan 16;103(2):149–53. Epub 2005 Nov 17.
Jansen, Thomas: Christus medicus, in: Gerabek, Werner E.; Haage,

Bernard D.; Keil, Gundolf; Wegner, Wolfgang (Hrsg.), Enzykl. Medizingeschichte, Bd. 1, a. O. 260 f.
Jütte, Robert: Die Begründung der Homöopathie. Das ›Organon der rationellen Heilkunde‹ (1810) von Samuel Hahnemann, in: Schott (Hrsg.), a. O. 304–310.
Karenberg, Axel: Das moderne Krankenhaus nimmt Formen an. Das Allgemeine Krankenhaus in Wien als Vorbild, in: Schott (Hrsg.), a. O. 270–275.
Keil, Gundolf: Artikel Phlebotomia Hippocratis, in: Gerabek, Werner E.; Haage, Bernard D.; Keil, Gundolf; Wegner, Wolfgang (Hrsg.), Enzykl. Medizingeschichte, Bd. 3, a. O. 1154.
Keil, Gundolf: Artikel Phlebotomie, in: Gerabek, Werner E.; Haage, Bernard D.; Keil, Gundolf; Wegner, Wolfgang (Hrsg.), Enzykl. Medizingeschichte, Bd. 3, a. O. 1155.
Keil, Gundolf: Die X-Strahlen aus Würzburg als Weltsensation. Röntgens Entdeckung und die Folgen, in: Schott (Hrsg.), a. O. 381–388.
Khoo YJL, van Schaik P, McKenna J. The Happy Antics programme: Holistic exercise for people with dementia. Journal of Bodywork and Movement Therapies, 2014; DOI: 10.1016/j.jbmt.2014.02.008.
Kirste S, Treier M, Wehrle SJ, Becker G, Abdel-Tawab M, Gerbeth K, Hug MJ, Lubrich B, Grosu AL, Momm F: Boswellia serrata acts on cerebral edema in patients irradiated for brain tumors: a prospective, randomized, placebo-controlled, double-blind pilot trial.; Cancer. 2011 Aug 15; 117(16): 3788-95.
Koelbing, Huldrych M.: Die Welt der Mikroben entdeckt. Louis Pasteur und die Antisepsis in der Chirurgie, in: Schott (Hrsg.), a. O. 347–353.
Kolta, Kamal Sabri; Schwarzmann-Schafhauser, Doris: Ägyptische Medizin (3000–30 v. Chr.), in: Gerabek, Werner E.; Haage, Bernard D.; Keil, Gundolf; Wegner, Wolfgang (Hrsg.), Enzykl. Medizingeschichte, Bd. 1, a. O. 9–14.
Kolta, Kamal Sabri; Schwarzmann-Schafhauser, Doris: Artikel Imhotep, in: Gerabek, Werner E.; Haage, Bernard D.; Keil, Gundolf; Wegner, Wolfgang (Hrsg.), Enzykl. Medizingeschichte, Bd. 2, a. O. 659 f.
Kranich C. Patientenkompetenz. Was müssen Patienten wissen und können? Bundesgesundheitsbl – Gesundheitsforsch – Gesundheitsschutz 2004, 47: 950–956. DOI 10.1007/s00103-004-0908-2.
Kraus D. Mit Pflanzenkraft gegen Blasenentzündung. Von Desinfektion bis Hemmung der Fimbriensynthese. CME Volume 15, Issue 6, p 39.

Kundu T, Ghosh K, Shaikh A, Singh P, Shaikh A, Shah H, Kuma. O, Kulkarni S, Kulkarni R, Nalavade A. Homeopathic Medicine Reduces Pain and Hemarthrosis in Moderate and Severe Hemophilia: A Multicentric Study. Complement Med Res. https://doi.org/10.1159/000486557.

Lampl C, Haider B, Schweiger C. Long-term efficacy of Boswellia serrata in four patients with chronic cluster headache. Cephalalgia. 2012 Jul; 32(9): 719–22.

Lau FC, Bielinski DF, Joseph JA. Inhibitory effects of blueberry extract on the production of inflammatory mediators in lipopolysaccharide-activated BV2 microglia. Journal of Neuroscience Research, Volume 85, Issue 5 April 2007, 1010–1017.

Leven, Karl-Heinz: Geschichte der Medizin, München 22017, 33.

Leven, Karl-Heinz: Von Alexandria nach Konstantinopel. Byzantinische Medizin zwischen Tradition und Praxis, in: Schott (Hrsg.), a. O. 114–120.

Leven, Karl-Heinz: Von Alexandria nach Konstantinopel. Byzantinische Medizin zwischen Tradition und Praxis, in: Schott (Hrsg.), a. O. 114–120.

Liebeskind, Claudia: Arguing Science. Unani Tibb, Hakims and Biomedicine in India, 1900–1950, in: Ernst, Waltraud (Hrsg.): Plural Medicine, Tradition and Modernity, 1800–2000, London, New York 2014, 58–75, hier: 59.

Lind, Ulf: Medizin bei den Naturvölkern, in: Schipperges, Heinrich; Seidler, Eduard; Unschuld, Paul U. (Hrsg.), a. O. 35–89, hier: 39, 53, 55.

Lüderitz, Berndt: Der Aufschwung der Herz-Kreislauf-Forschung. Das Elektrokardiogramm (EKG) und die Entwicklung der Kardiologie in den letzten 100 Jahren, in: Schott (Hrsg.), a. O. 431–437.

M. C. Pina-Pérez, A. Martínez-López, D. Rodrigo. Cinnamon antimicrobial effect against Salmonella typhimurium cells treated by pulsed electric fields (PEF) in pasteurized skim milk beverage. Food Research International, Volume 48, Issue 2, October 2012, 777–783.

Maehle, Andreas-Holger: Neue Mittel der Schmerzbekämpfung. Vom Morphium bis zur Narkose, in: Schott (Hrsg.), a. O. 296–303.

Mani, Nikolaus: Experimentelle Physiologie im 17. Jahrhundert. William Harvey entdeckt den Blutkreislauf, Gaspare Aselli findet die Darmlymphgefäße, in: Schott (Hrsg.), a. O. 207–213.

Maruti J. Dhanavade, Chidamber B. Jalkute, Jai S. Ghosh and Kailash D. Sonawane. Study Antimicrobial Activity of Lemon (Citrus lemon L.) Peel Extract. British Journal of Pharmacology and Toxicology 2(3): 119–122, 2011.

Matthew J. Rossman, Jessica R. Santos-Parker, Chelsea A. C. Steward, Nina Z. Bispham, Lauren M. Cuevas, Hannah L. Rosenberg, Kayla A. Woodward, Michel Chonchol, Rachel A. Gioscia-Ryan, Michael P. Murphy, Douglas R. Seals. Chronic Supplementation With a Mitochondrial Antioxidant MitoQ) Improves Vascular Function in Healthy Older Adults. Hypertension, 2018; hypertensionaha. 117. 10787 doi: 10.1161/hypertensionaha. 117. 10787.

Min Zhou, Huijun Liao, Lasya P. Sreepada, Joshua R. Ladner, James A. Balschi, Alexander P. Lin. Tai Chi Improves Brain Metabolism and Muscle Energetics in Older Adults. Journal of Neuroimaging, 2018; doi: 10.1111/jon.12515.

Mitscher LA, Telikepalli H, McGhee E, Shankel DM. Natural antimutagenic agents. Mutation Research/Fundamental and Molecular Mechanisms of Mutagenesis Volume 350, Issue 1, 19 February 1996, Pages 143–152.

Moog, Ferdinand Peter: Artikel Asklepios, Asklepioskult, in: Gerabek, Werner E.; Haage, Bernard D.; Keil, Gundolf; Wegner, Wolfgang (Hrsg.), Enzykl. Medizingeschichte, Bd. 1, a. O. 112–114.

Müller, Ingo Wilhelm: Das Lehrgebäude der griechischen Medizin. Die Humoralmedizin des Galen, in: Schott (Hrsg.), a. O. 100–106.

Müller, Ingo Wilhelm: Die neue Anatomie des Menschen in der Renaissance. Andreas Vesal und seine Fabrica, in: Schott (Hrsg.), a. O. 187–194.

Müller, Irmgard: Wie authentisch ist die Hildegardmedizin? Zur Rezeption des Liber simplicis medicinae Hildegards von Bingen im Codex Bernensis 525, in: Hildegard von Bingen. Prophetin durch die Zeiten. Hrsg. v. Edeltraut Forster u. der Benediktinerinnenabtei St. Hildegard, Eibingen. Freiburg, Basel, Wien 1997, 420–430.

Müller-Jahncke, Wolf-Dieter: Artikel Signaturenlehre, in: Gerabek, Werner E.; Haage, Bernard D.; Keil, Gundolf; Wegner, Wolfgang (Hrsg.), Enzykl. Medizingeschichte, Bd. 3, a. O. 1330–1332.

Ni X, Suhail MM, Yang Q, Cao A, Fung KM, Postier RG, Woolley C, Young G, Zhang J, Lin HK: Frankincense essential oil prepared from hydrodistillation of Boswellia sacra gum resins induces human pancreatic cancer cell death in cultures and in a xenograft murine model.; BMC Complement Altern Med. 2012 Dec 13;12:253. doi: 10.1186/1472-6882-12-253.

Pahlow, Mannfried: Das große Buch der Heilpflanzen. Gesund durch die Heilkräfte der Natur, Hamburg 2013.

Prabhavathi K, Shobha Jagdish Chandra U, Soanker R, Usha Rani P: A randomized, double blind, placebo controlled, cross over study to evaluate the analgesic activity of Boswellia serrata in healthy volunteers using mechanical pain model.; Indian J Pharmacol. 2014 Sep-Oct; 46(5): 475–479.

Propping, Peter: Die Bedeutung der Genetik in der Medizin. Genomanalyse als Methode der Aufklärung von Krankheitsursachen, in: Schott (Hrsg.), a. O. 547–554.

Pschyrembel, Willibald: Klinisches Wörterbuch, Berlin u. a. 2662014.

Ranjbarnejad T, Saidijam M, Moradkhani S, Najafi R: Methanolic extract of Boswellia serrata exhibits anti-cancer activities by targeting microsomal prostaglandin E synthase-1 in human colon cancer cells.; Prostaglandins Other Lipid Mediat. 2017 May 24; 131: 1–8.

Rheinberger, Hans-Jörg: Molekulare Medizin als Paradigma? Gentechnologie im Blick von Wissenschaftstheorie und medizinischer Ethik, in: Schott (Hrsg.), a. O. 555–561.

Richter, Thomas: Artikel ›Apothekenwesen‹, in: Gerabek, Werner E.; Haage, Bernard D.; Keil, Gundolf; Wegner, Wolfgang (Hrsg.): Enzykl. Medizingeschichte, Bd. 1., a. O. 80–86.

Rita M. Charde, Hemant J. Dhongade, Manoj S. Charde, A.V. Kasture. Valuation of antioxidant, wound healing and anti- inflammatory activity of ethanolic extract of leaves of ficus religiosa. IJPSR (2010), Vol. 1, Issue 5, 73–82.

Rossmann, Constanze; Krömer, Nicola: mHealth in der medizinischen Versorgung, Prävention und Gesundheitsförderung, in: Fischer, Florian; Krämer, Alexander (Hrsg.): eHealth in Deutschland. Anforderungen und Potentiale innovativer Versorgungsstrukturen, Berlin, Heidelberg 2016, 441–456.

Saîf, Bernhard bin; Knoll. S.: Tibetische Medizin für den Westen, Wien 2010.

Sarah C. Ray, Babak Baban, Matthew A. Tucker, Alec J. Seaton, Kyu Chul Chang, Elinor C. Mannon, Jingping Sun, Bansari Patel, Katie Wilson, Jacqueline B. Musall, Hiram Ocasio, Debra Irsik, Jessica A. Filosa, Jennifer C. Sullivan, Brendan Marshall, Ryan A. Harris, Paul M. O'Connor. Oral $NaHCO_3$ Activates a Splenic Anti-Inflammatory Pathway: Evidence That Cholinergic Signals Are Transmitted via Mesothelial Cells. The Journal of Immunology, 2018; ji1701605 doi: 10.4049/jimmunol. 1701605.

Schadewaldt, Hans: Die Anfänge der Immunologie. Emil Behrings Serumtherapie, in: Schott (Hrsg.), a. O. 375–380.
Schipperges, Heinrich: Arabismus und scholastische Medizin. Die ersten Universitäten Europas, in: Schott (Hrsg.), a. O. 159–162.
Schipperges, Heinrich: Krankenpflege im christlichem Mittelalter. Die Benediktiner als Wegbereiter der Klostermedizin, in: Schott (Hrsg.), a. O. 129–132.
Schipperges, Heinrich: Krankheit und Heilung bei Hildegard von Bingen, in: Schipperges, Heinrich; Seidler, Eduard; Unschuld, Paul U. (Hrsg.), a. O. 251–254.
Schipperges, Heinrich: Natur- und Heilkunde im klösterlichen Leben. Werk und Wirkung der Hildegard von Bingen, in: Schott (Hrsg.), a. O. 155–158.
Schipperges, Heinrich; Seidler, Eduard; Unschuld, Paul U. (Hrsg.): Krankheit, Heilkunst, Heilung, Freiburg, München 1978.
Schleider LBL et al. Prospective analysis of safety and efficacy of medical cannabis in large unselected population of patients with cancer. European Journal of Internal Medicine Volume 49 (2018), 37–43.
Schlich, Thomas: Chancen und Risiken der Organtransplantation. Die Nierenverpflanzung eröffnet eine neue Ära, in: Schott (Hrsg.), a. O. 508–514.
Schlich, Thomas: Die Revolution in der Diabetes-Behandlung. Die Isolierung des Insulins, in: Schott (Hrsg.), a. O. 451–457.
Schott, Heinz (Hrsg.): Meilensteine der Medizin, Dortmund 1996.
Schott, Heinz: Der Arzt als Naturphilosoph, Magier und Alchemist. Die Anstöße des Paracelsus, in: Schott (Hrsg.), a. O. 180–186.
Schott, Heinz: Paracelsismus und chemische Medizin. Johann Baptist van Helmont zwischen Naturmystik und Naturwissenschaft, in: Schott (Hrsg.), a. O. 199–206.
Schott, Heinz: Romantische Naturphilosophie in der ärztlichen Praxis. Justinus Kerner und die Seherin von Prevorst, in: Schott (Hrsg.), a. O. 318–325.
Schrader, E. (2000). Equivalence of St John's wort extract (Ze 117) and fluoxetine: A randomized, controlled study in mild-moderate depression. International Clinical Psychopharmacology, 15(2), 61–68.
Shah Muhammad Haroon, Sammia Shahid, Syed Ammar Hussain and Hamid Raza. Comparative Study of Antioxidant Activity of Flower of

Aloe vera and Leaf Extract of Aloe ferox. Journal of Basic & Applied Sciences, 2018, 18, 191–196.
Shang A, Huwiler-Müntener K, Nartey L, Jüni P, Dörig S, Sterne JAC, Pewsner D, Egger M: Are the clinical effects of homoeopathy placebo effects? Comparative study of placebo-controlled trials of homoeopathy and allopathy. In: Lancet. 366, 2005, S. 731. PMID 16125589.
Shang A. et al.: Are the clinical effects of homoeopathy placebo effects? Comparative study of placebo-controlled trials of homoeopathy and allopathy. In: The Lancet. Band 366 (9487), 27. August – 2. September 2005, 726–732. PMID 16125589.
Siefert, Helmut: Artikel Psychiatrie, in: Gerabek, Werner E.; Haage, Bernard D.; Keil, Gundolf; Wegner, Wolfgang (Hrsg.), Enzykl. Medizingeschichte, Bd. 3, a. O. 1190–1193.
Stoll, Ulrich: Artikel Dioskurides, Pedanios, in: Gerabek, Werner E.; Haage, Bernard D.; Keil, Gundolf; Wegner, Wolfgang (Hrsg.), Enzykl. Medizingeschichte, Bd. 1, a. O. 308–315.
Stollberg, Gunnar: Die Naturheilkunde als soziale Bewegung. Die Laienmedizin organisiert sich, in: Schott (Hrsg.), a. O. 361–367.
Sudjana AN et al. Antimicrobial activity of commercial Olea europaea (olive) leaf extract. International Journal of Antimicrobial Agents, Volume 33, Issue 5, May 2009, 461–463.
Terwey, Burckhard: Neuartige Schnittbilder aus dem Körperinnern. VomUltraschall zur Kernspintomographie, in: Schott (Hrsg.), a. O. 497–507.
Tshisuaka, Barbara I.: Artikel Servetus, Michael, in: Gerabek, Werner E.; Haage, Bernard D.; Keil, Gundolf; Wegner, Wolfgang (Hrsg.), Enzykl. Medizingeschichte, Bd. 3, a. O. 1322 f.
Verma Ram S et al. Chemical composition and antibacterial, antifungal, allelopathic and acetylcholinesterase inhibitory activities of cassumunar-ginger. J Sci Food Agric 2018; 98: 321–327.
Verma SK, Jain V, Katewa SS.: Blood pressure lowering, fibrinolysis enhancing and antioxidant activities of cardamom (Elettaria cardamomum).; Indian J Biochem Biophys. 2009 Dec; 46(6): 503–506.
Volger E., Brinkhaus B.: Kursbuch Naturheilverfahren, 2013.
von Engelhardt, Dietrich: Gesunde Lebensführung als Präventivmedizin. Antike Diätetik im Ausgang von Galen, in: Schott (Hrsg.), a. O. 107–113.
von Engelhardt, Dietrich: Reizmangel und Übererregung als Weltformel der

Medizin. Brownianismus und romantische Naturphilosophie, in: Schott (Hrsg.), a. O. 265–269.
Voswinkel, Peter: Mit Chemotherapie gegen die Krebskrankheit. Die ersten Zytostatika werden entwickelt, in: Schott (Hrsg.), a. O. 485–492.
Weiss, Rudolf Fritz: Lehrbuch der Phytotherapie, Stuttgart 1985.
Welt, Thomas: Gesundheit in der Daseinsanalyse, in: Grönemeyer, Dietrich; Kobusch, Theo; Schott, Heinz; Welt, Thomas (Hrsg.), a. O. 289–311.
Wiesenauer M.: PhytoPraxis, 2003.
Winau, Rolf: Die Berliner Charité als Zentrum der Chirurgie. Ferdinand Sauerbruchs Lebensleistung und sein Verhältnis zum Nationalsozialismus, in: Schott (Hrsg.), a. O. 465–471.

Personenregister